長生經

长生经

下卷

平安宝典

刘煊苗 编著

中医古籍出版社
Publishing House Of Ancient Chinese Medical Books

学一招德泰堂《长寿秘笈》，做一个跨世纪百岁寿星

闲暇时学一招德泰堂《平安宝典》，危难时捡一条天地间鲜活生命

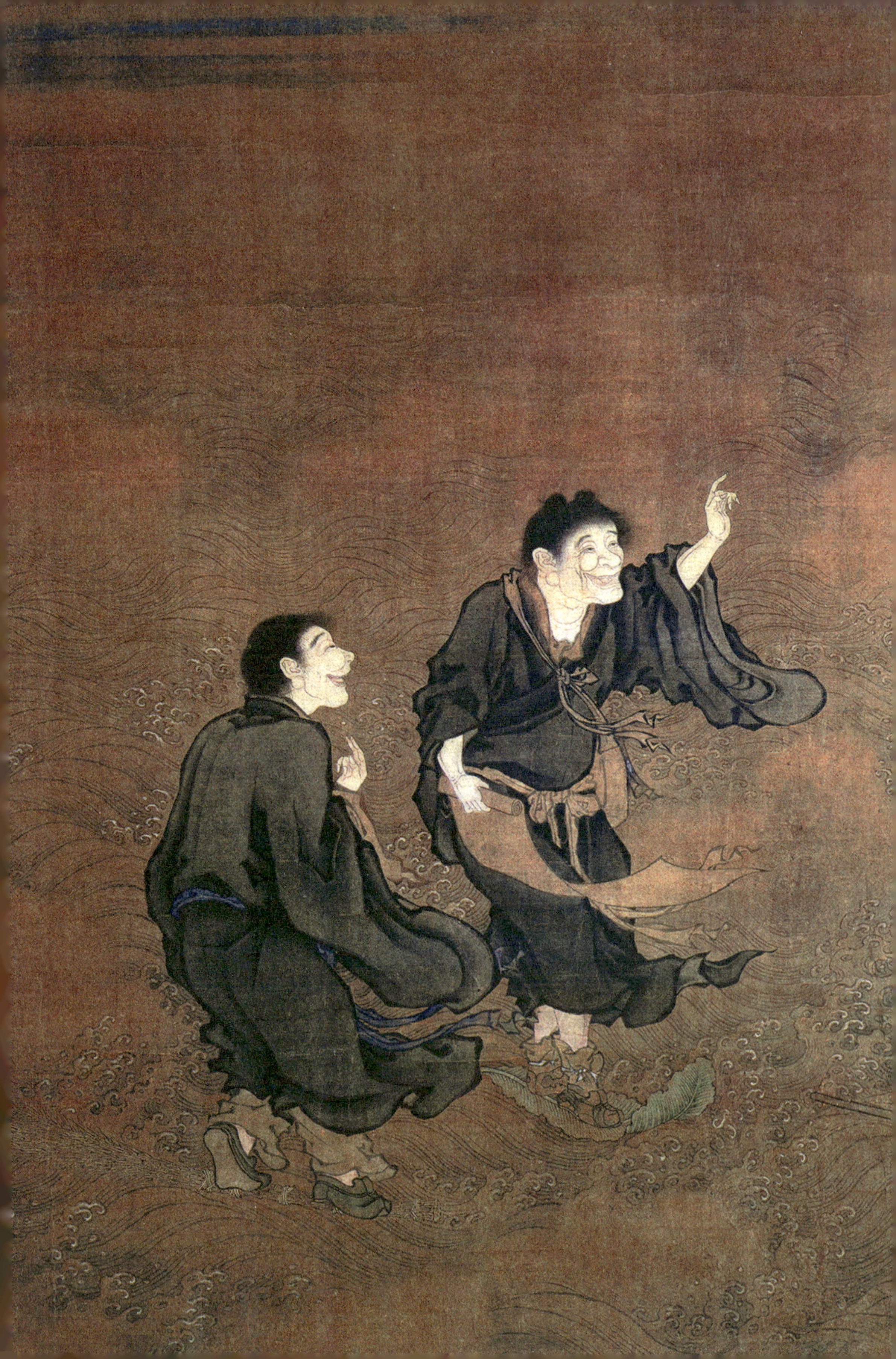

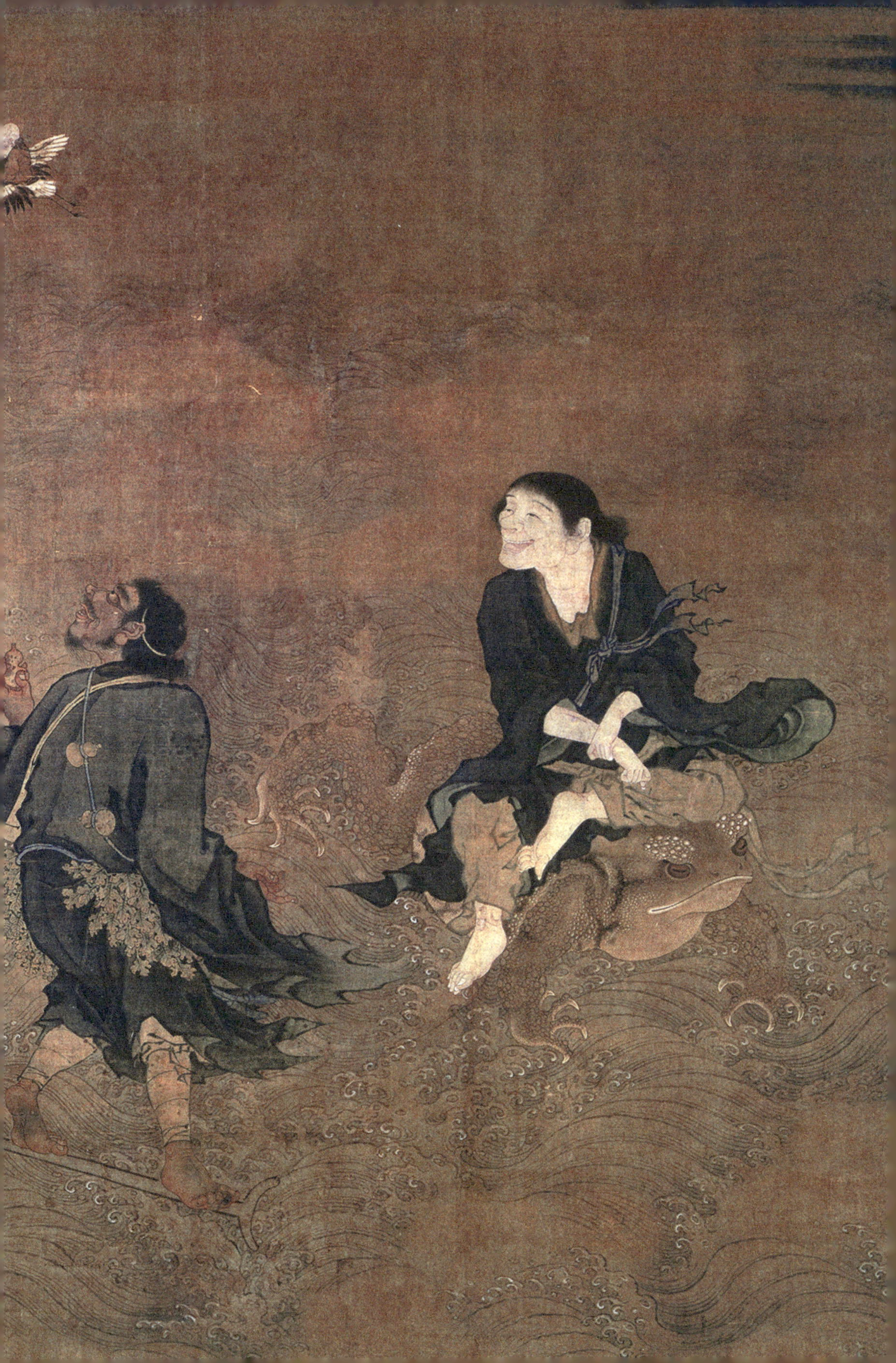

总策划

刘煊苗

总编著

刘煊苗

执行总编辑

金繁荣　湛兴旺

编辑

刘　侠　孟　妍　王应春　刘　俊　张小军
马　玥　姚茂敦　段　勇　李亦花　吴采薇
汪智昊　陈　兰　王富豪

出品机构

德泰堂长生书院

德泰堂控股有限公司

策划机构

考拉看看·传统文化研究中心

成都创生文化传播有限公司

|声明|

来信请邮寄到：成都二环路东一段 29 号
考拉看看 图书馆
邮编：610017
电话：028-8452 5271

考拉看看创意中心
2018 年 4 月

德泰堂·官方公众号

手机扫描二维码或搜索“德泰堂”，关注德泰堂官方微信订阅号

德泰堂长生书院·官方公众号

手机扫描二维码或搜索“德泰堂长生书院”，关注德泰堂长生书院微信订阅号

德泰堂·平安专项基金捐赠

手机扫描二维码即可进行平安专项基金捐赠，献出您的一份爱

德泰堂长生书院与福天下平安专项基金

【德泰堂长生书院】始创于1918年的德泰堂，传承着三代堂主“积跬致远、诚信为本 ”的战略思想。至今下辖数个子公司，涉及金融、地产、农业等多个领域，遍布深圳、成都，浙江等多个地区，国际项目已涉及日本、美国等多个国家，成为实力雄厚的现代化企业集团。

德泰堂长生书院是德泰堂文化与企业灵魂的核心机构，经政府民政部门依法登记的民办非企业组织，以绍兴为总部，在成都、深圳等地设有分院，以德泰堂《长生经》为核心，涵盖《长寿秘笈》与《平安宝典》两大主体，其中的安全避险教育，在 2014 年第三届中国公益慈善项目大赛中获得年度特别奖。

长生书院，主要开展平安避险、长寿养生的知识普及宣传、教育培训、产品研发及项目推广，整合公益文化、慈善基金、公益组织等资源，做创新公益项目的领先者，国际公益的参与者。

【福天下平安专项基金】福天下平安专项基金 2016 年 12 月由德泰堂控股有限公司、福天下电子商务有限公司董事长刘煊苗先生发起，旨在通过开展平安避险科普知识推广、基本技能培训，提高中国少年儿童的安全避险防护意识。救助范围包括：平安避险项目的资助，平安避险科普知识的推广、基本技能的培训和相关宣传活动的举办，平安避险产品的研发和推广，平安避险实验基地的建设、运营和维护，少年儿童自强自立奋进奖励，少年儿童村项目资助等。

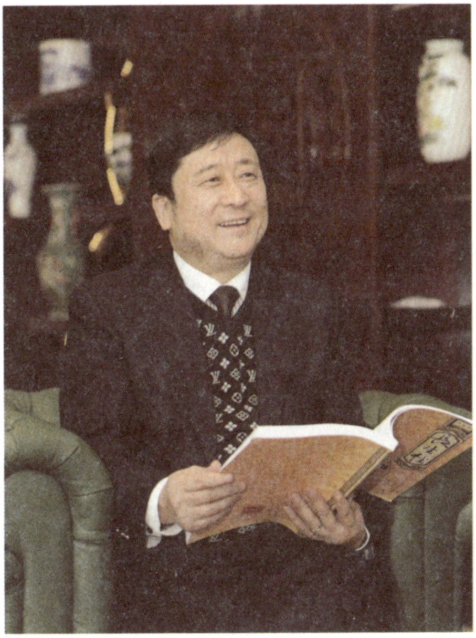

刘煊苗

德泰堂控股有限公司董事长　德泰堂长生书院院长　中国西部杂志社原社长

刘煊苗现任德泰堂控股有限公司董事长，高级经济师。自 1993 年起经商，继承家族于 1918 年创建的百年老号“德泰堂”。如今，德泰堂控股有限公司已发展成为涉及金融、房地产、文化、农业、商业运营，健康服务、电子商务等多领域的综合性集团公司。集团总部位于深圳，拥有独资公司 9 家、投资参股公司 16 家、NGO 组织 3 家，地域辐射香港、四川、山东、江西、浙江、湖南及西部 12 省市自治区。

刘煊苗先生积极投身于慈善公益事业，曾投资运营《中国西部》杂志，对“中国慈善事业如何与国际慈善事业接轨”课题进行连续、深度的报道，受到民政部及中华慈善总会的高度赞扬。刘煊苗先生个人及旗下企业已资助上千名贫困儿童，抚养多名地震灾区贫困学生。2009 年，刘煊苗先生作为国内唯一的民营企业家代表，应邀参加在美国纽约哥伦比亚大学举办的“世界防治艾滋病日”高峰会议，并代表德泰堂企业集团捐款。刘煊苗先生积极履行企业家社会责任，先后成立民办非企业单位长生书院、健康管理职业技能培训中心，为社会提供更多更好的公益服务。德泰堂长生书院推出的“防灾、平安避险知识普及与技能推广”项目荣获了 2014 年第三届中国公益慈善项目交流展示会“年度特别奖”。

2015 年，刘煊苗先生荣获联合国工业发展组织咨商机构全球中小企业联盟颁发的“杰出企业家”奖杯，2016 年 1 月 9 日于美国夏威夷在东西方慈善论坛上荣获“最具潜力的慈善领袖”称号，同年，成为中央电视台《品牌影响力》栏目评选的“2016 年度最具品牌影响力杰出人物”，被人民日报中国自主品牌峰会组委会评为“2016 中国自主品牌创新榜样”，2017 年起，担任中国生产力学会创新推进委员会副理事长。

序一

精心制作为社会所需

文／王振耀

当今社会，来自人体内部的疾病和外部的灾难对人们生命的威胁越来越大。面对这种风险，人们往往因为知识和技能的缺乏而束手无策。掌握必要的养生知识，学会必要的避险技能，能大幅度减少疾病和灾难对人类的伤害。德泰堂《长生经》正是基于这样一种考虑的产物。

我与德泰堂控股有限公司董事长刘煊苗有多年交往，知道他一直在弘扬民族文化方面有所作为。德泰堂《长生经》成书，可以说是千年传承，百年积累，廿年准备，十年创作。千年传承，是指继承了浙江绍兴名门望族“义门刘家”近千年来所传承的中华长生文化精髓；百年积累，是指运用了百年老店德泰堂成立以来，特别是抗战前期在上海文化市场所收集的长生文化精品；廿年准备，是指德泰堂控股有限公司董事长刘煊苗在本世纪初成立两家文化公司，为发扬光大长生文化所进行的具体准备；十年创作，是指德泰堂集中了数十位专家，用了十年的时间，以诗歌的形式，创作出了长篇长生经。

在我看来，这是一部硕果累累的文化专著。长期以来，“义门刘家”收集、保存、整理、传承了大量中华养生文化的各种知识和偏方秘方，到了刘家33代孙刘煊苗时，这种文化遗产已经十分丰富。二十一世纪初，刘煊苗成立了德泰堂深圳文化公司和成都文化公司，研究整理中华长生文化，并学习掌握国外先进的养生文化理念和知识。刘煊苗提出了“两个划分”的理论观点。他认为，长生文化应该由针对人体内部疾病的养生和应对外部对人体危害的避险两个部分组成。特别是平安避险在人们生活中越发重要。根据“两个划分”，最终形成了由上卷《长寿秘笈》和下卷《平安宝典》组成的德泰堂《长生经》，并申请了德泰堂公司知识产权。

这是一部内容详实的科普读物。德泰堂《长生经》涉及到人们生活的日常起居、环境养生、卫生保健、养性颐年、科技养生、各类人群保健、家居安全、饮食安全、地震避险、火灾避险、用电安全、气象灾害防范、空袭爆炸、核辐射化学泄漏，人群防病病理等二十一大类，近五百条具体内容。这部书对人们生活和工作中可能会遇到的各种养生和避险问题，都予以了比较详尽的解答，同时提供了科学具体的应对方法。

这是一部形式生动的创新作品。德泰堂《长生经》采取诗歌的表现形式，全书由近千首诗歌构成，而每首诗歌又相对独立地回答了一个长生文化的具体问题。读一首诗，可了解一个养生的知识；记一首歌，可掌握一个避险的方法。中国古代，用诗歌形式展现养生文化的作品，偶有出现，但收集成册的较为罕见。德泰堂《长生经》从不同角度解答了近千个人们生活中可能遇到的长生问题，篇幅宏伟，生动创新。

这是一部通俗实用的生活宝典。全书通俗易懂，好记实用，核心目标和宗旨就是要给人们提供一个一读就懂，一学就会的生活助手。“学一招德泰堂《长寿秘笈》，做一个跨世界百岁寿星；闲暇时学一招德泰堂《平安宝典》，危难时捡一条天地间鲜活生命”。这是刘煊苗先生长生文化观中一句有名的格言，也是德泰堂《长生经》的愿景所在。

古时人们有“想成仙”的美好愿望，随着社会发展和进步，人们生活的提高，长生理念依然是人类社会发展的永恒之题，不分国界、宗教、民族、党派，一直贯穿人类社会发展始终。特别是随着我国老龄社会的到来，德泰堂《长生经》将会对老年朋友产生更大影响，书中对老人在养生和避险中可能遇到的问题，进行了具体分析，提出了科学可行的应对方法。我相信，这部包含着对老人一片爱心的书籍，一定会成为老年朋友的良师益友。

德泰堂《长生经·长寿秘笈》传播着人们正确的生活方式，指导着人们养成健康的生活习惯；德泰堂《长生经·平安宝典》让大家了解平安避险的科普知识，更是让大家掌握平安避险的基本技能。这部精心之作，体现了作者的社会责任感，也为当代社会所需要。我相信，这部著作的问世，必将对人类的幸福平安健康长寿起到积极的作用。

王振耀

王振耀

- 东西方慈善论坛秘书长
- 深圳国际公益学院院长
- 北京师范大学教授

序二

一片冰心在玉壶

文／何志尧

刘煊苗先生编著的德泰堂长生文化系列丛书之德泰堂《长生经》（分为上卷《长寿秘笈》下卷《平安宝典》）终于面世了。

这是一部集中国传统养生文化和现代科学知识于一体的长生文化经典作品，是刘煊苗和数十位专家学者的智慧结晶。

身为德泰堂控股有限公司董事长的刘煊苗，管理着旗下九大公司，主营房地产、金融、期货、农业、商业等多种项目，工作很忙，压力很大。但他却投入了大量的时间、精力和财力，编著出版了并不一定具有经济效益的长生文化丛书，这常常为一般人所不能理解。

我与刘煊苗相识多年，相知甚多，以我对他的了解，他的这种所作所为，则完全符合他的性格和价值观。

刘煊苗对长生文化有独到的见解，并形成了独特的理论体系。他认为，长生文化包括养生和平安两个方面：平安是指成功应对身体外部的伤害，养生是指有效实现身体本身的和谐，人们的健康长寿离不开这两个支点。

近些年，洪水、地震、泥石流、海啸等自然灾害频频发生，车辆、煤气中毒、淹亡等事件也时有发生。由于人们的生活工作环境发生了变化，应对这些灾难的难度也在加大。如何提高人们的避险意识和能力，最大限度地减少灾难对人类的伤害，成为摆在人类面前一个十分紧迫的课题，也成了刘煊苗十分关注的一个重大问题，多年来，他和他的团队为此做了不懈的努力，进行了大量的研究和开发，取得了明显的成效，其中部分研究成果已经体现在德泰堂《长生经》

之中。书中一些看似简单平凡的内容，其实倾注了刘煊苗等人大量的心血。

在德泰堂《长生经》正式出版的三年前，书稿已基本成形，为使该书更有实用性，权威性，德泰堂公司在社会各界广泛征求意见并在社会上尝试推广工作。

刘煊苗常说：“学一招德泰堂《长寿秘笈》，做一个跨世纪百岁寿星；闲暇时学一招德泰堂《平安宝典》，危难时捡一条天地间鲜活生命”。大量的实践证明，德泰堂《长生经》确实起到了帮助人们健康长寿的作用。

数十年来，刘煊苗秉承“义门刘家”厚德泰民的观念，坚持为人类增寿延年的追求，不断继承光大中华民族的养生文化，不断吸收人类健康的最新研究成果，建立并形成了具有特色的德泰堂长生文化，而德泰堂《长生经》正是这种文化的代表作之一。

2009 年 12 月，刘煊苗受邀，作为中国唯一的民营企业家，出席了在美国纽约哥伦比亚大学举行的“世界防治艾滋病日”会议。刘煊苗代表德泰堂，现场向基金会捐款，并介绍了德泰堂慈善事业与长生文化的情况，得到与会者的一致赞扬。

刘煊苗拥有仁爱之心，并把这种爱心通过长生文化献给民众。他不计个人得失，追求功德圆满。而长生文化系列丛书之德泰堂《长生经》，正是他奉献给人类的一份厚礼。

如今的刘煊苗事业有成，家大业大，但他钟情于长生文化的痴心不变。最近，他决定把健康产品作为德泰堂公司今后发展的重点，并把长生文化渗透到房地产、绿色农业等项目之中。对他来说，赚钱倒在其次，能为人类的健康长寿出力，才是最重要的，这也体现了刘煊苗的人生价值观的核心。

这就是我对刘煊苗热衷长生文化的浅显理解，是为序。

何志尧

• 四川省政协第九届副主席

序三

黄金时代的美好生活

文／钱卫东

刘煊苗先生编著的《长生经》终于要付印了，请我作序。首先要祝贺他，经过长时间的准备，这部巨著终于要和更多人见面了；我也由衷感到高兴，这是天下人之福，这是一部可以帮助更多人实现美好生活的作品。

作为一个从事服务民营经济发展20多年的推动者和研究者，我认识刘煊苗先生以后，越往后深入了解，越发佩服。在刘煊苗先生的公司和朋友圈，很多人称他福哥，在他身上，我看到真正的企业家精神和企业家对于我们这个社会的价值，所以我也是一位“福粉”。

刘煊苗先生是改革开放以后成长起来的一位知名企业家，他出生在浙江大户人家“义门刘家”。刘家人历代信奉孔孟之道，讲究忠孝仁义。在刘家家谱记载的近千年中，有上千位刘家人任过二品至七品官吏，在这些人中，从来未出现过一个贪官污吏，尽显刘家忠孝仁义的品德。历代先后有六位皇帝赐匾“义门刘家”，以示对刘家的充分肯定。刘家还十分信奉中华民族传统文化，重视养生健身。长期以来，积累了丰富的养生经验，收集保存了大量养生秘方，是远近闻名的长寿之家。

刘家代代均有百岁老人。刘煊苗先生的父亲、第二代德泰堂掌门人刘绍恩如今已经九十多岁，仍然思维清晰，身体健康。可以说，“义门刘家”是一个具有浓郁中国文化传统特色的家族。刘煊苗出生在这样的家庭，从小就信奉孔孟之道，崇尚仁者爱人，传统文化的影响对他来说是刻骨铭心，助人为乐，行善积德，讲究功德，因果报应的价值观从小就深深地埋进了刘煊苗的心灵之中。

上世纪五十年代中期，刘煊苗先生进入社会，他在工厂当过工人、销售科长、车间主任、厂长，在国家机关当过办公室主任，在乡镇当过书记。在社会生活中，刘煊苗先生耳闻目睹了许许多多天灾人祸，不少他所熟悉的人受到伤害。他年轻时就很有头脑，遇事总喜欢分析总结。这类事情遇多了，他总是在想：如果具有必要防护知识和掌握正确的方法，不少的灾难和疾病是完全可以避免或减少的。他在当工人时起，就开始收集养生和避难方面的知识。他常对人讲，他有一个理想，那就是让人们活得更长些，更健康些，而长生文化正是人们走向健康长寿的良师益友。

1993年，他辞职下海。2000年，重建家传百年老店德泰堂，他从金融、地产起家，经过十余年的努力，已经形成了拥有九大子公司的德泰堂控股有限公司。生意越做越大，赚钱越来越多，而他积德行善，救助于民的愿望也越来越强。

让人钦佩的是，刘煊苗先生始终坚持奉行德泰堂的宗旨：上德下德世代积德，天泰地泰三阳开泰。从1998年开始，为研究推广长生文化，他分别在深圳和成都成立了文化公司，组织专家学者进行长生文化的研究，并开发创建了德泰堂长生文化四大系列产品：德泰堂长生文化丛书系列、德泰堂长生文化用品系列、德泰堂平安避险产品系列、德泰堂养生益身产品系列。按照这四大系列，十几年中，德泰堂先后投资上千万元，开发推广了上百种长生文化产品，尽管经济效益不明显，但却产生很好的社会效益。这些产品大多采取赠送的形式向社会推广，如今很多地区，特别是四川汶川、雅安等灾区，不少群众手中都有德泰堂的文化产品，并发挥了积极的作用。

刘煊苗先生在成都建立了德泰堂长生书院，这是国内第一座专门收集长生书籍和音像作品的民间博物馆。该博物馆收藏的各类长生文化书籍和音像资料为国内最齐全、最权威、数量也最多。长生书籍涉及古今中外，音像作品可以连续播放五年。长生书院由长寿博物馆、长生藏书楼、长生教育中心、长生产品研发中心、平安避险拓展训练基地五大部分组成，免费供人们参观使用。

这些年，从中央省市领导到普通市民，到长生书院参观学习的人络绎不绝，不少人参观以后，感受颇深，都对刘煊苗这样一位民营企业家为长生文化做的努力而感到敬佩。

刘煊苗先生不仅把推广长生文化作为一种兴趣，而且更是一种责任，他还计划在全国东西南北四个相关省市区分别建立起这样的长生书院。

培根说过，黄金时代不在我们身后，而在我们面前。随着《长生经》的出版，我相信它定会帮助更多人实现美好生活的愿望。

《长生经》即将出版，此为祝贺亦为序。

钱卫东

- 四川省工商联第九届副主席
- 民营经济发展的研究者和推动者
- 《做一个受尊敬的企业家》作者
- 9020 健康生活倡导者

序四

德泰归来

文／马竞

2014年5月16日，德泰堂长生书院总部落户绍兴论证会在浙江省绍兴市招商局会议室举行。绍兴市委、市政府有关领导和来自全国各地的专家学者三十余人参加论证会。与会领导和专家达成共识，德泰堂长生书院总部落户绍兴，是一个利国利民、功德无量、顺应潮流、切实可行的好项目。

5月18日，德泰堂绍兴文化公司注册登记。

5月26日，德泰堂有限公司与有关部门和单位签订了在绍兴京杭大运河畔修建德泰堂长生书院的合同。

5月30日，建筑设计单位进入现场。

至此，投资三千万元的德泰堂长生书院总部回归绍兴建设工程拉开序幕。

归子之心

这是百年德泰堂的第二次回归。

“义门刘家”是江南地区的名门望族。一直信奉仁、义、礼、智、信。据刘氏家族家谱记载，几百年来，有上千位刘家人任过七品至二品官员，这些人为官勤奋廉洁，忠心报国，没有出过一个贪官污吏。刘家为人勤劳善良，淳朴正直。助人为乐，积德积善是刘家相承千年的传统。明清时代，先后有六位皇帝赐匾“义门刘家”，以示对刘家忠君爱民的肯定。

1918年，刘家31代孙刘嗣昌在绍兴上虞创办了德泰堂。分别在上虞城的东西两个城门口设立分店，以此向农村辐射，为农民提供物美价廉的日用百货。德泰堂秉行以德为先，薄利多销的经商原则，不仅惠及民众，自身也得到了迅猛发展。

1928年，刘嗣昌将德泰堂移师上海，在大上海最繁华的四马路上开店兴业。德泰堂并从此更名为德泰商行，主营珠宝玉器和古玩书画。在此期间，刘嗣昌提出了“上德下德世代积德，天泰地泰三阳开泰”的德泰堂堂训。短短几年，德泰堂发展成为大上海闻名的文化产业公司。

可惜好景不长，日寇进犯上海，淞沪会战爆发。刘嗣昌变卖了德泰堂在上海的产业，把大部分钱财捐给抗日将士。上海沦陷后，刘嗣昌不愿为日本人服务，返回故乡。

德泰堂第一次回归故里，是在饱受外来者欺凌之后，回到生我养我的故土怀抱，渴望一份安抚和宁静。

身负国仇家恨的刘嗣昌一病不起，回到家乡后不久就饮恨去世。

1939年，年仅18岁的刘家32代孙刘绍恩接手德泰堂，成为第二代德泰堂堂主。刘绍恩主持德泰堂16年，他遵循父亲的遗志，全身心地为家乡人民服务。1956年，公私合营，德泰堂成为当地供销社的一部分。

1993年，时任上虞市驻深圳办事处主任的刘煊苗辞职下海。身为“义门刘家”33代孙的刘煊苗，从小就梦想着重振祖业德泰堂。

经过几年的打拼和筹备，2000年，刘煊苗重建德泰堂。十几年中，德泰堂从深圳起家，发展到江西、山东、湖南、四川、香港等地，由单一金融投资公司发展到金融、文化、房地产、农业，商业等九家子公司。

刘煊苗在外闯荡二十多年，但他始终不忘自已是绍兴人，不忘回报家乡，感恩乡亲。长期以来，他十分关注家乡的经济发展，一直在选择合适的项目，希望能够造福于家乡人民。

2014年，刘煊苗终于等到这个机会了。绍兴市政府为改善民生，改善环境，投入巨资打造了京杭大运河两岸新环境，为民众提供了休闲娱乐的河边公园。同时修建了具有江南特色的的河边会所，向社会招商。

这样的环境，这样的氛围，与刘煊苗梦中的长生书院不谋而合。刘煊苗很快决定，投资三千万元，让德泰堂长生书院总部回归绍兴。这件事在公司内部引起了不同反映，不少同事认为，长生书院免费对公众开放，属公益事业，很难见到效益，如此巨大的投资，值不值？面对这样的疑问，刘煊苗痴心不改，他说，我搞长生书院，根本就没想到要赚钱，只是对故乡，对乡亲的一种回报。家乡现在经济发展了，人们有钱了，不愁生活了，但健康长寿的欲望更强烈了，能在这方面帮助他们，对我来说，这就是财富，这就是幸福。

自第二届越商大会起，刘煊苗提出了优秀越商应有的“五商”品质：“财富越商、智慧越商、健康越商、功德越商、幸福越商”。创造财富只是越商最基础的本分；一个优秀的越商要有智慧、要看眼光，这是做大做强的保证；越商的心灵和身体应该是健康的，不能为了赚钱使人异化；越商要有社会责任心，积德行善是越商的最高境界；艰苦努力，创造财富，身心健康，造福社会，这是一个越商的幸福观。刘煊苗认为，只有这“五商”具备，越商才有品味。而这次德泰堂回归，正是刘煊苗提出的“五商”思想的具体践行。

如何让生命力更长久

这是一个很平常的命题，但它却蕴藏着难以把握的规律。

5月16日，在德泰堂长生书院总部落户绍兴论证会上，刘煊苗代表德泰堂提出，要投资三千万元人民币，在绍兴市京杭大运河河畔，兴建非盈利的公益性德泰堂长生书院，为家乡人民献上一片爱心。

来自全国各地的领导干部和专家学者纷纷发言，从不同的角度进行进行论证。大家不约而同地认为，长生书院是一个具有深远社会意义的好项目。对刘煊苗富裕不忘民众，发展不忘故乡的品德予以高度扬。

同时，大家也表现出一种担忧，书院修建起来容易，平时管理难，一次性投资容易，长期维持高额的管理费用难。长生书院主体工程和附属工程分布在京杭大运河畔长达八公里的范围，摊子铺得很大。建成以后，每年新增设备和资料及管理费用需要两三百万元。这个问题如果不解决好，这个利国利民的好书院很难长久维持下去。

对此，刘煊苗的回答很给力："我经商这么多年，赚的钱用于家人生活足够了，又没有别的用处，每年支付书院管理费用没有任何问题。"

2007年底，刘煊苗任中国西部首家大型区域性综合类经济杂志《中国西部》杂志社社长。2008年发生了"5.12"汶川大地震。刘煊苗率杂志社和德泰堂同事从灾区救灾返回后，开始思考慈善事业的研究推广。

从2008年底开始，刘煊苗主持《中国西部》杂志，进行了三年的慈善理论研究。

2009年，刘煊苗主持了"首届中国慈善事业与国际接轨高峰论坛”。12月，刘煊苗受邀，在纽约哥伦比亚大学参加了世界防治艾滋病论坛。

在这三年中，刘煊苗先后提出了十几个慈善理论观点，产生了一定的影响，时任民政部救灾司司长王振耀，称他是中国民营企业家中研究慈善理论的第一人。刘煊苗所提出的慈善理论观点之一，就是慈善需要成本和经营。慈善需要制度和社会成本。如果不讲成本，不讲经营，慈善难以维持。

与会的领导和专家一方面对刘煊苗的爱乡之情予以肯定，另一方面从不同角度积极出主意，想办法，要保证持续运营下去，不仅要输血，而且要建立造血功能。

最后，大家提出了一个建立基金的想法。

这是一个合情合理，切实可行的好想法，如果实行，可以让长生书院这个公益项目的生命力更加长久。

绍兴文化的一支新军

绍兴文化博大精深，人杰地灵。德泰堂长生文化同样根植在这块肥沃的土地上。

受刘家的影响，刘煊苗从小就喜欢养生文化。他重建德泰堂不久，便在深圳和成都分别组建了文化公司，专门研究长生文化。经过十几年的努力，德泰堂长生文化已经初步形成，有理论、有内容、有场所、有实践、有成就。

德泰堂长生文化有理论。刘煊苗提出了一系列理论观点，核心是“两个划分”，即把长生文化划为养生和避险两个部分。随着时代发展，由自然界和人为原因造成的各种意外伤害，占影响人类长寿因素的比例越来越大。只有把长生文化这两个要素都处理好，才能保证人类的健康长寿。

德泰堂长生文化内容上分为四大系列：图文出版系列、文化用品系列、养生产品系列、避险产品系列。十几年中，德泰堂已投资上千万元，生产和推广两百多种长生文化产品。

德泰堂长生文化在推广上有六大平台：长生书院、媒介网络、慈善公益、社会团体、房地产业和各类活动。

德泰堂长生文化的核心体现在德泰堂《长生经》上。这是一部集中华养生文化和当代科技知识于一体的长生文化专著。《长生经》分为《长寿秘笈》和《平安宝典》两部分，采用诗歌民谣的形式，帮助人们了解在长生中可能会遇到各种问题。如《长寿秘笈》侧重于生活方式和生活规律，帮助人们正常养生。而《平安宝典》则从科普知识，基本技能的角度，帮助人们在危难之时善于自保。刘煊苗常讲一句话，就是：学一招德泰堂《长寿秘笈》，做一个跨世纪百岁寿星；闲暇时学一招德泰堂《平安宝典》，危难时捡一条天地间鲜活生命。

这次，刘煊苗计划在绍兴德泰堂长生书院的总项目中，沿大运河岸边八公里，分别建立《长寿秘笈》和《平安宝典》碑林，由著名书法家把德泰堂《长生经》中近千首诗歌写成书法作品，刻成碑林，让民众长期受益。

这些年，德泰堂长生文化为社会做出了很多贡献，特别是在西部地区。在许多农村、社区、学校、医院等都能见到德泰堂的文化产品，每逢节假日，都能看到德泰堂组织的长生文化活动。

如今，这些成果都将回归到绍兴故乡。

这支千年沉淀，百年积累，十年打造的文化新军将重新回到绍兴文化的怀抱，为故乡民众服务。让父老乡亲享受到中华文化与现代科技相融合的德泰堂长生文化，既是德泰堂的宗旨，也是刘煊苗的梦想。

自序

为民众造福

文／刘煊苗

德泰堂《长生经》是德泰堂长生书院倾力打造的一部关于长生文化的科普作品。全书分为上卷《长寿秘笈》和下卷《平安宝典》。该书把长生文化用诗歌民谣的形式表现出来，自创和收集整理近千首诗歌，涉及五百多个方面，广泛普及长生文化。此书的宗旨是帮助民众增长长生知识，掌握养生方法，增强避险能力。

百年积累 十年创作

德泰堂是“义门刘家”31代孙刘嗣昌于1918年创立的百年老牌公司。浙江上虞的“义门刘家”是江南的名门望族。历史上，刘家坚持忠孝仁义，先后被六位皇帝赐匾“义门刘家”。长期以来，刘家注重中华传统，注重积德行善，注重养生文化。不仅积德积善而且积寿，刘家每一代都有百岁老人。德泰堂建立后，继承了刘家的传统，收集整理了大量祖传及现代养生之道和平安避险科普知识。

我作为“义门刘家”33代孙，于2000年重建德泰堂，成为第三代掌门人。我把长生文化和慈善事业作为公司发展的根本。为传承和弘扬华夏传统文化，还专门成立了德泰堂长生书院，专门从事平安避险、健康养生文化的研究和传承。

德泰堂长生书院经过十几年的潜心研究，初步形成了有理论、有产品、有载体、有实践的德泰堂长生文化。在继承了德泰堂百年文化积累和十年准备的基础上，2000年，我们开始搜集材料，组织了数十名专家学者，开始编写创作德泰堂《长生经》。十年的创作过程经历了三个阶段：一是汇编阶段。初期只是收集养生的名人名句和民间的歌谣，加以选择后汇编成册。二是汇编与自创并重阶段。在编辑过程中发现，传统的养生诗歌不够全面，许多领域都没有涉及到，专家学者针对这些不足，进行了一些弥补式的自创。三是完全自创阶段。随着创作的深入，编委会感到传统的东西在时代发展和科技进步面前存在着先天不足，必须加以重新审视。从2012年开始，德泰堂长生书院组织专家学者依据国内外长生文化和科技的最新成果，结合中国实际，重新进行创作。现在保留的近千首诗歌，属于德泰堂《长生经》编委会创作组凝聚集体智慧、九易其稿的作品。

精心打造 结构合理

德泰堂《长生经》由上卷《长寿秘笈》和下卷《平安宝典》组成，涉及人们生活的日常起居、环境养生、卫生保健、养性颐年、科技养生、家居安全、饮食安全、地震避险、火灾避险、用电安全、交通安全、气象灾害防范、核辐化学泄露、人群防病调理等二十大类，五百多个具体内容。这部巨著，对人们在生活和工作中可能会遇到的各种养生和避险问题，都予以了比较详尽的解答，并提供了科学和可操作性的方法和技能。

《长寿秘笈》由日常起居、环境养生、卫生保健、养性颐年、科技养生、人群保健等十五个篇章，共几百余首诗歌民谣组成。涉及衣、食、住、行、娱乐、旅游、购物、作息、性爱、卫生保健、心理、养生之道等各个方面。《平安宝典》由家居安全、饮食安全、地震避险、火灾避险、用电安全、交通安全、气象灾害防范、空袭爆炸、核辐化学泄露、人群防病调理等十四个篇章，300多首诗歌民谣组成。涉及疾病、溺水、触电、灼伤、煤气中毒；意外伤包扎、防止各类过敏、乘电梯防意外、食品安全、饮水安全、食物中毒、地震、泥石流、水灾、用电安全、防止火灾、燃放烟花安全、矿井意外防护、电气安全、交通安全、乘飞机轮船安全、酒驾危害等各个方面。

简单易记 科学实用

坚持科学性。在创作过程中，注重科学依据。德泰堂先后请了数十位各行业的专家，对创作产品用科学的标准加以衡量鉴别。符合科学规律的保留，否则放弃。同时，在《长生经》中坚持引用最新的科学观念、科学方法和科学成果。

坚持全面性。尽可能全面地为民众提供长生方面的知识、方法和技能。特别是对当前社会发展过程中出现的影响人们健康长寿的新因素，加以深入研究，提出防范方法和手段。该书对传统养生的范围进行了突破，特别是平安避险方面，增强了许多过去所没有的东西，涉及到人们生活和工作的方方面面。

坚持普及性。《长生经》采用诗歌民谣的形式，力求通俗易懂，便于记忆和传播，要让一般民众都看得懂，学得会，用得上。

坚持操作性。每一首诗歌所表达的内容，都具有可操作性。让民众读后，不仅有增强防范意识的作用，还可掌握可行的方法和技能。

我非常希望，这部作品可以造福更多人！

2017 年 10 月 成都

目录

目录

117　　　　　　119~159

卷四·火

防火	平房	商场	宿舍	煤矿
用火	高层	旅游	实验	井下
火灾	逃生	医院	庆典	学生
灭火	烧伤	宾馆	辨识	
消防	燃气	油库	燃放	
火情	孩童	工地	农家	
扑火	取暖	游轮	防燃	
家电	炉灶	飞机	野炊	
预防	电源	汽车	烧烤	
求生	镇定	自燃	乱接	
触电	报警	地铁	火险	
易燃	捂鼻	油溢	洪水	

目录

目录

目录

本书配图均选自中国古代名画

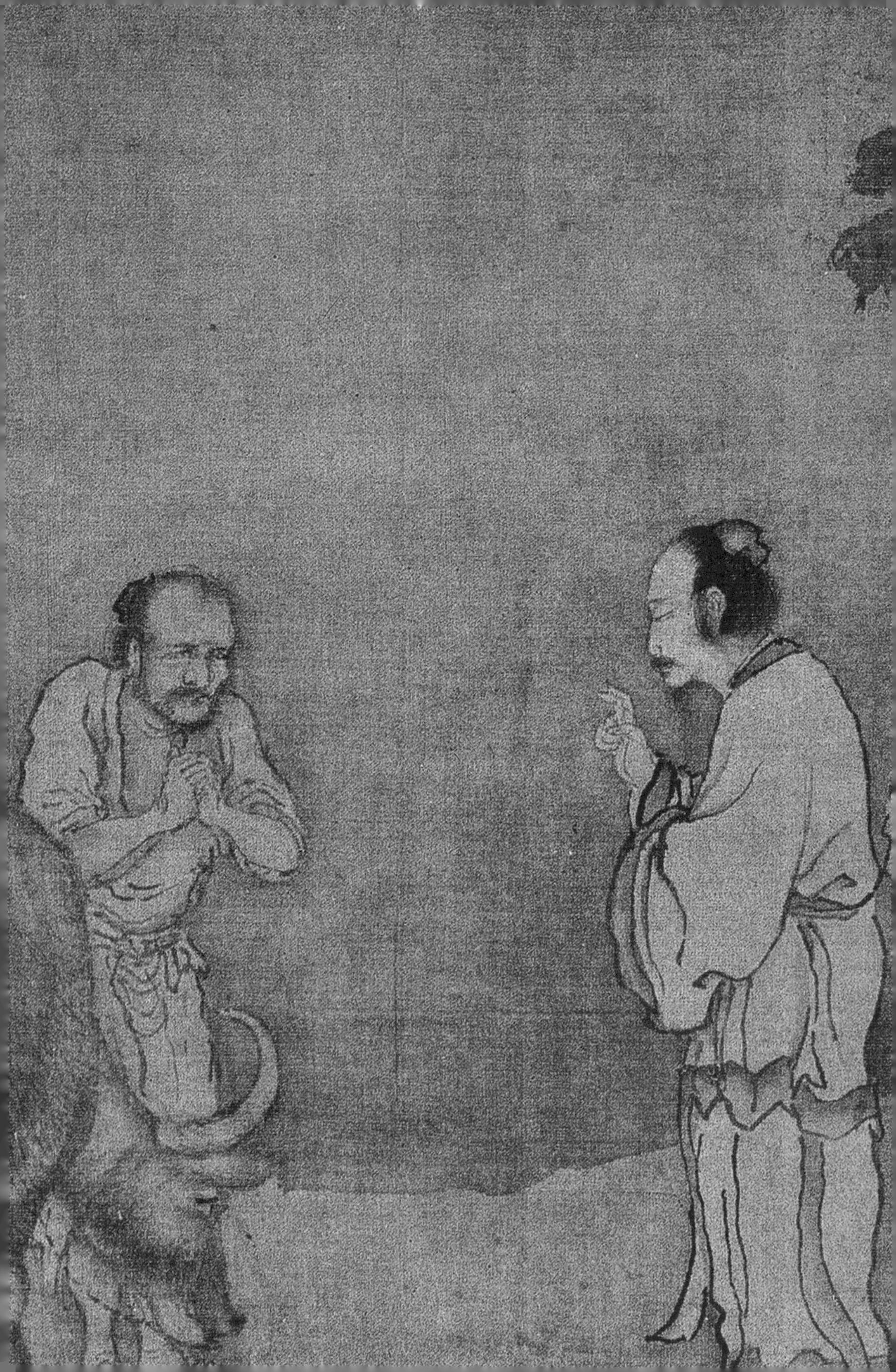

卷一·病

医贵乎精，学贵乎博，识贵乎卓，心贵乎虚，业贵乎专，言贵乎显，法贵乎活，方贵乎纯，治贵乎巧，效贵乎捷。知此乎，则医之能事毕矣。

——赵濂《医门补要》

人体各部须认真，五谷胀气病自生。养生无方无秘诀，多在预防与谨慎。健康是人之根本，在日常生活中，健康应置于首位，然后才谈得上财富和快乐。一代名医扁鹊医术高超，尽职尽责，但蔡桓公刚愎自用，讳疾忌医，蛮横残暴，最终落得病情加重不治身亡的下场。故，有病早诊治为百事之始也。

早治

人体各部须认真，五谷胀气病自生。

养生无方无秘诀，多在预防与谨慎。

衣食住行在平淡，粗糙自能疾弃身。

多年养就长生诀，自在自得早自诊。

绞痛

心绞疼痛起，心肌查原因。

心区不适处，身体先安静。

情绪焦怒盛，心跳恐骤停。

粥样硬化症，多发冠心病。

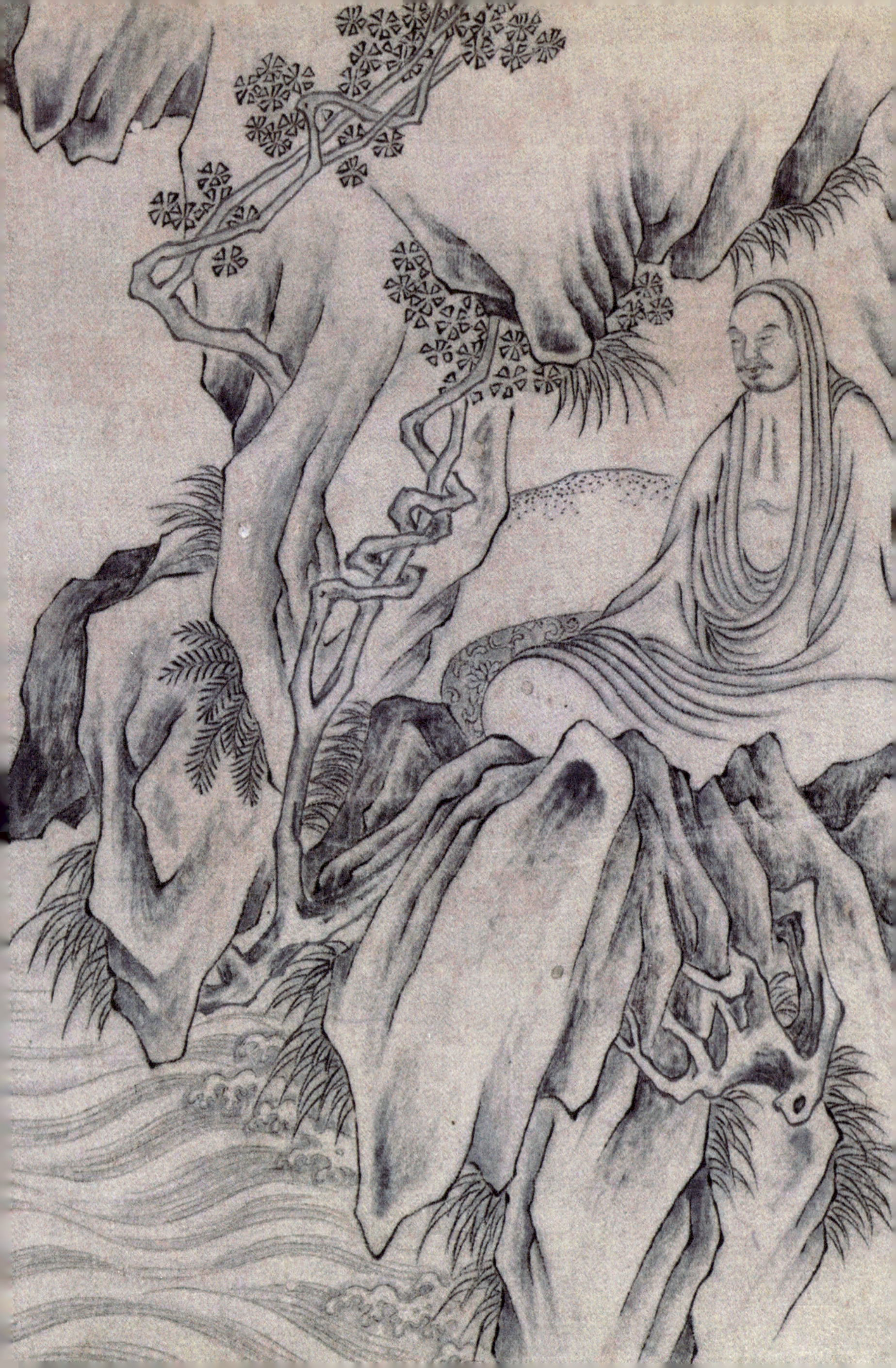

心血管

不适胸骨痛，心惴人不安。

哮喘心跳快，务必严控烟。

淡盐补维素，镇静扩血管。

卧床静修养，心痛天地宽。

心律

失常规快窦阵扑，规慢窦缓窦房阻。

心扑房结冠Ⅱ Ⅲ，室正Ⅰ阻房频速。

不规激起窦期房，激传脱节Ⅱ度阻。

其他律失心室停，室扑房颤早复苏。

溢血

血压陡升老年忧，脑内血管防遇阻。

保持镇静平卧床，气管畅通侧偏头。

衣领腰带全解开，躺正冷敷气游走。

及时送医万全策，防震护头命不丢。

脑贫

过度兴奋易昏厥，根本还在脑贫血。

血液供应如不足，路上昏倒身子斜。

四肢抬高降主压，低头弯腰脑供血。

解衣抬腿歇一歇，颅内有病拖不得。

休克

漫谈休克有多种，低血感染过敏性。

失血损伤脏器累，心律失常处险境。

中毒引得血管张，心源休克最吓人。

平卧吸氧维生补，补充血容须镇静。

昏厥

早起晕眩似昏迷，劳累糖尿血糖低。

性爱激动致晕厥，孕妇排尿供血稀。

迷走神经晕突起，人中先掐急送医。

盐水即补送颈部，暂把躯体贴墙立。

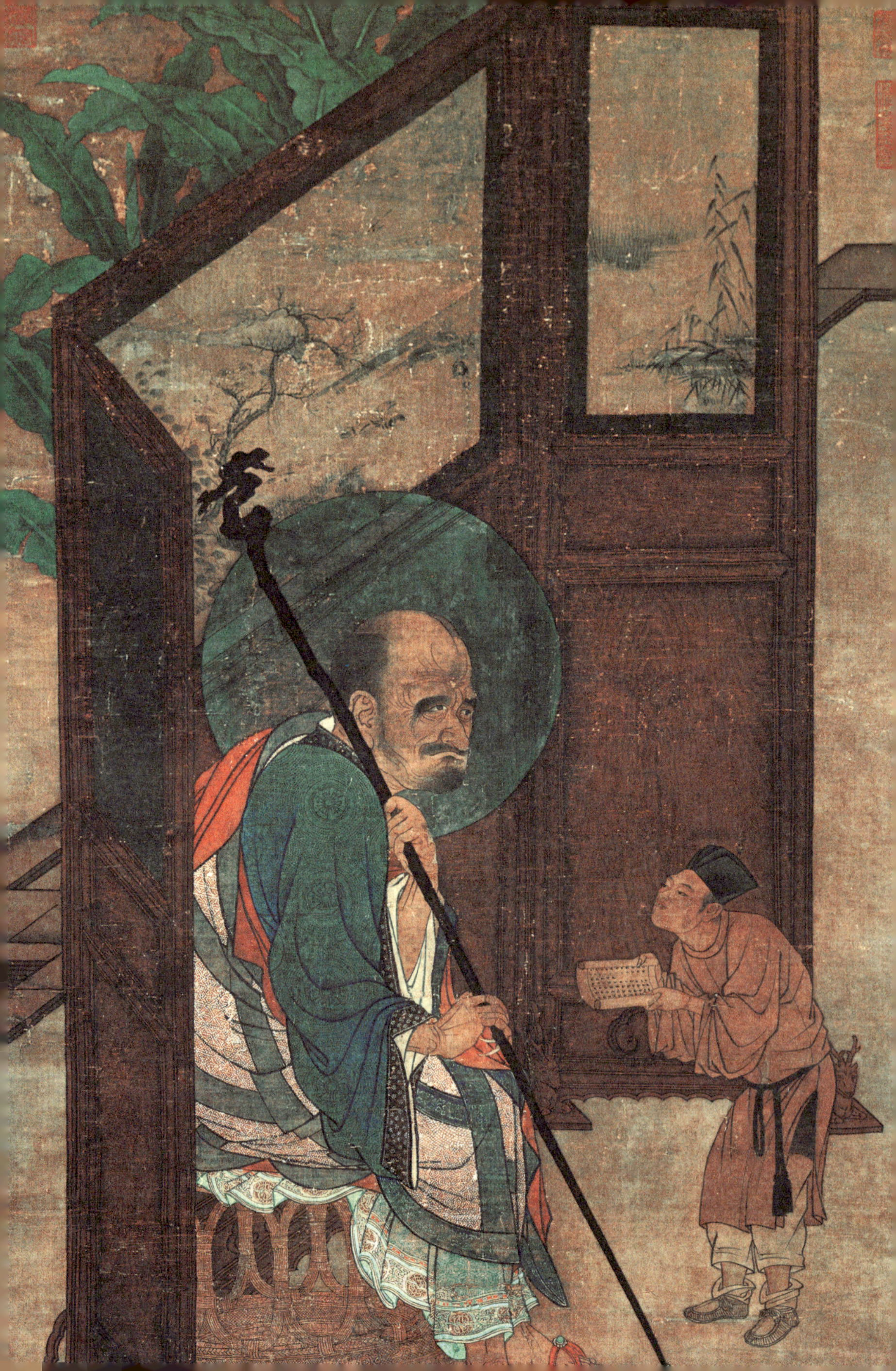

疫情

大灾之后大疫来，饮水消毒须烧开。

次生灾害莫大意，防范第一摆上台。

死畜污粪善处理，撒药除菌先掩埋。

众志成城何所惧，严守程序无尘埃。

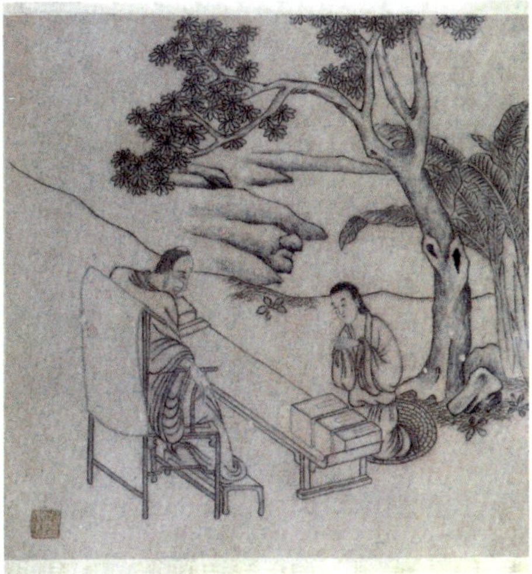

呕吐

呕吐腹泻气不畅，阴凉肠胃腹气胀。

藿香正气来救急，摄足水分蔬菜汤。

细辨是否物中毒，还是高原反应强。

先把蛋白及时补，紧急送医把命抢。

皮疹

麻猩水痘幼伤风，斑恙天战土狗登。

丹鼻流行北亚回，各个品种要分明。

血白霍奇恶性网，变风亚败结多形。

皮肤粘肤淋巴综，药热药疹与血清。

盗汗

自汗汗出恶风寒，体倦乏力面色干。

阴阳不合身酸楚，益气固表舞轩辕。

阴虚火旺夜盗汗，营养卫生相牵连。

五心烦热两颊红，滋阴降火人胜天。

出血

消化道出血，常见不稀奇。

病情如急令，出血立送医。

标本待化验，每步走到底。

性命大于天，呵护不可离。

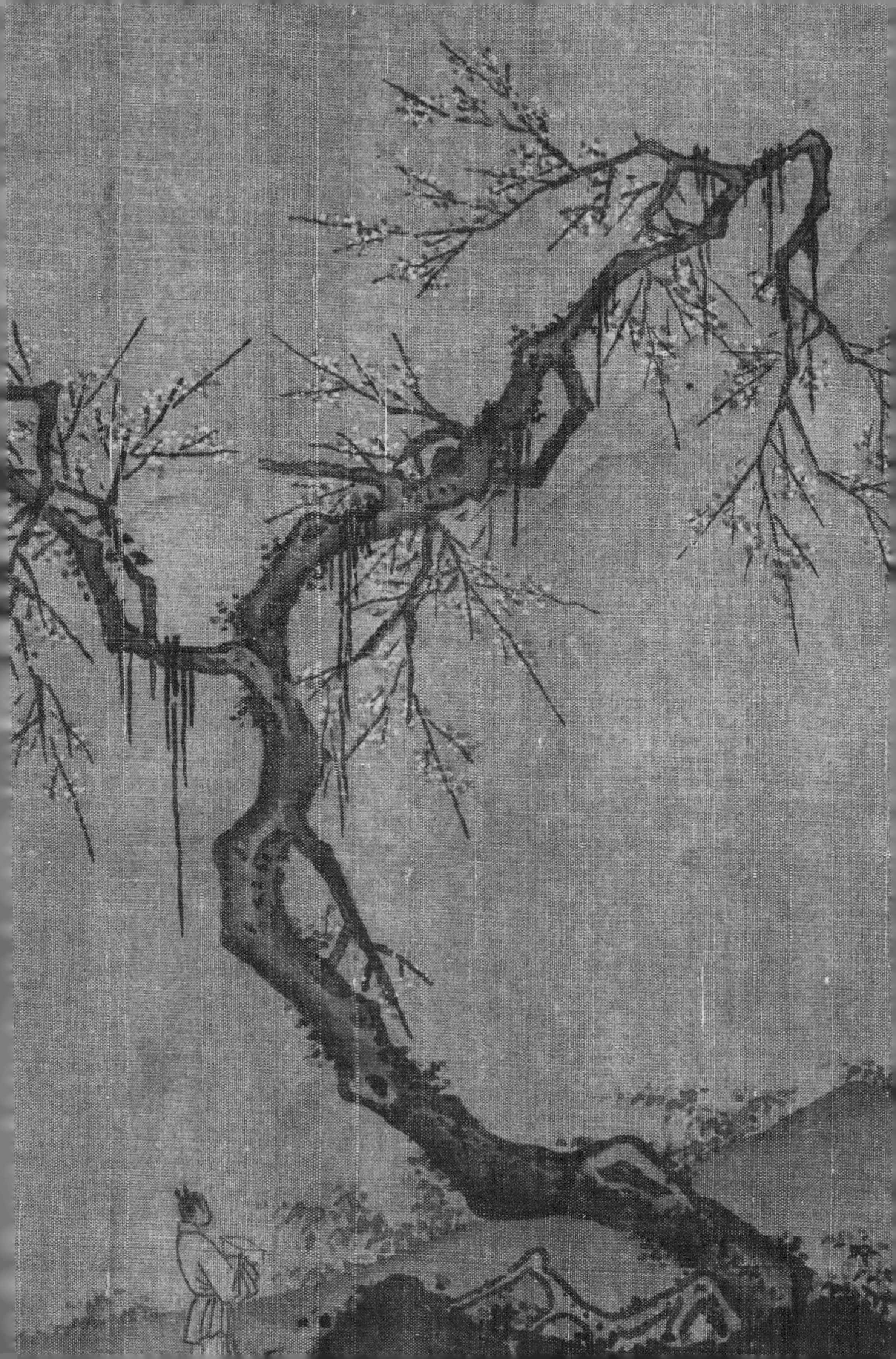

抽筋

疲劳如过度，收缩又抽筋。
手指出状况，握拳小心伸。
腿脚不灵便，按揉敷热巾。
疼痛非大病，无须惊吓人。

疝气

疝气别担心，首要找原因。
外形大如球，样子挺唬人。
实为脏器移，治疗有途径。
类型有多种，对症把病清。

气胸

青年爱快跑，引发肺大泡。

慢阻塞行肺，阻塞在气道。

引流胸穿刺，家人把心操。

切除肺大泡，医生有高招。

癫痫

癫痫与癔病，发病无诱因。

意识暂丧失，击己恐伤人。

记忆混乱起，辨人不太明。

二者表相似，实质泾渭分。

癔病

自卑更孤独，绝望心受创。

唯恐受侮辱，癔症自发狂。

治疗先关心，除疑别紧张。

药物加催眠，效果稳且长。

药箱

家用小药箱，病来帮大忙。

手边有应急，随手将药上。

小病自医护，磕碰自疗伤。

寒热与小创，防备不慌张。

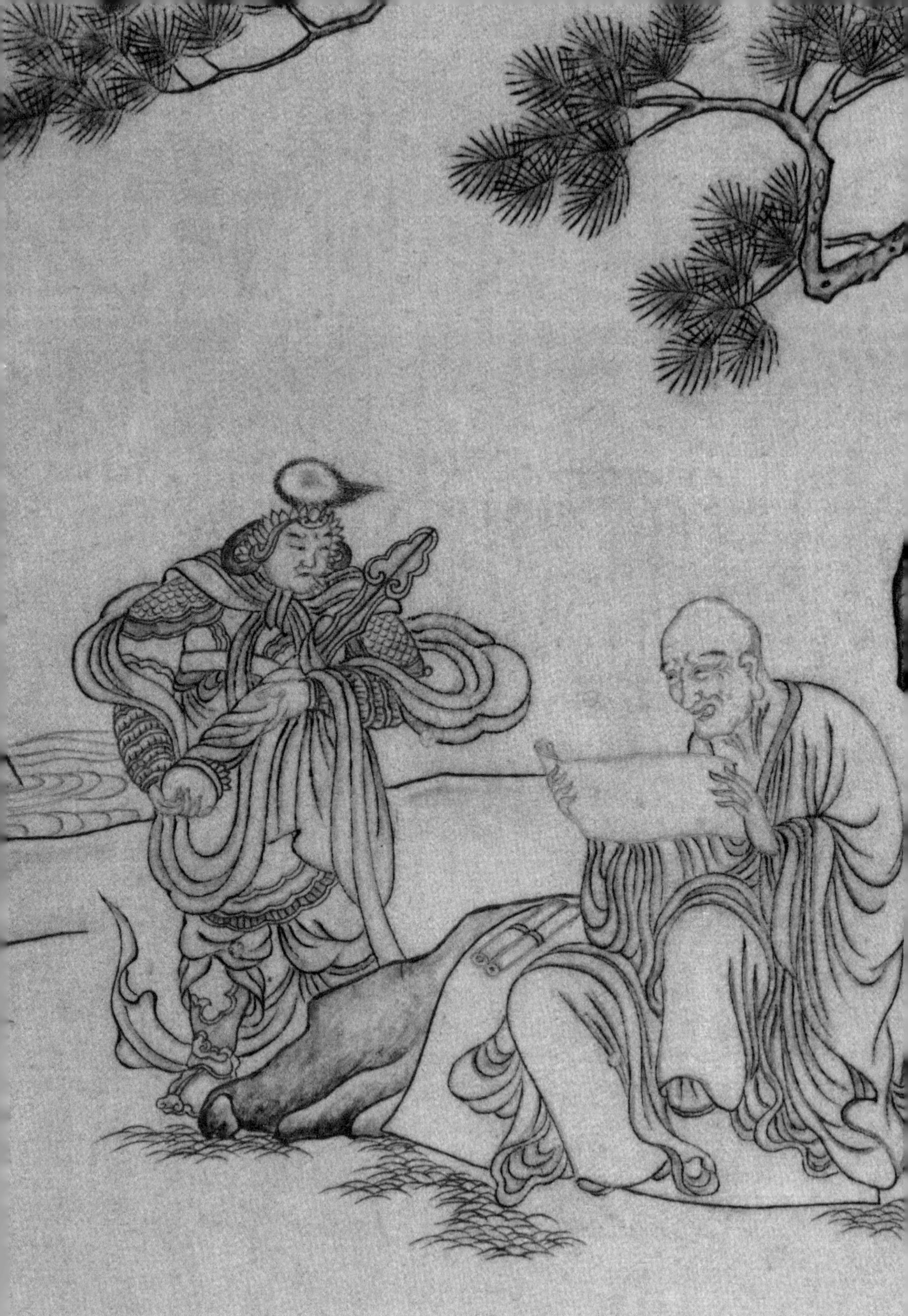

烧烫

烧烫害处深，毁容留疤痕。

感染须防备，带菌更不准。

冲剪可止疼，包扎要细心。

送医早疗伤，不留后遗症。

摔跌

摔跌搓撞伤，清创不沾水。

病重送医院，谨防损颅内。

成药化瘀散，白药把肿退。

膏汤治内伤，力大赛李逵。

骨折

扭伤疼难忍，按摩先缓行。
须防骨移位，肿处先敷冰。
包扎用绷带，坏死得小心。
化脓应重视，固骨用针钉。

骨骼

全身骨头虽难记，抓住要点就容易。
躯干头颅并四肢，二百零六要牢记。
颅脑面骨二十三，躯干一共五十一。
四肢一百二十六，全身骨头都到齐。

椎骨

椎骨外形各不同，各有特征记心间。

颈椎体小棘开叉，横突有孔看得见。

胸椎有肋两侧凹，棘突迭瓦下斜尖。

体积大者是腰椎，棘突后伸双宽扁。

胸骨

胸骨犹如一宝剑，上柄中体下刀尖。

柄体交界胸骨角，平对二肋标志见。

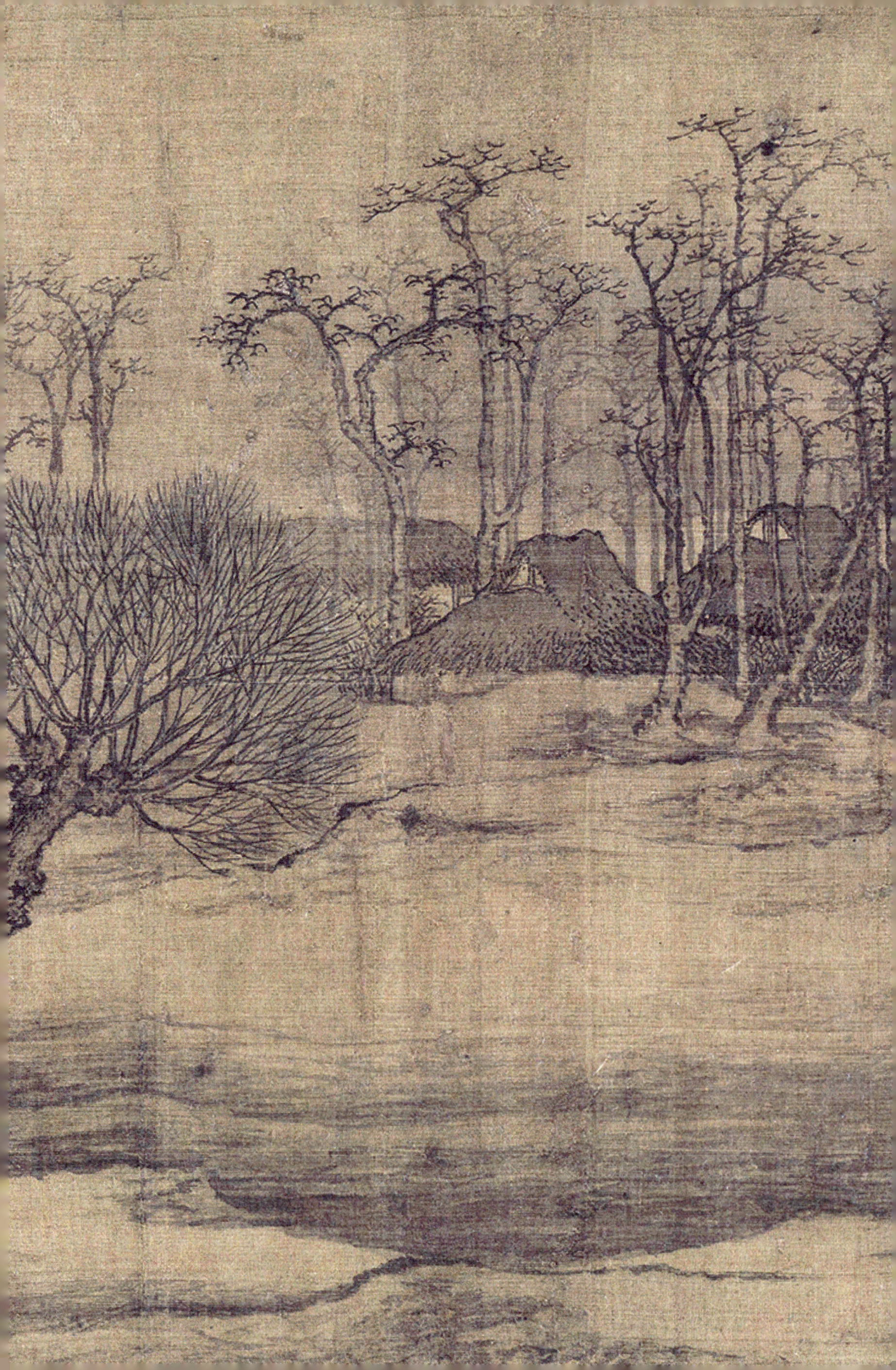

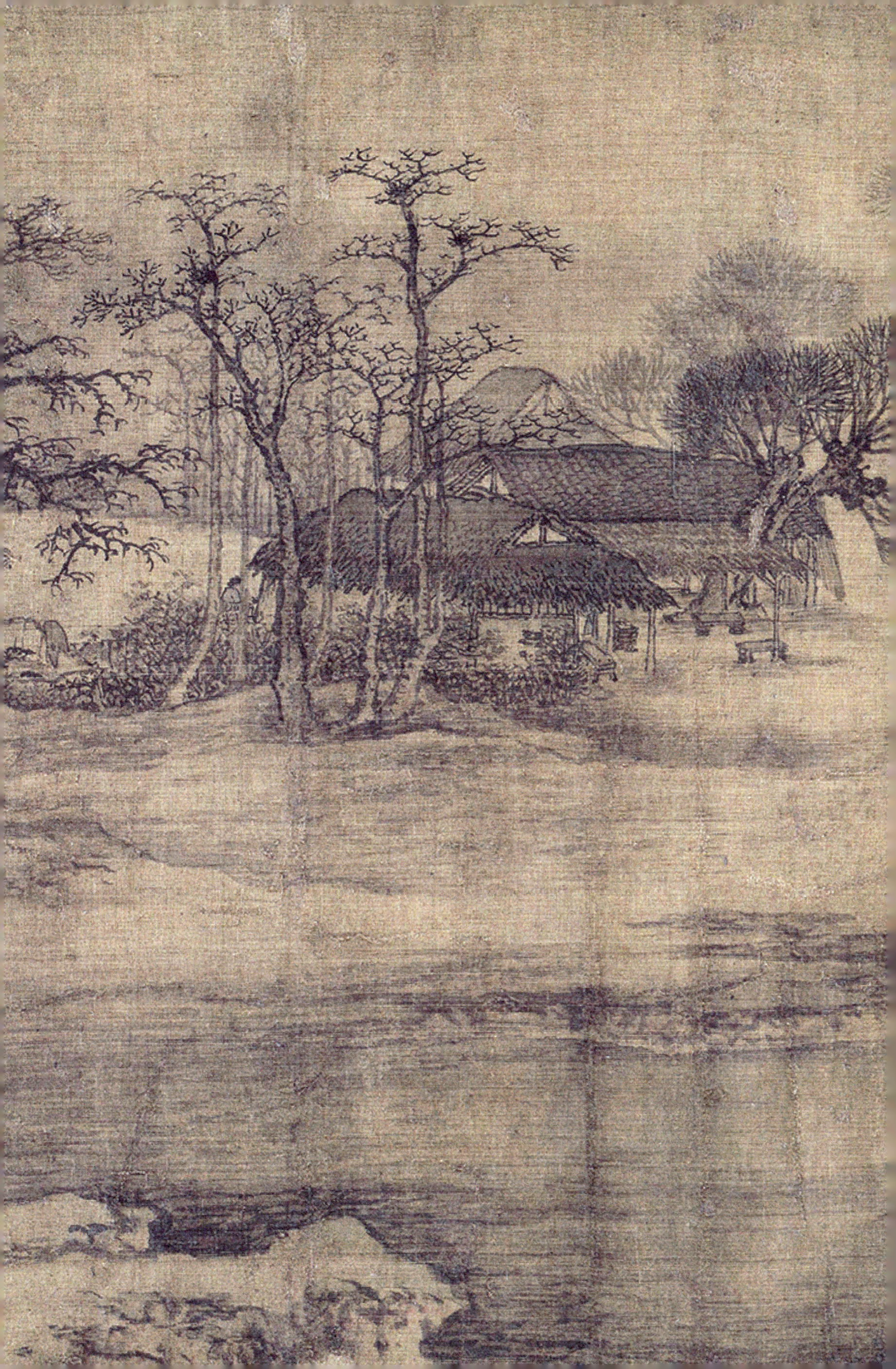

颅骨

脑面颅骨二十三，颞顶成对各两边。

额枕筛蝶前后数，两侧颧骨颧弓连。

溺水

暑期水中游，难免触霉头。

水侵入肺泡，心停人发愁。

先上人工呼，清除异物阻。

针刺人中穴，送医放在后。

止血

家庭急救箱，药贴绷板夹。

盐水冲创口，消毒纱布扎。

如是臂出血，包扎用指压。

开放性创口，治疗有其法。

识药

药品猫腻多，次品冒充好。

义诊加诱导，贪心易中招。

看清防伪标，辨识要提高。

寿命不过期，诚信更牢靠。

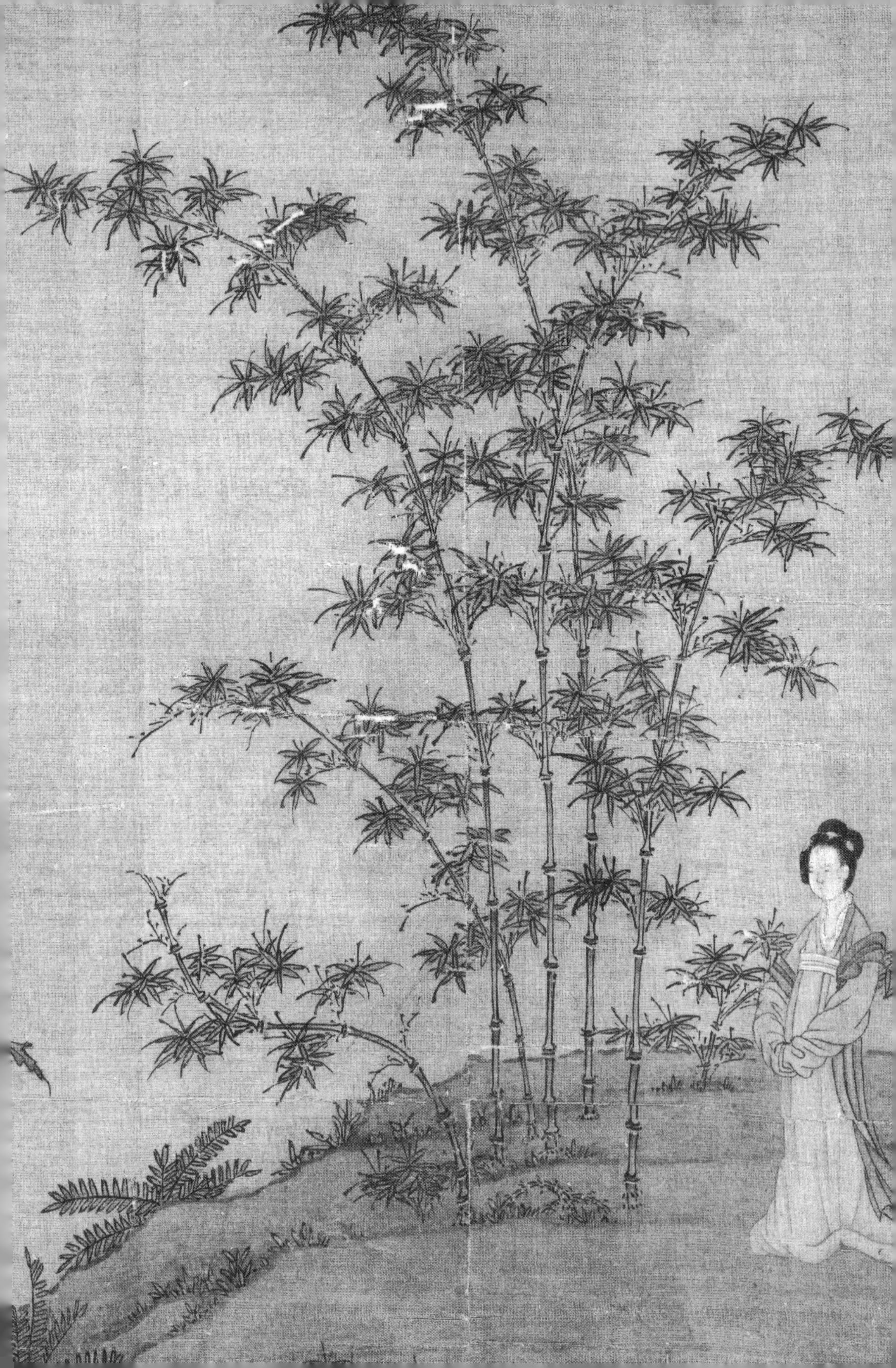

服药

服药有七误，无水来干吃。
水溶刺激胃，粘膜遭不住。
茶水加饮料，药效不牢固。
变质立丢掉，多药不同服。

灼伤

家用日化品，不慎要中毒。
各种清洁剂，管理不马虎。
界面活性剂，壬基苯酚素。
灼伤口腔壁，谨防被腐蚀。

中毒

药剂存放好，管理效率高。

误食酿大祸，小心不可少。

防毒提前做，预防宜赶早。

中毒不耽误，送医为首要。

煤气

疏忽出事故，通风没记住。

煤气沼气漏，入睡恐中毒。

爆炸最恐怖，命殒见白骨。

急救同报警，细节不可忽。

过敏

干洗衣服着实好，方便顺柔如新装。

不拆包装就急穿，过敏疱疹惹身上。

原因出在洗涤剂，四氯乙烯毒性强。

方法就在洗后晾，挥发毒性身清爽。

装修

绿色装修势所趋，风格款式道行高。

非燃材料来吊顶，火灾风险大减少。

电气线路要隔热，开窗通风首防爆。

地板留好伸缩缝，地板平铺别翻翘。

壁纸

壁纸事不小，讲求精用料。

健康摆第一，童房不花哨。

粉色易暴躁，选色有绝招。

不必太高端，舒服最重要。

抛物

高空抛物祸害多，伤人损己跑不脱。

窗口存物固定好，工地烟蒂易酿祸。

吊物防坠最关键，底下站人赶紧挪。

楼道阴暗勿踏空，事故萌芽先灭脱。

护梯

电梯频繁用，质检平常功。

开关不要急，人多不拥挤。

幼儿不单坐，安全数第一。

爱护得善果，全家都欢喜。

结绳

摩天大楼有火情，紧急情况不乘梯。

窗帘结绳顺势下，翻窗跳楼非儿戏。

匍匐下行勿慌乱，防烟湿巾来捂鼻。

安全通道有序撤，避火离烟要牢记。

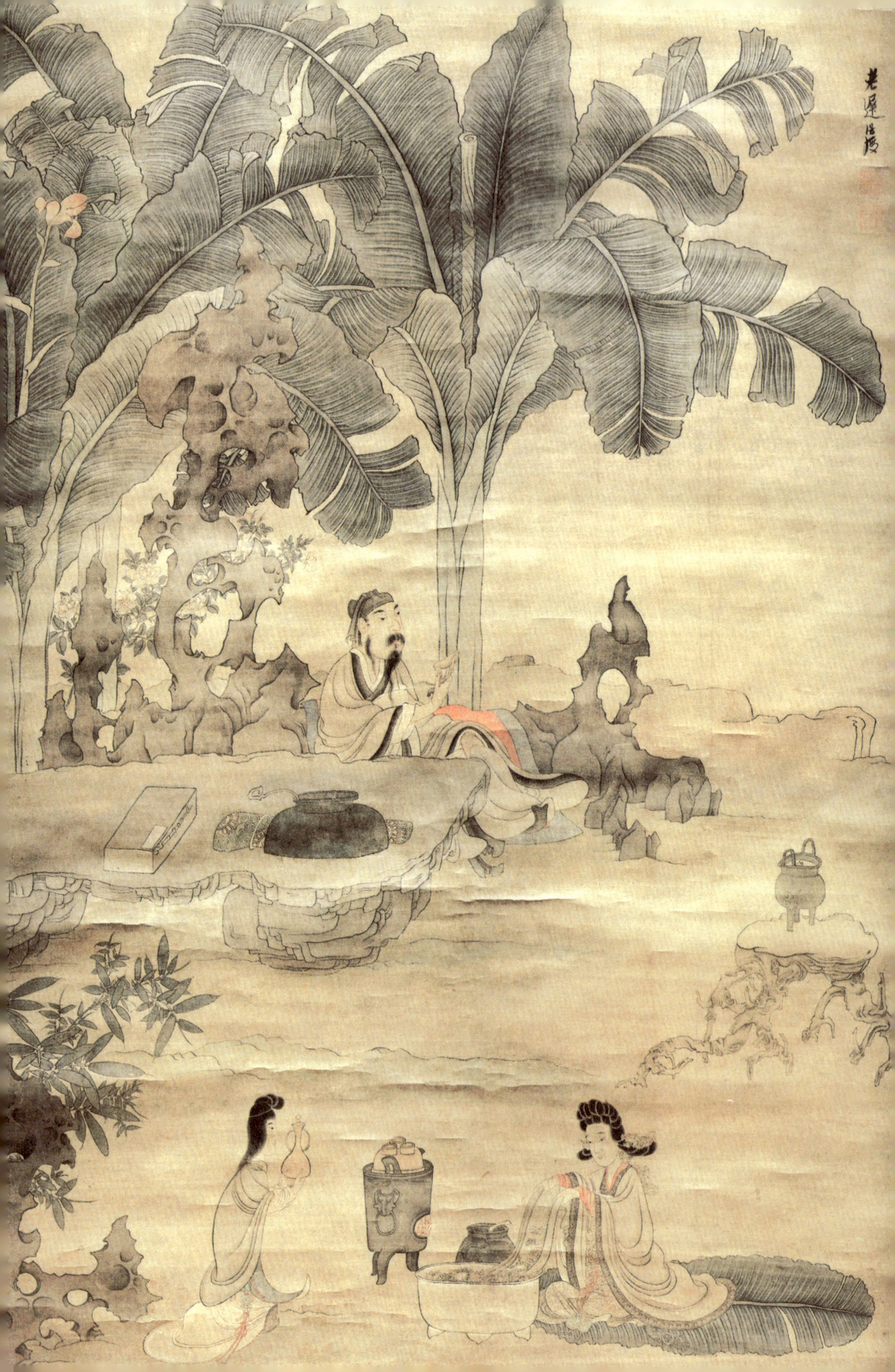
老遲洪綬

卷二·饮

五谷为养，五畜为助，五菜为充，五果为益。气味合而服之，以补益精气。

——《皇帝内经·素问》

民以食为天，食以安为先。养生药膳调，滋补有妙丹。从古至今，饮食始终是人类生存繁衍的首要条件。如今，安以质为本，质以诚为根的理念已经深入人心，引领着普罗大众的日常生活。

平淡

民以食为天，食以安为先。

养生药膳调，滋补有妙丹。

药食本同源，荤素巧自安。

五谷与六畜，养生在平淡。

安全

身体能量赖饮食，荤素油料好搭配。

卫生营养首第一，色素防腐添加味。

变质勿吃毒素多，油炸腌制慎入嘴。

世道人心仁为贵，蝇利害人良心昧。

膳食

孩童发育长身体，荤素搭配营养均。

粗粮细粮不挑剔，植物动物油料均。

饭前便后洗净手，少女苗条防病菌。

油炸腌制莫食用，冷饮辛辣少且禁。

变质

三无食品莫食用，有害物质藏其中。

小摊小贩要提防，卫生难言保障空。

过期食品切注意，一旦入口害健康。

变质食品须分清，中毒几率高且重。

农药

食品安全命关天，禁用农药不下田。

施药日期要记熟，药期过后采收连。

田间生产有档期，产品安全可查笺。

产品进销建台账，质量追溯有关联。

瓜果

食物中毒症状多，呕吐冷汗脸发青。

恶心呼吸困难甚，侧卧皂水引吐呤。

瓜果蘑菇要清洗，变质腐烂要防警。

四季豆熟方能食，遇毒最好急救行。

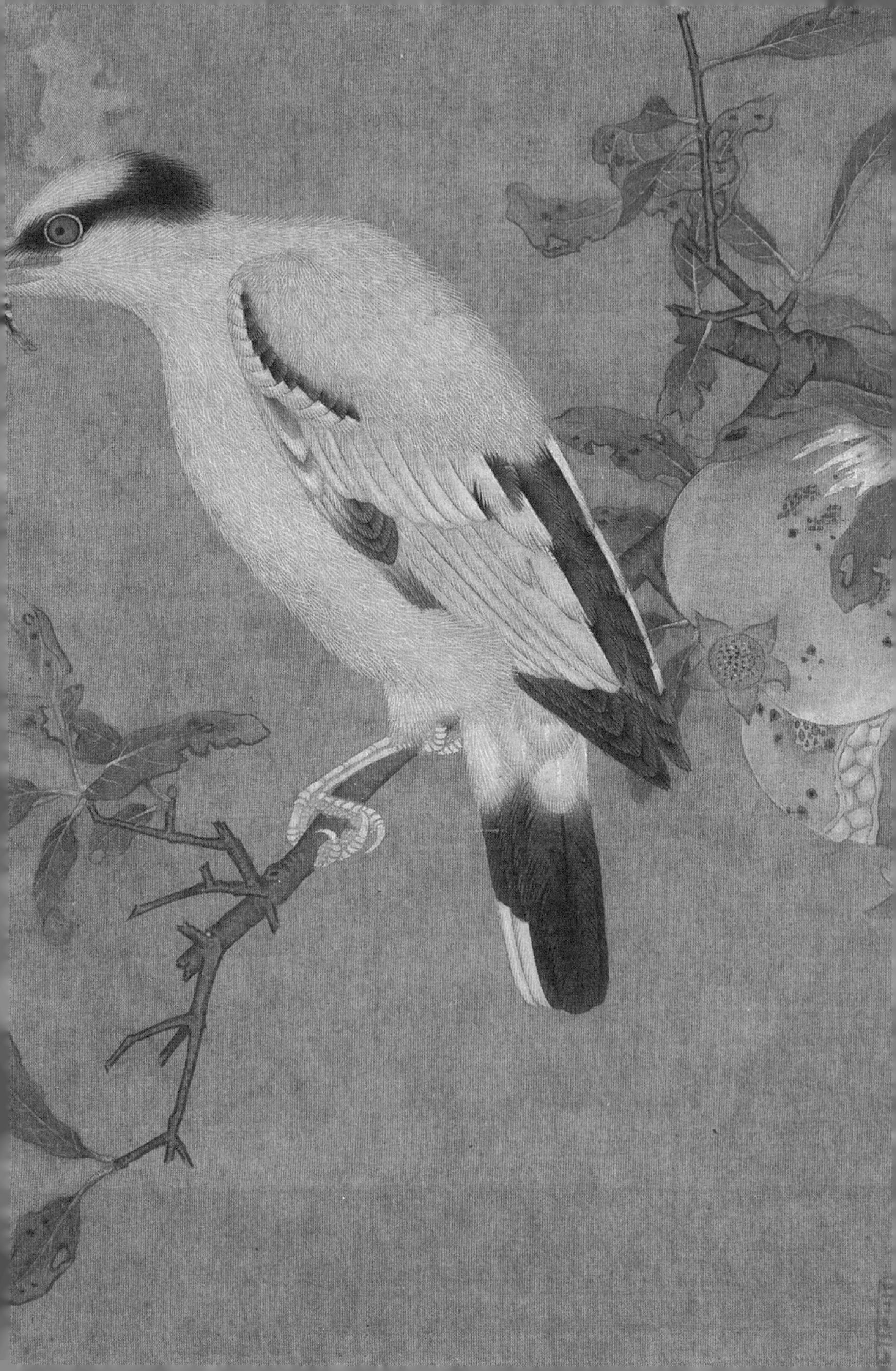

昆虫

为食昆虫不寻常，高档馔肴虫宴堂。

丰富蛋白吸收易，慎食以防过敏降。

奶粉

远离有害食物筵，食安危机伏身边。

毒源劣质天良丧，避孕药洒鳝鱼田。

抗菌保鲜成毒奶，化学香蕉催熟间。

色素香精兑果汁，罗马水管有毒铅。

氰胺奶粉定祸国，大头婴儿总堪怜。

毒食阴影处处在，危境须有预防篇。

胶囊

始闻皮鞋熬明胶，果冻胶囊融其间。

药用食品与工业，本质绝非相同篇。

质脆色艳口松动，毒性之品勿信宣。

皮鞋废塑来提炼，重金属铬超标笺。

无良企业不担当，道德滑坡恨难迁。

拒绝服用胶囊药，拆食无效多样联。

肠溶缓释烧食道，除囊服药伤喉咽。

馒包菜裹虽不苦，医生诊断总是怜。

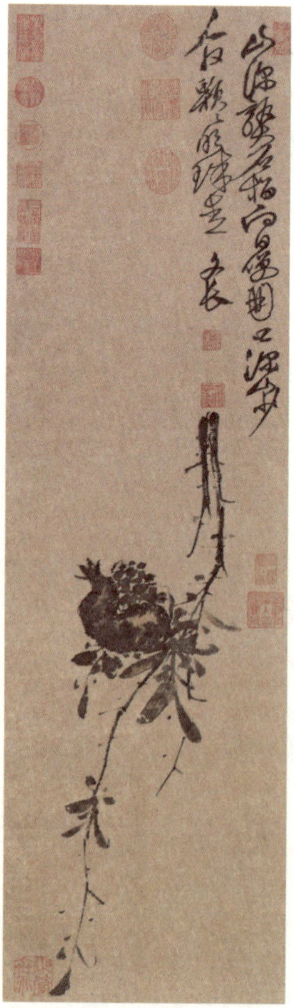

泔水

泔水提取垃圾油，毒素横流令人忧。
全民打击不手软，防范重在堵源头。

转基因

转基因食物，嫁接基因成。
越界来移植，防虫产量升。
食物几多味，原生有益生。

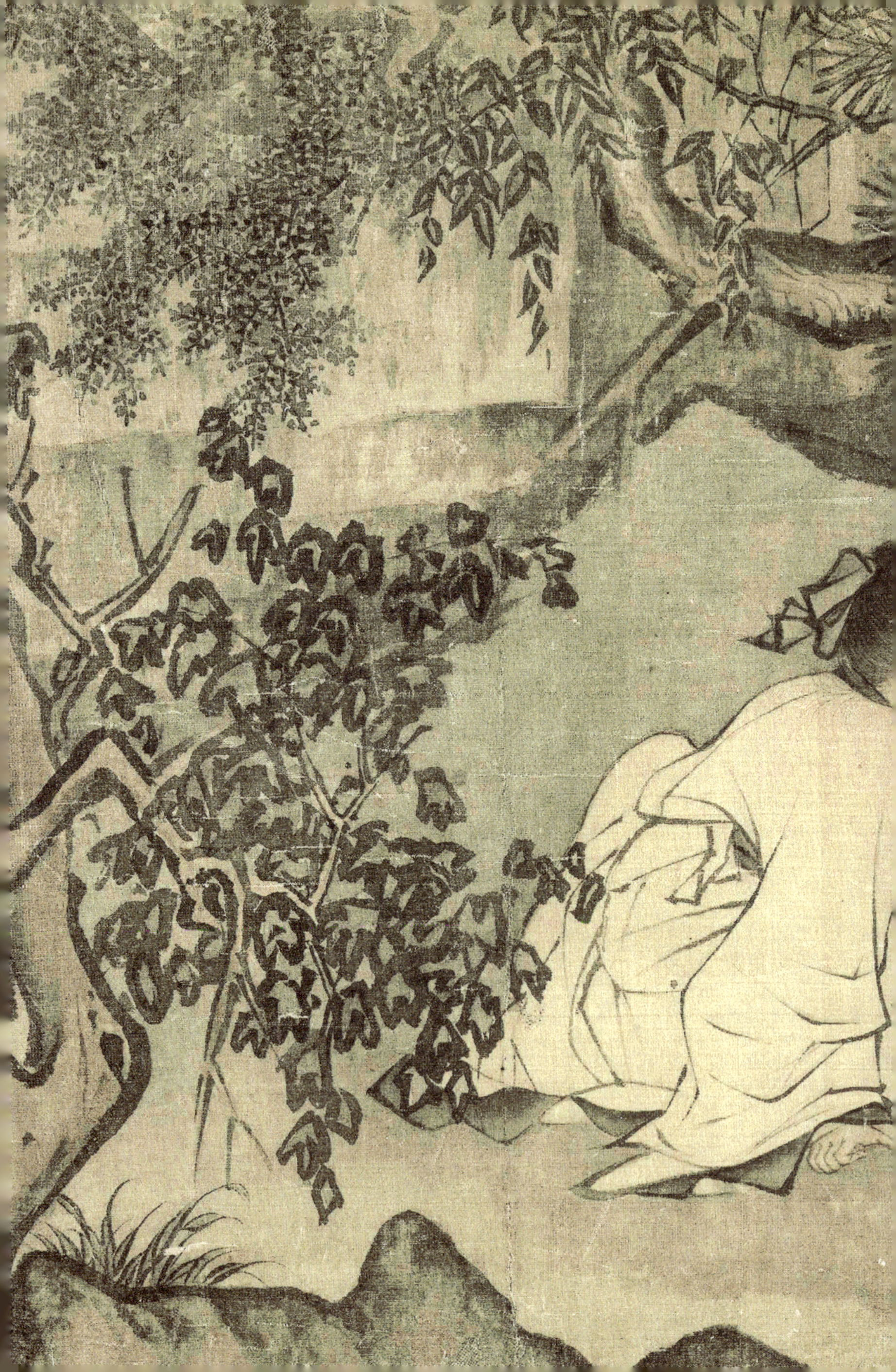

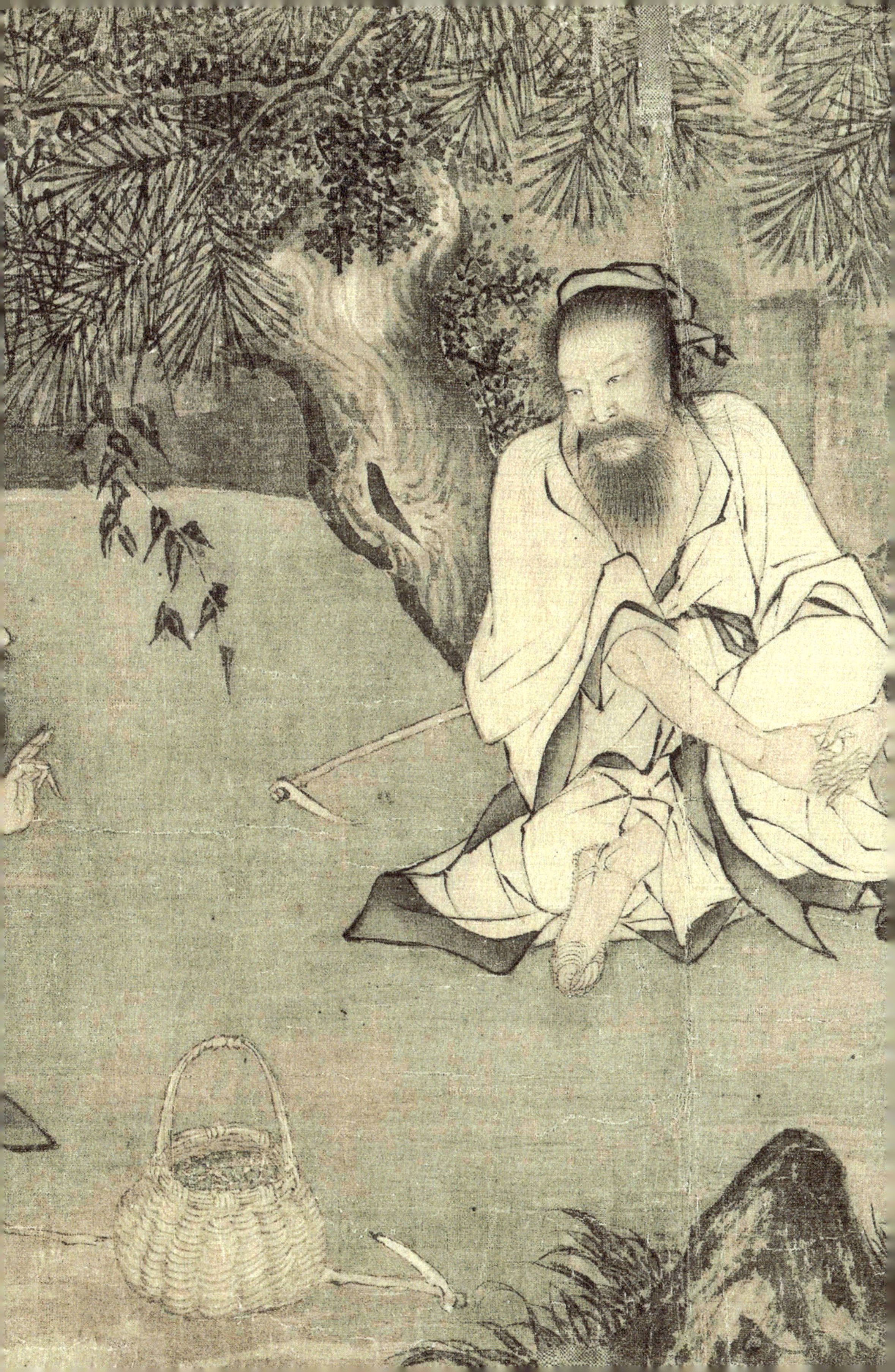

霉变

马铃薯牙毒蘑菇，食之如受身心刑。
真菌毒素在预防，霉变大米弃出庭。
若有误食快急救，催吐洗胃导泻瓶。
抽搐伴着呕吐来，苯巴比妥服安定。

甘蔗

霉变甘蔗致中毒，越冬储存霉菌生。
节菱孢霉红黑处，嗜神经毒危害深。
阵发抽搐伴呕吐，丧失活力毁终生。
洗胃灌肠急救法，不买不吃上策真。

用水

水是生命源，缺水把命催。

预防水中毒，适量饮盐水。

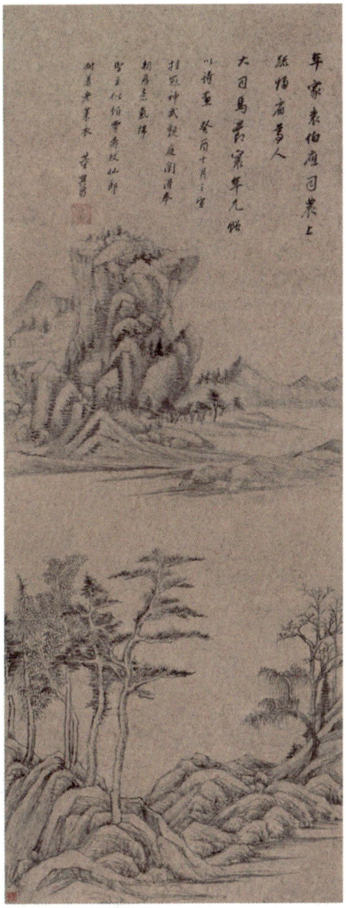

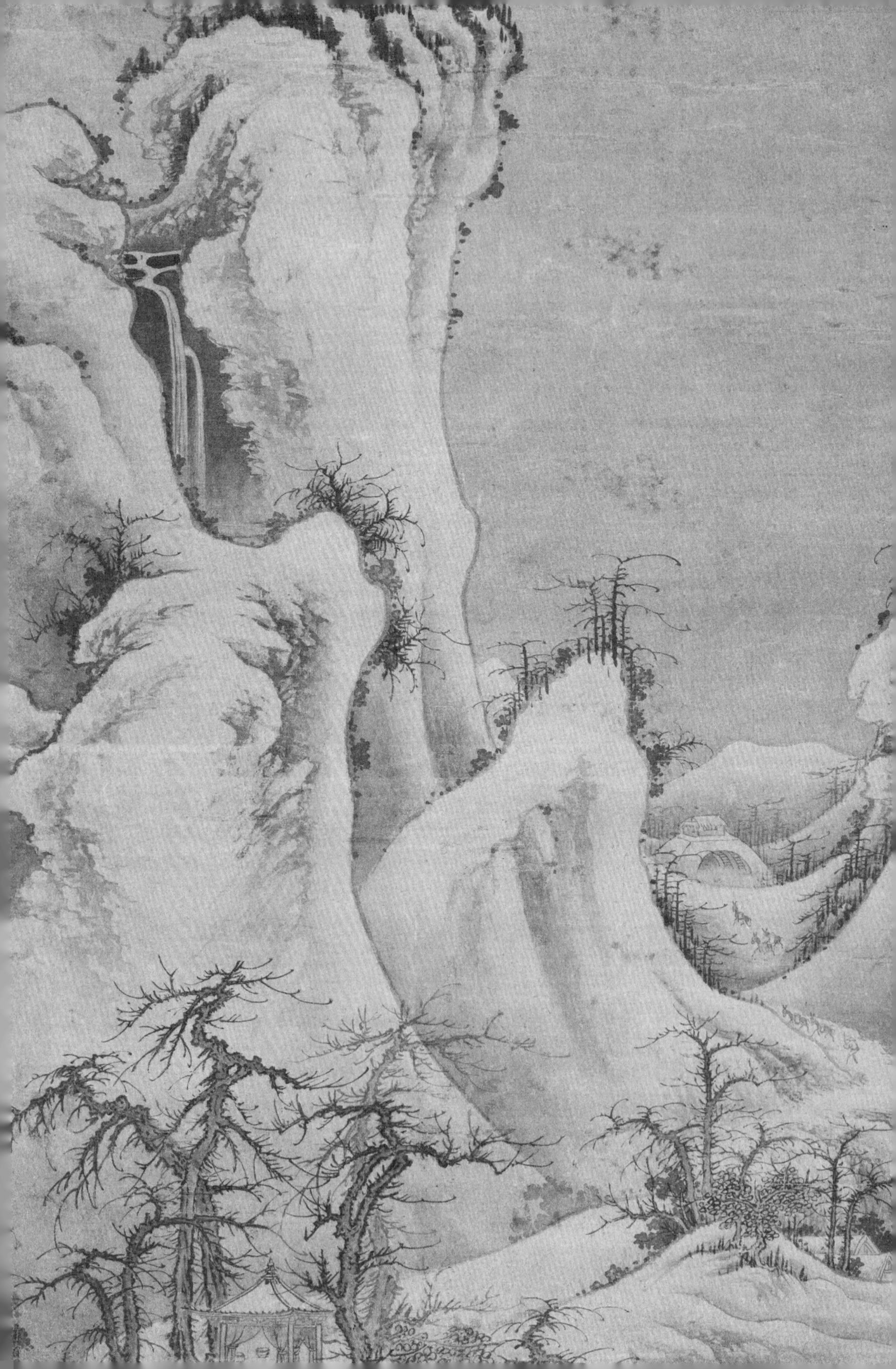

卷三·震

如井水忽浑浊，炮声散长，群犬狂吠，即防此患。至若秋多雨水，冬时未有不震者。

——《银川小志》

地牛翻身危害大，四大类型须辨清。主震伴着余震来，纵波发威先于横。地球上每年约发生500多万次地震，但真正能对人类造成严重危害的地震大约有十几二十次。古时，有蟾蜍集体骚动被称地震前兆。如今，尽管地震预测的精确性仍属于世界性难题，但了解相关地震知识显得尤为必要。

识震

地牛翻身危害大，四大类型须辨清。

主震伴随余震来，纵波发威先于横。

地震L波破坏大，逃命时间只几分。

防震抗震不能乱，时刻提高警惕性。

震因

洪涝之后大旱继，气象异常需注意。

地下水质有异常，震前征兆及时记。

地震发生不要慌，沉着冷静差不离。

争分夺秒快抢救，以人为本难代替。

水变

井水突浊是前兆，天干井水大冒泡。

水位升降又翻花，色泽混沌变味道。

水变地翻震即来，预震网络联通报。

尽快预警早准备，防范避震抓紧逃。

狗吠

群测预防预地震，动物异常是征兆。

牛马驴骡不进圈，猪不吃食拱抓闹。

羊儿不安叫声惨，兔鼠竖耳蹦且跳。

多处观察找前兆，分析综合排干扰。

鱼翻

冰天雪地蛇出洞，冬眠动物复苏早。

蜻蜓蜜蜂群迁移，青蛙蟾蜍涌上道。

鱼翻白肚泥鳅跃，金鱼翻缸鸟乱叫。

家家户户预警急，地震防范有前兆。

地倾

地震前兆多声响，沉闷雷声是警报。

地下嗡响伴地光，地倾裂缝顺脚到。

大震声沉小震尖，地声隆隆震来搅。

避震人人都关心，高危预警及时告。

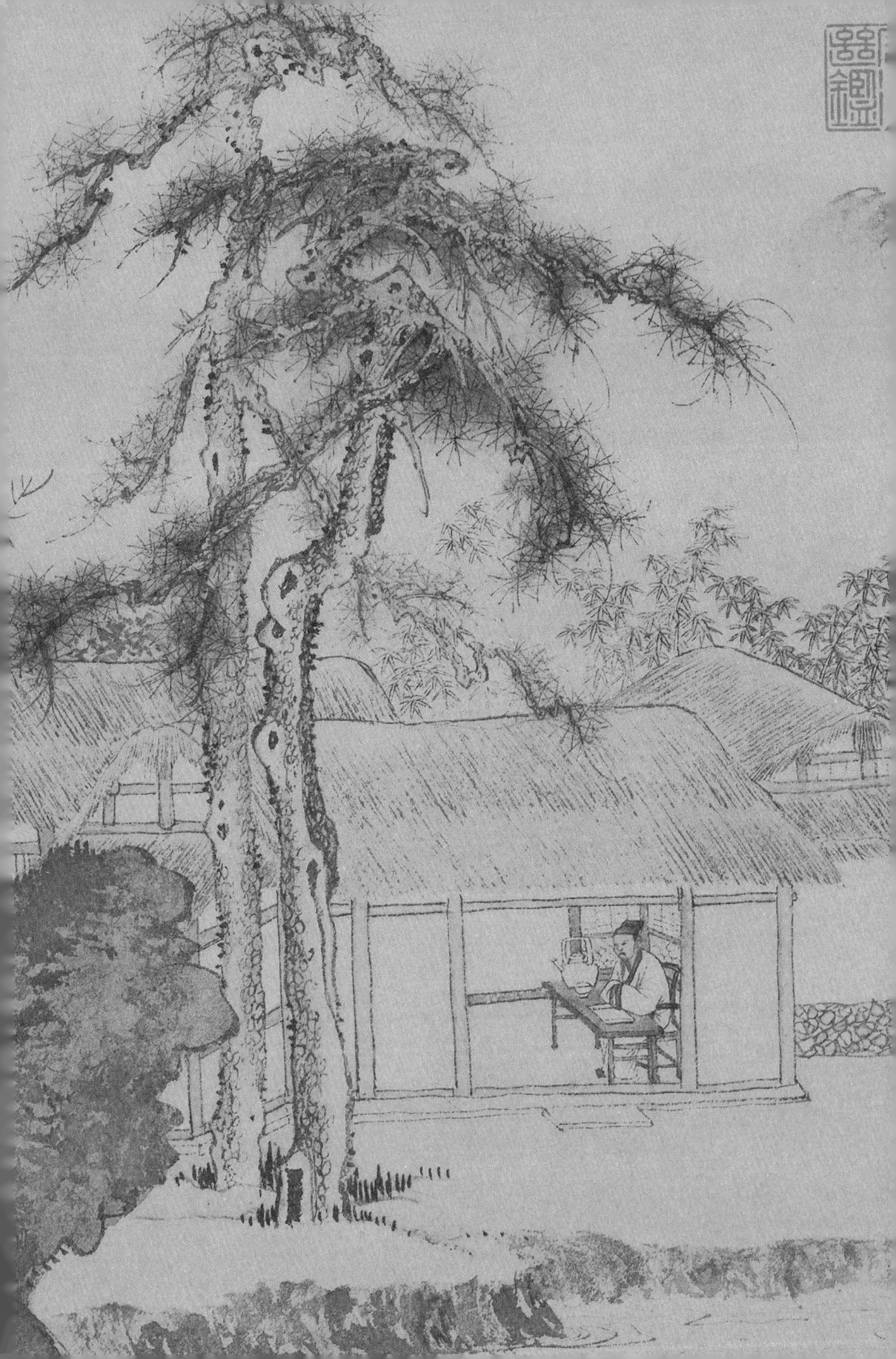

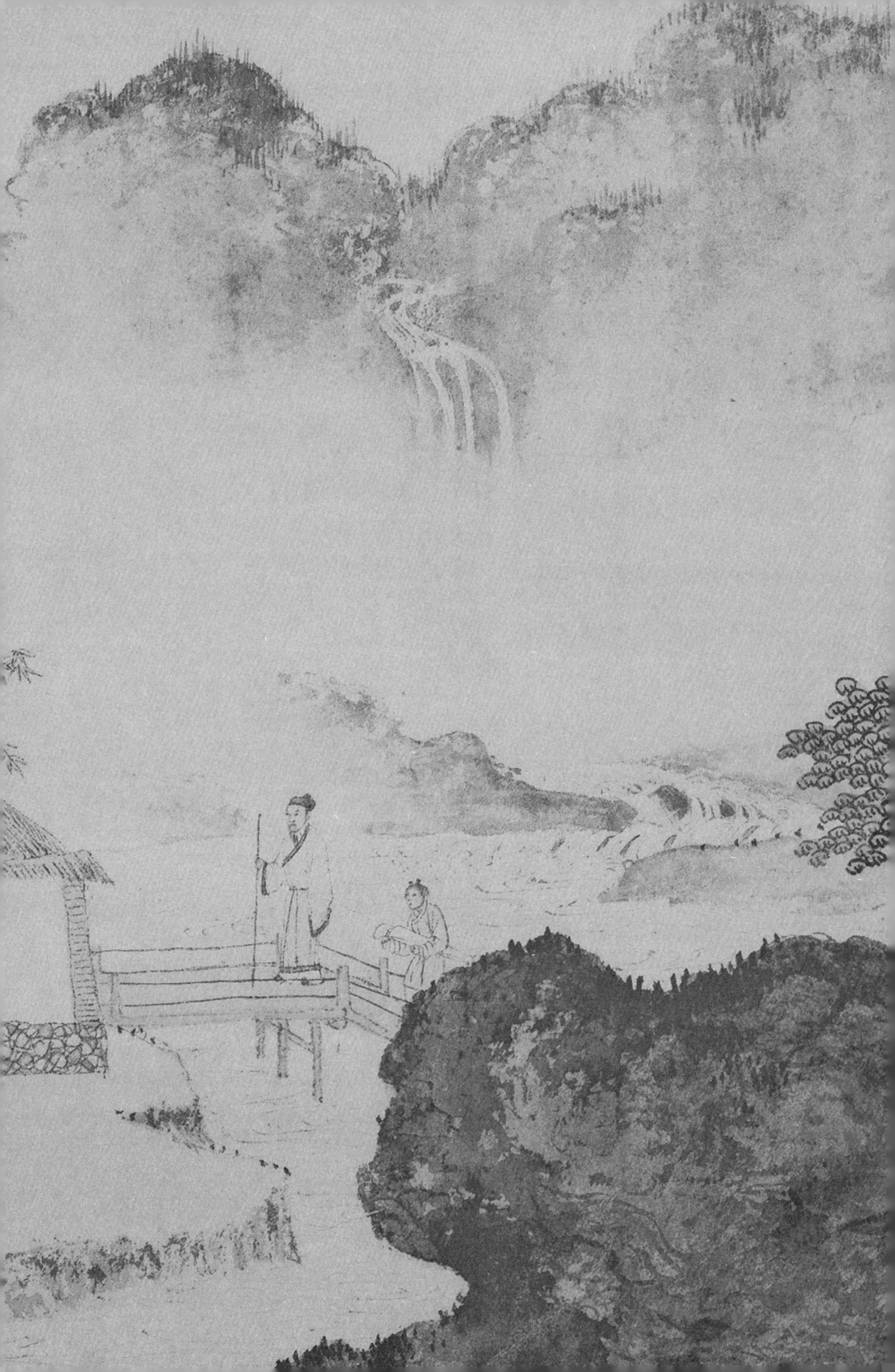

急雨

地震袭来急雨到，灾情危害须明了。

阴历十五搭初一，居家防震注意早。

大旱地干又大涝，沉着应对效果好。

冷热交错频且繁，余震损伤不小瞧。

前兆

雷雨欲来风云变，大震之先前兆现。

黄尘四塞灰蔽日，怪风呼啸沙扑面。

有泡冒出地气臭，八月飞霜冬花艳。

此等震前预警物，历历前兆肉眼见。

测震

微观震兆仪器探，地应力场是关键。

断层位移壳形变，活动构造紧相联。

地温猛升水氡增，物理磁场重力偏。

异常信息抓重点，排除干扰研判严。

震前

汶川玉树又雅安，天府多难早预防。

地震包备学日本，防灾自救少受伤。

应急便携灯收音，听装脱水食品藏。

易燃易碎油漆具，隐患排查水勿忘。

识灾

人生百年弹指间，美好常伴灾难前。

地震海啸洪水滔，飓风瘟疫火山燃。

干旱蝗灾核辐射，雾霾噪音污染连。

空难海难加交通，冰雹霜冻年复年。

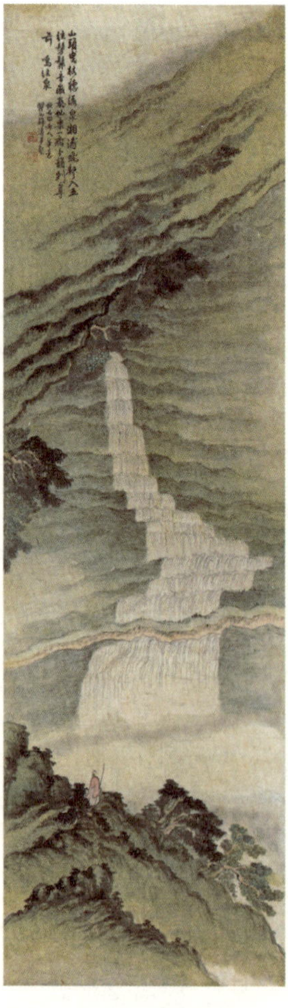

震来

地震来时忌外跑，黄金三角就近找。

厕所厨房更安全，承重墙下木床好。

若是被困保气力，呼救传声敲管道。

水源靠近求生望，静心待援命定保。

临震

震区震前要防范，临震不慌有预案。

防震物品地震包，手电收音干粮满。

盐药糖品与水物，定点放置有急缓。

杂物清理楼道畅，准备在前不慌乱。

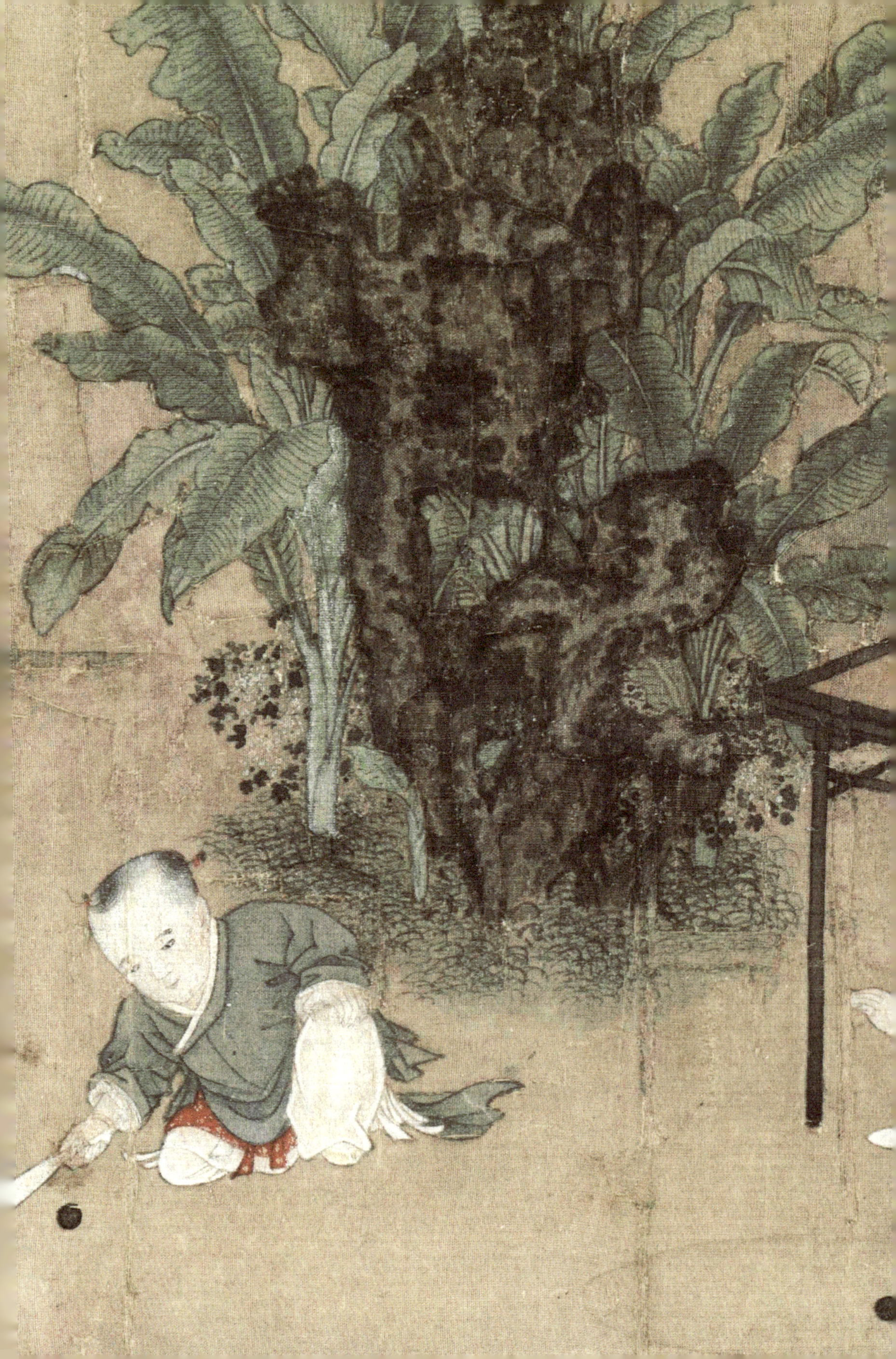

震袭

大震来袭有预兆，虫兽四奔井水浊。

地光闪现惊魂在，速撤空旷避纵波。

犄角窗下掩体护，头臂留空不迷惑。

勇毅在心得挺住，沉着待救战地魔。

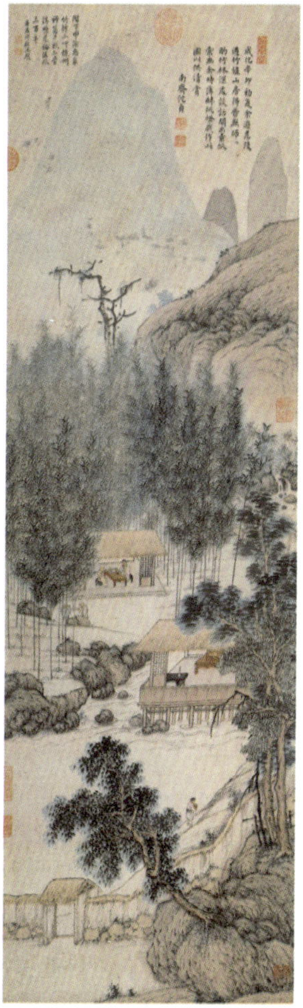

防震

临震备好防震袋，多发震区随时选。

遇震宜聚三角区，速切水气电避险。

跳楼等于速自杀，枕臂趴下护头脸。

躲门窗来离外墙，小跨间里是首选。

震后

主震已过速撤离，余震来前寻良机。

临震不乱快疏散，防火断电心牢记。

平房找准缺口逃，护头最紧第一计。

逃出莫返贪钱物，以人为重应对急。

抢险

华夏救灾热情高，专业人员抢险巧。

统一筹划听指挥，交通先通生命保。

七十二时黄金辰，伤员救出第一要。

防寒食品与净水，帐篷被子准备好。

急救

组织急救有预案，秩序井然安全返。

救援定员纪律严，避震所内忙疏散。

药品医具消好毒，临震手术不慌乱。

定点疏导开阔地，同舟济灾不为晚。

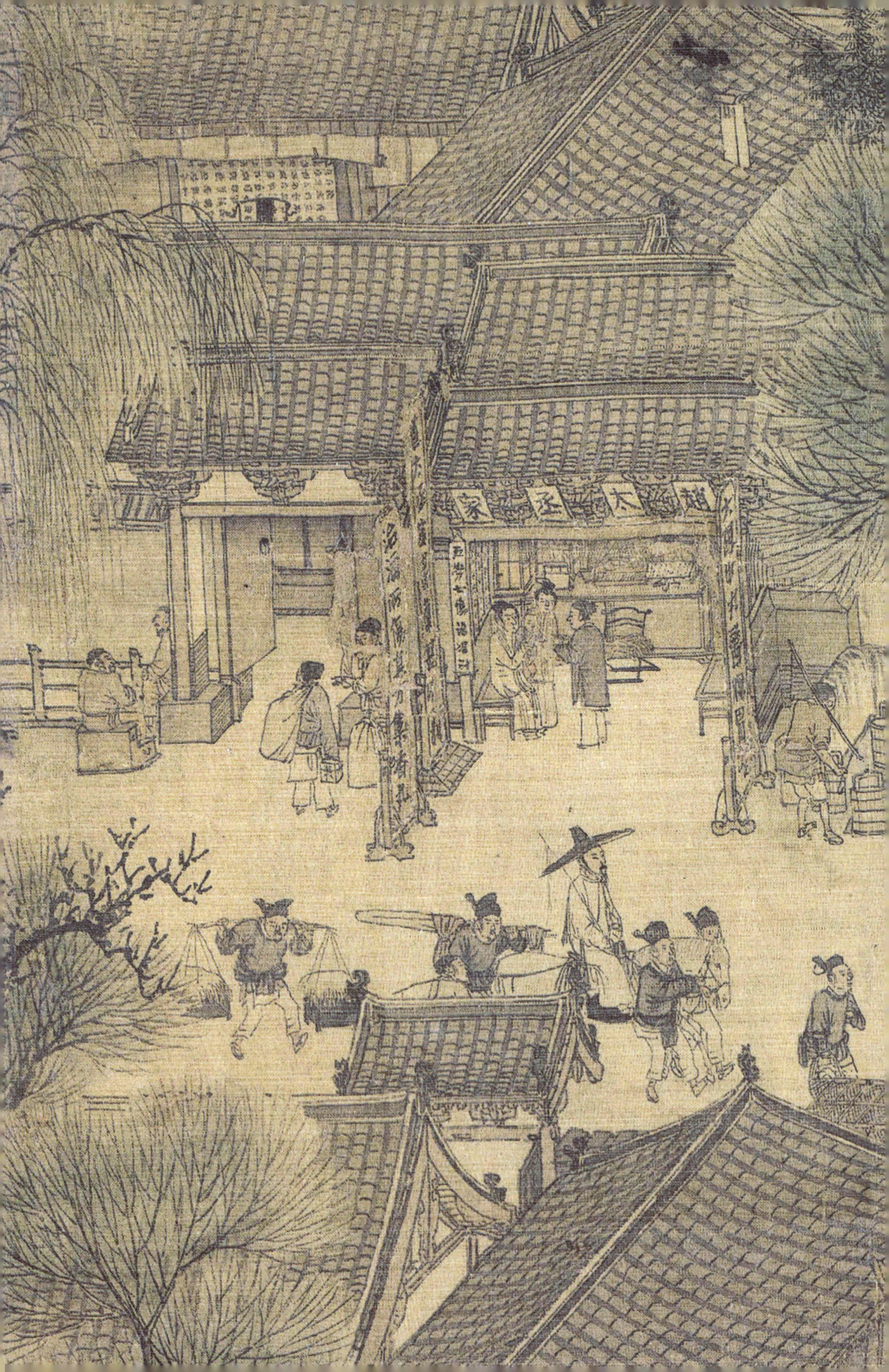
趙太丞家

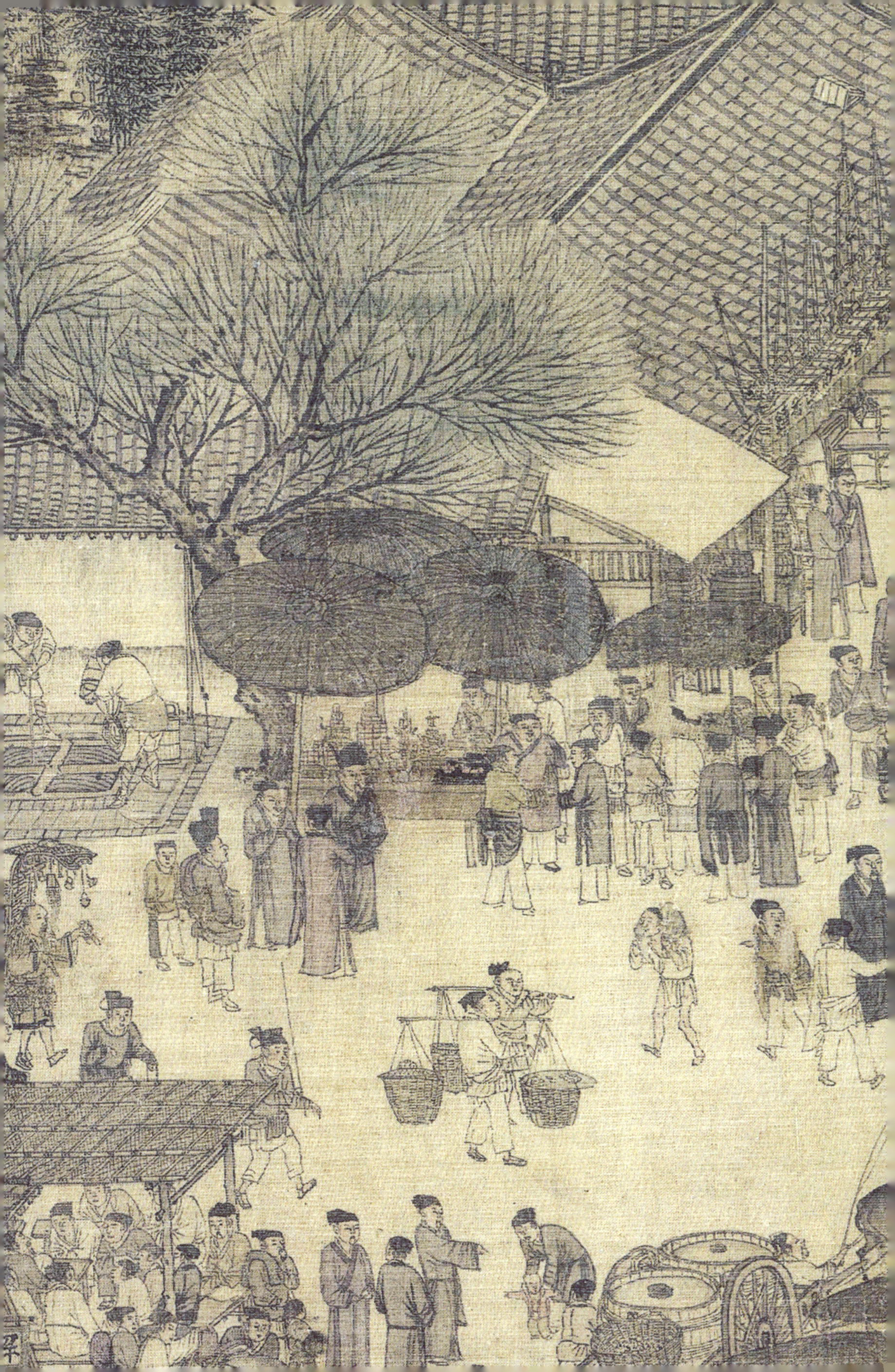

自救

震中烈度伤亡大，躲避须找三角带。

紧靠墙角曲体蹲，抓准机会撤离待。

远离高层建筑物，余震蹲地阔且开。

跳楼不是万全策，有水补充生机在。

余震

余震袭来势更旺，摧枯拉朽再伤亡。

山石飞击如枪弹，道路塌方崖危障。

人处险境多庇护，爆炸火灾须预防。

最宜空旷地躲避，护头保胸免伤亡。

护脑

人多拥挤公共堂，慌乱摔倒避震忙。

楼高千万不急跳，冷静寻个窄间藏。

桌旁内墙脑胸护，震隙往外快跑光。

防震防害听号令，人数清点勿慌张。

校园

演练防范在平时，如遇震害从容郎。

老师指挥速且稳，顶住最后离学堂。

镇定不把楼窗跳，桌底墙根蹲下忙。

震后速撤抢先机，呼救互救师生当。

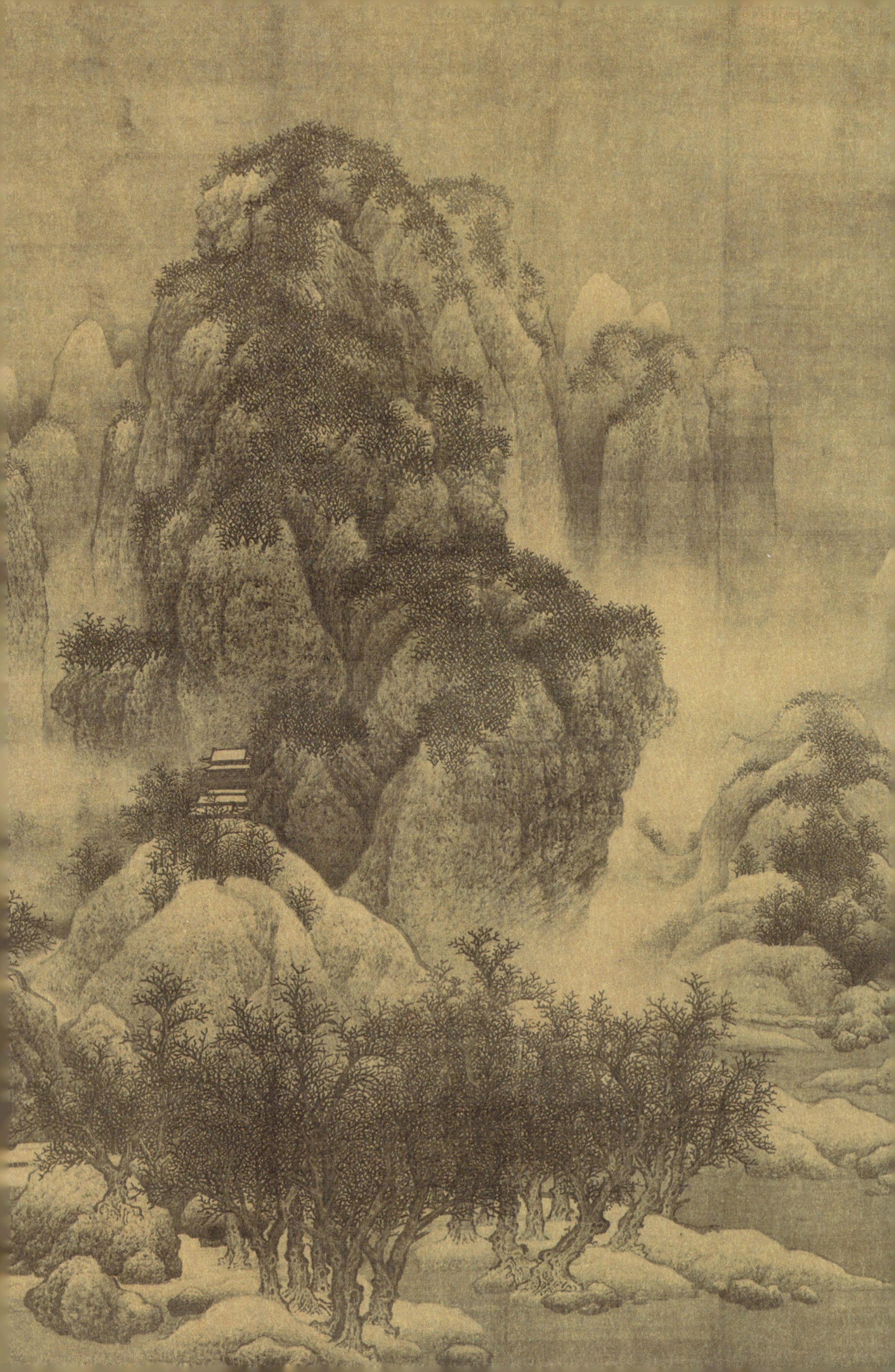

医院

救死扶伤医院责，震来尤是繁忙人。

病人防护重病移，手术遇震更谨慎。

坚固病室历考验，抗震医务最坚韧。

人道医患关系紧，大难来临聚真情。

高楼

公共地带遇强震，男女老少难分清。

头脑清醒不乱跑，就地避震损伤轻。

楼宇挺立电梯坏，楼梯快速往下行。

商场车站序不乱，隙间待援是真经。

野外

野外逢震莫慌张，仔细观察选避点。

电杆高压远离躲，陡崖桥梁莫靠边。

水塘河渠绕陷坑，高坡空地是佳选。

处险勿慌互相帮，八方支援美名传。

矿井

临震在深井，断火绝电源。

水源接车间，遇塌冷静点。

机器结构坚，藏下无危险。

空喊耗体力，敲击声传远。

林区

近水不近火，靠外不进内。

紧急先报警，小火不撤退。

房倒树不倒，切记防扬灰。

远离下风向，从容不倒霉。

驾车

驾车遇震情，急刹靠边停。

高速车速快，暂停辨险情。

极震区急逃，把舵要冷静。

路线宜空旷，蹲下掩护紧。

火车

火车驶入遇震情，注意前方车慢停。

乘客车厢稳住好，防包砸落疏导行。

防面护头屈双膝，护腹护颈防压经。

险情不乱守秩序，互帮互助见真情。

互救

地震自救互救急，遮眼脊椎多注意。

烟灰毒气不能吸，拧干湿巾捂口鼻。

跑到空地再验伤，清理口鼻防窒息。

饥饿过久宜流食，保命务必抢先机。

废墟

废墟之中再遇震，莫恐镇静先判断。

近震远震看体感，先颠再摇震已远。

切不跳楼自伤残，额下交枕双臂缠。

闭眼防尘嘴防呛，留隙防窒把气喘。

逃离

主震之后寻逃机，扶老助残携幼疾。

先关煤气后熄火，断电拔线迅且急。

次生危害要重视，分秒必争免袭击。

山崩滚石滑坡来，高压线下不站立。

补水

发现生命先送水，价值堪比黄金贵。

清理口鼻头偏侧，呼吸通畅气不亏。

伤口出血立压迫，定骨还待棍发威。

信心鼓励作用大，渡过苦海再奋飞。

抗震

抗震房间结构牢，震来巍巍立不倒。

躲开陡坡和深谷，避开河湖与河道。

地下溶洞也危险，断层地陷宜避绕。

偷工减料实不该，灾后究责定不饶。

三忌

地震多因能量场，震来毁家田园伤。

防震意思不疏忽，避险常识记心房。

地震真来要逃生，单位校园演练忙。

防震预测实属难，日常小震已多防。

一忌震来自先乱，慌乱急冲先自伤。

次忌高楼往下跳，房没震倒脚摔伤。

再忌紧张心慌乱，小震一来无主张。

从容镇定在自信，避震技能我有方。

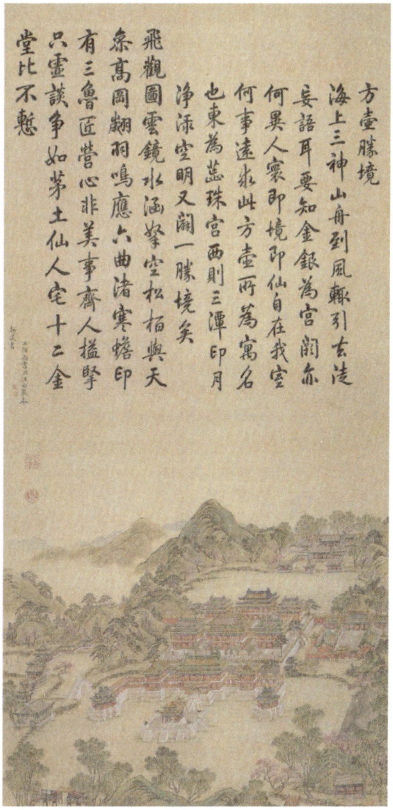

关闸

居住高楼不方便，谁知地光啥时闪。

睡觉别忘关水电，煤气别忘把闸关。

临时逃生卫生间，支撑力量大无边。

一家之长是支柱，全家老小围着转。

坏疽

地震危害不需言，垮塌压伤创面炎。

气性坏疽杆菌入，及时清创防感染。

防疫

震区死伤血水浓，鼠疫蚊蝇病毒攻。

消防消毒需设防，卫生护理教育通。

石灰水洒纯净饮，胃肠忌食养护中。

消毒药具分发至，尸骸清理掩埋封。

判断

大震来时有预兆，声光交织地猛摇。

摇晃不过几十秒，正确判断最重要。

人在高层先撤下，万不可乘电梯逃。

是跑是留据实情，错过时机把命夭。

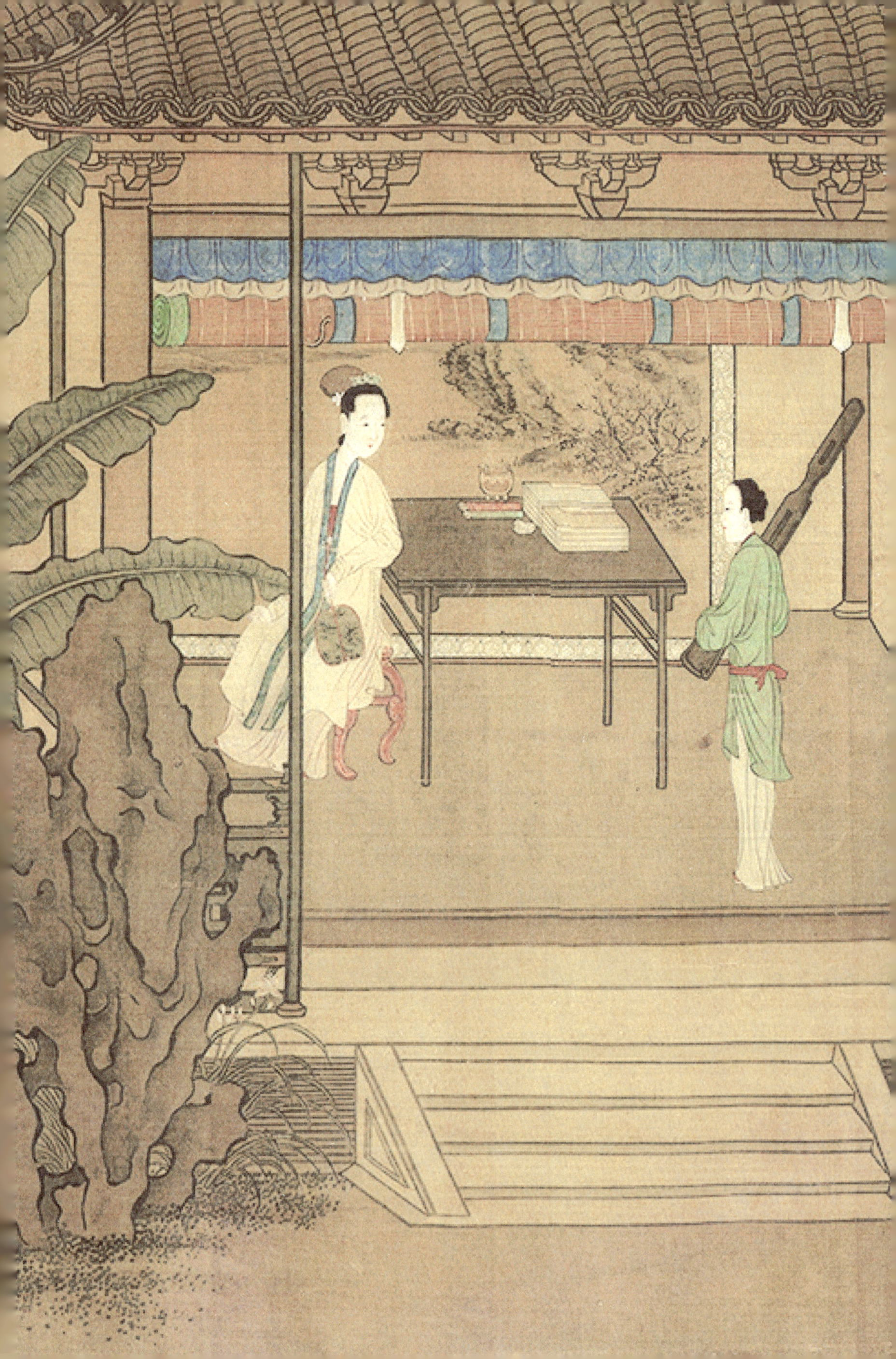

心理

噩梦来袭焦虑生，恐惧悲伤实难免。

惨状反复侵入脑，痛苦回忆抑郁兼。

麻木无望罪恶感，心悸紧张食欲倦。

家人朋友不再信，心理抚慰不可偏。

疏导

伤后应把障碍防，心理疏导速帮忙。

情绪不稳是大患，劝解鼓励自主张。

监测

风水迷信不考量，地质预测路径广。

地震前兆实不少，勤观多问常测量。

泉水突冒墙开裂，塘水井水突下降。

地面鼓起沟水浑，山体位移有情况。

山石碎裂岩欲动，裂缝时刻在增长。

山沟狭窄水流急，悬崖底下易伤亡。

树压如刀林木醉，地形齿裂阶梯状。

监测数据不放松，通知转移救急忙。

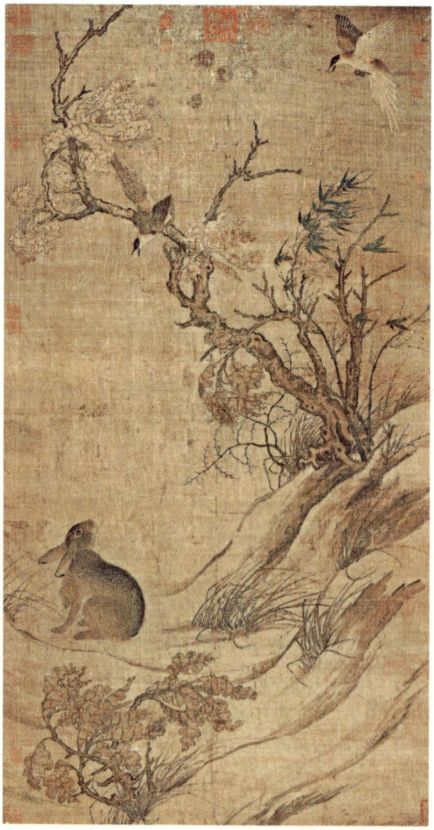

滑坡

暴雨久雨山体软，预警防范水异常。

谷响谷昏轻震荡，高处急走应变章。

动物惊动水突变，坡脚凸裂扩缝防。

岩崩石裂两侧逃，上树避沟缓坡帮。

预报

天气预报防地害，山边居家须留意。

连天雨后听山音，异响警惕早撤离。

行路若遇塌陷坑，远离坑道快回避。

种树修堤山河防，趋利避害不稀奇。

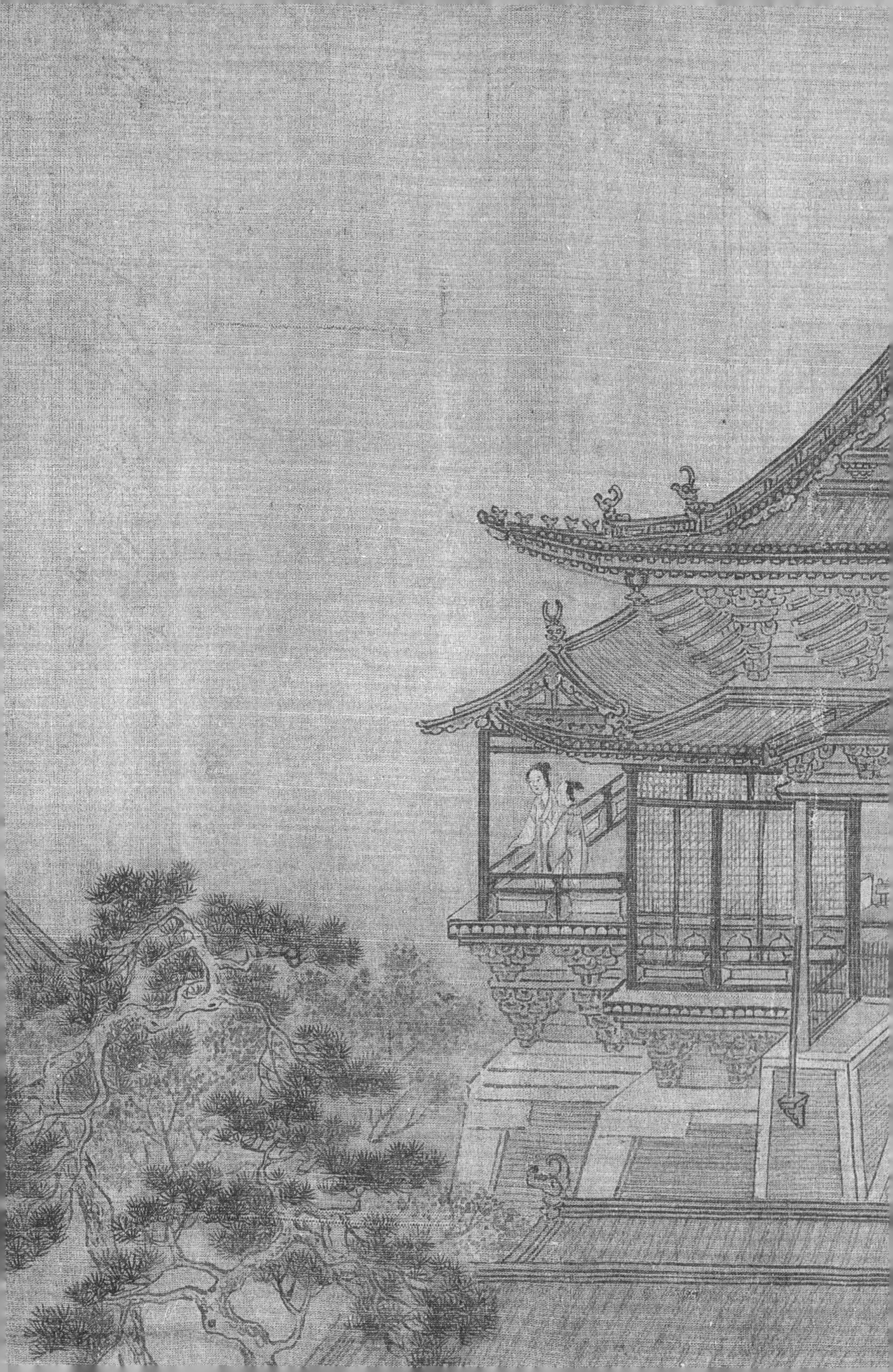

楼塌

楼房倒塌别心急，判定方向速撤离。

遇阻无法全身退，屋中小间暂躲避。

床边家具藏其间，双臂护头嘴眼闭。

留下空隙供呼吸，择机大声呼救急。

野营

汛期灾害泥石流，毁房封山又断路。

暴雨急猛堡坎松，山洪来袭声势足。

逃离别顺沟底走，横向快爬上山头。

野营夜宿不选沟，进山察地观气候。

选址

修路采矿建楼房，地质安全须保障。

山区农村斜坡沟，壁旁崖陡别建房。

坡脚沟沿别乱挖，坡上不宜修池塘。

裂缝漏斗岩破碎，科学选址想妥当。

地塌

地面有塌陷，天坑多呈现。

岩溶地带里，侵蚀凹又陷。

房屋大倾斜，环境太惊险。

工程监理细，工料勿偷减。

海啸

海底震荡火山喷，能量堆积势必行。

海坡坍塌起海啸，鱼抢海滩水翻腾。

近海水白见水墙，海鸟惊飞吞村镇。

海边小坡勿流连，巨浪滔天速撤兵。

火山

火山爆动有预测，火龙熔岩一滚炉。

火星喷射头盔佩，熔流径来速跑出。

净肤去污护目镜，酸雨灼肤肺堵住。

防砸庇头远撤离，山摧河堵毁建筑。

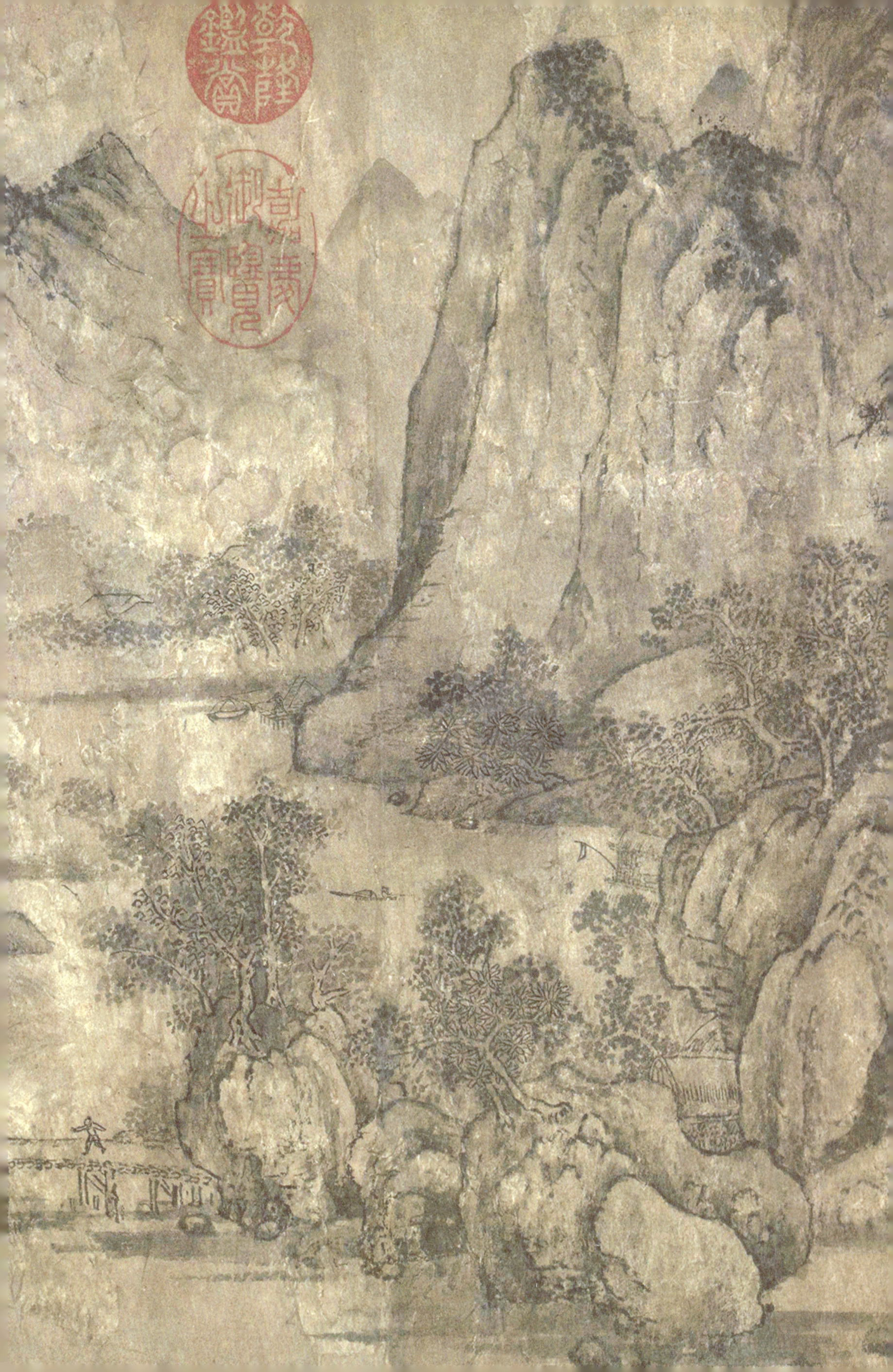
乾隆鑑賞
嘉慶御覽之寶

卷四 · 火

俺城中把金鼓鸣，正是外合里应，教智伯才知水火无情。

——杨梓《豫让吞炭》第二折

自古水火真无情，预防时刻放在心。玩火自焚是良训，火苗欲燃先报警。水是生命之源，火乃人类文明之始，故有文明之火一说。但如使用防范不当，水火对人类带来的财产和生命危害极其巨大，轻则毁物，重则吞噬宝贵生命。

防火

自古水火真无情，预防时刻放在心。

玩火自焚是良训，火苗欲燃先报警。

家庭防火从娃起，灭火器具不陌生。

避险自有方法在，长生经里有乾坤。

用火

预防暗火要警惕，隐患根除少祸殃。

火灾事故重预防，无灾避难保安康。

易燃杂物日清理，耗电设施标准装。

电源电线无破损，电路防火有保障。

火灾

突遇火灾莫惊慌，镇定方能有主张。

可扑救时及时救，叫醒他人离火场。

财物可舍命要保，疏散人员要帮忙。

远离爆炸危险品，不可犯浑抢猪羊。

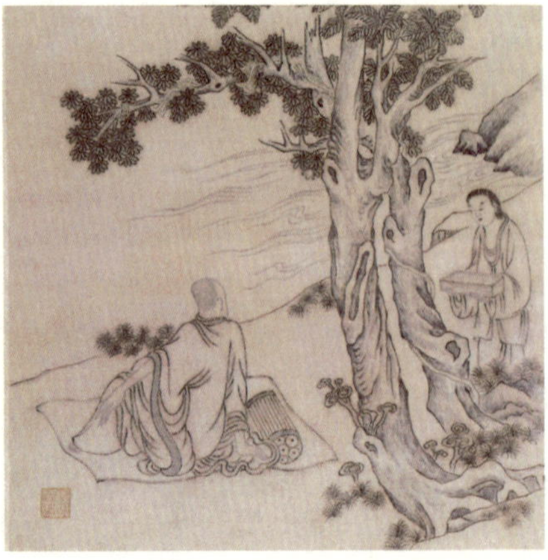

灭火

接警出动要仔细，了解情况别着急。

途中指挥勤联系，预谋思维要清晰。

到达现场要注意，安全停车别拥挤。

火情侦查是前提，抑爆救人是第一。

车辆有序进阵地，停车位置要有利。

固移结合要合理，现有装备全考虑。

进攻路线要注意，便于撤退要切记。

是否增援别忘记，通信调度勤联系。

检查火场别大意，恢复执勤勿迟宜。

火场摄像很重要，战评总结利与弊。

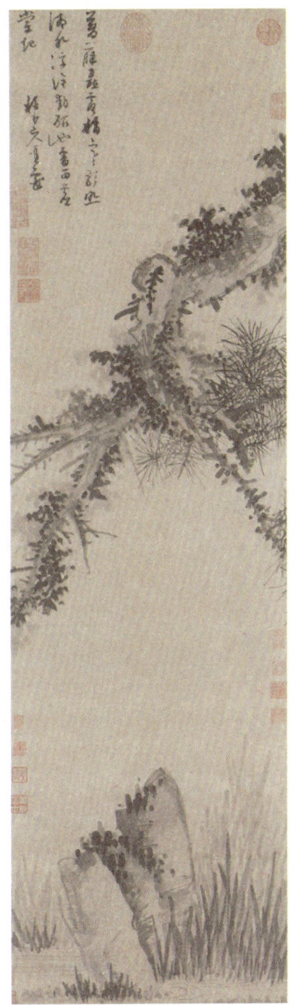

消防

灭火器小用途大，机动车辆备不少。
消防器材照明灯，灭火逃生有利好。
使用灭火有三步，拔销压柄对根找。
拔出销子拉管子，压把对准火根扫。

火情

火场遇险心不慌，灭火器材正帮忙。
避烟选择上风向，湿巾捂口通道往。
匍匐头低有序撤，烟呛踩踏须谨防。
钱财莫恋方得泰，生命留得万年长。

扑火

初起火灾扑灭易，使用得当灭火器。

油锅起火勿用水，浸湿被毯莫迟疑。

电器起火要注意，切断电源数第一。

头发着火莫乱跑，衣服包头水浇洗。

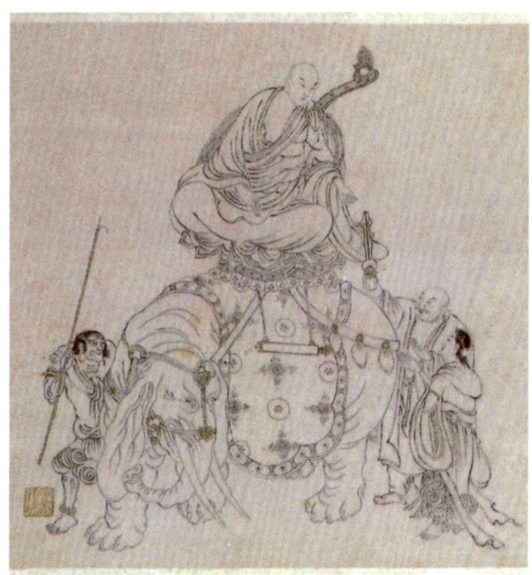

家电

家用电器种类多，同时使用易起火。

电源线路常检查，短路起火跑不脱。

灯管用久有热度，莫用可燃物包裹。

空调设备要干燥，熨斗通电隐患多。

电炉启用须小心，防护措施不可落。

电脑着火莫慌乱，断电之后再灭火。

饭锅宜放平稳地，防止倾斜酿灾祸。

安全时刻记心头，方便快捷好处多。

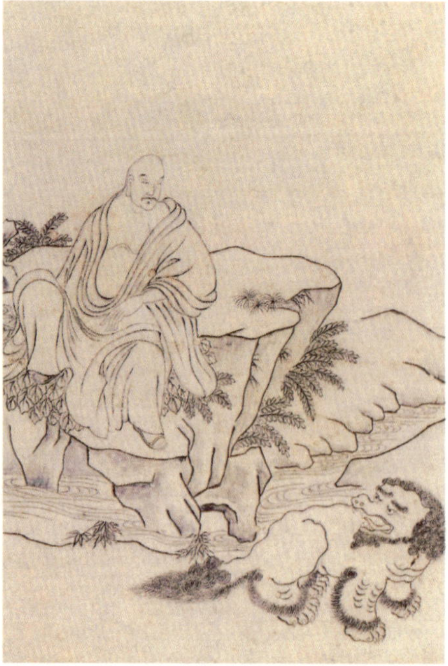

预防

防火意识在平常，兹事体大细节先。

离家之前看开关，查火关气关电源。

家中常备灭火器，火魔一起心不乱。

时刻绷紧防火弦，防患未然保安全。

求生

烈焰熊熊势若狂，救急撤离别慌张。

湿巾掩鼻半蹲跑，跳楼死路自寻亡。

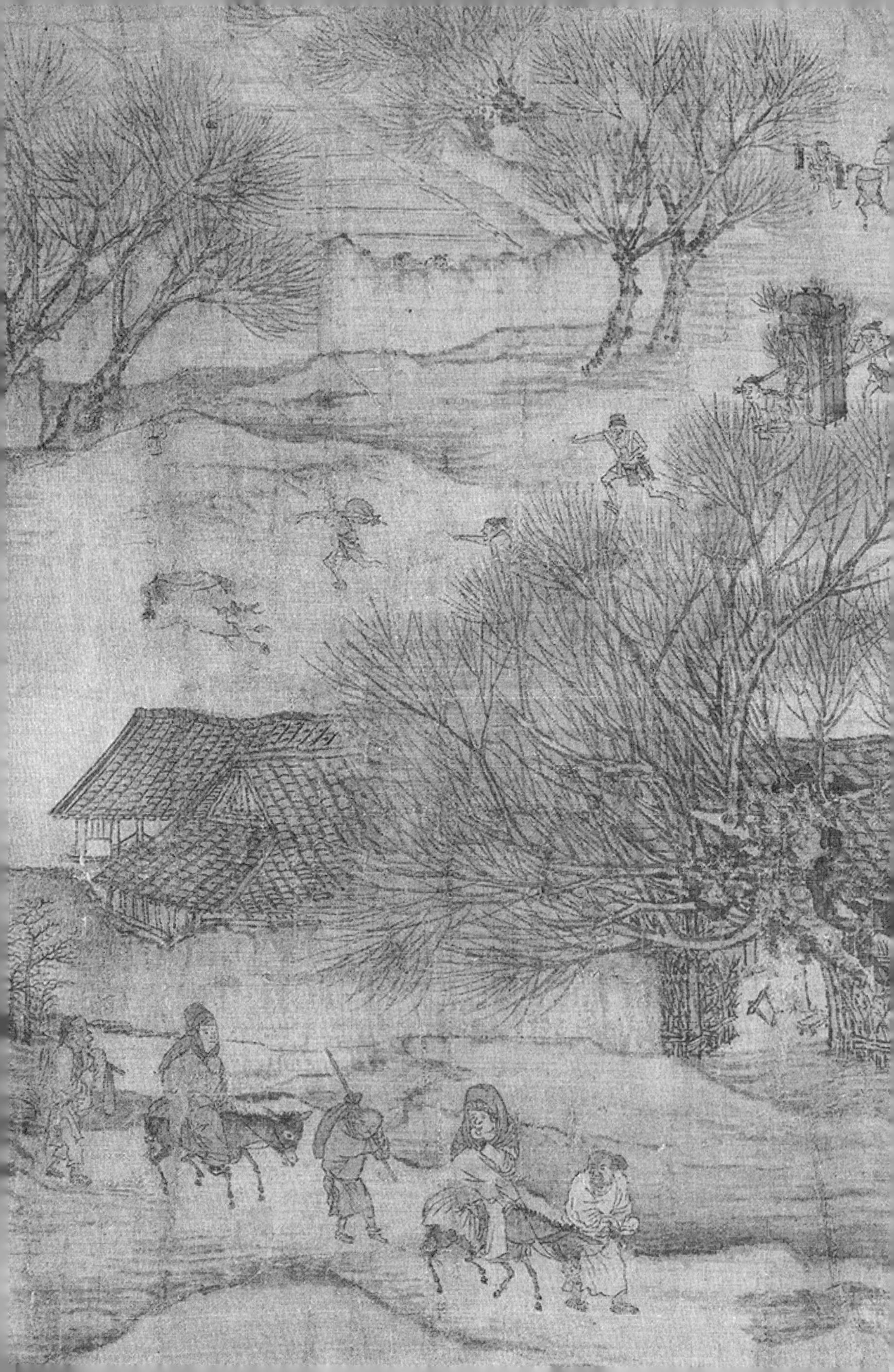

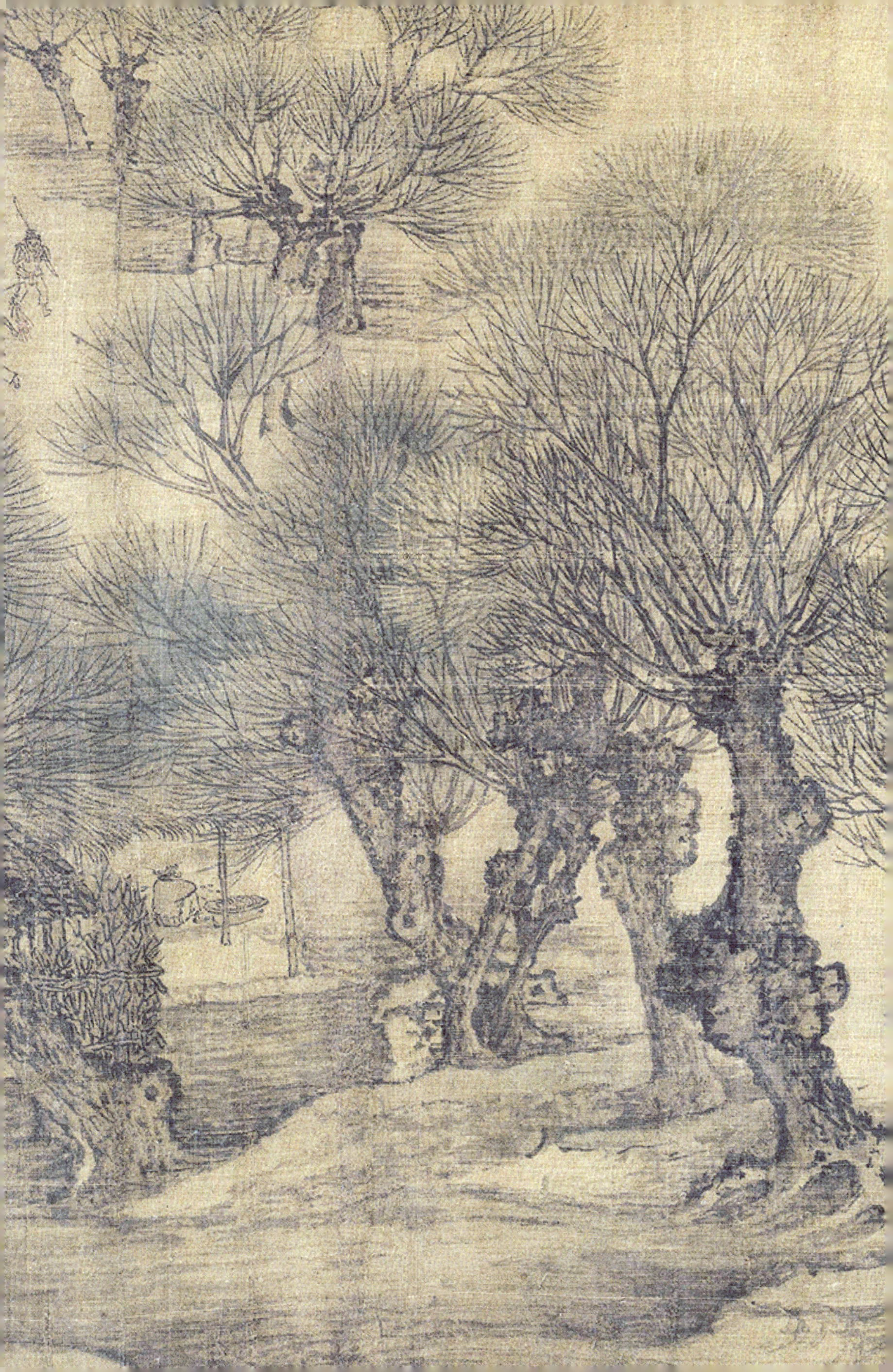

各类灭火先熟悉，隔离冷却加窒息。

火情一样起因异，灭火方法分清晰。

触电

易燃

易爆易燃危险品，家中存放不安全。

乘车坐船勿携带，稍有不慎灾当前。

衣火沾身莫奔跑，就地滚压火苗先。

灭火器具可急用，防范未然是为源。

平房

平房起火速逃命，财物勿恋分重经。

物品杂乱别堆放，紧急通道要畅行。

火大烟浓莫盲动，快速逃离最要紧。

身裹湿被匍匐行，安全地段报险情。

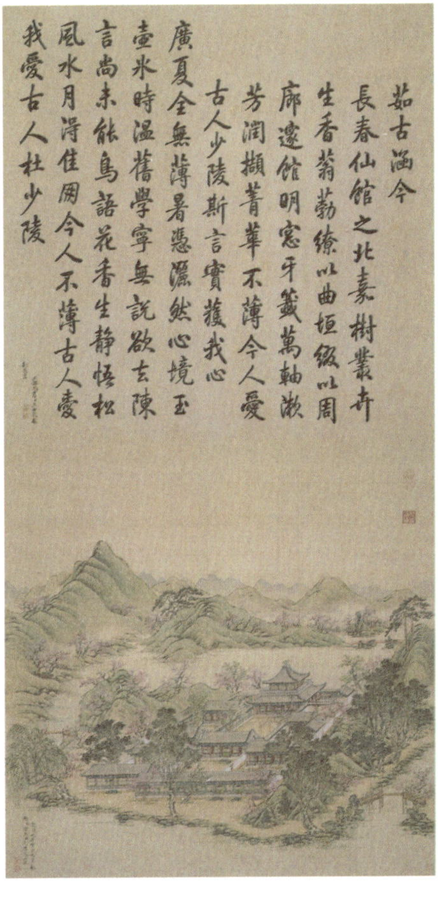

高层

高楼失火先自救，错失良机命也丢。

通风防烟楼梯间，快速躲进有序救。

火若封门逃不走，利用窗户当出口。

床单被子窗帘布，结成绳索往下溜。

三楼以上属高层，切勿冲动急跳楼。

屋外着火要冷静，手握房门判火由。

跳楼技巧实不少，先将软物扔下头。

手趴窗台脚缓下，踩实墙角命不休。

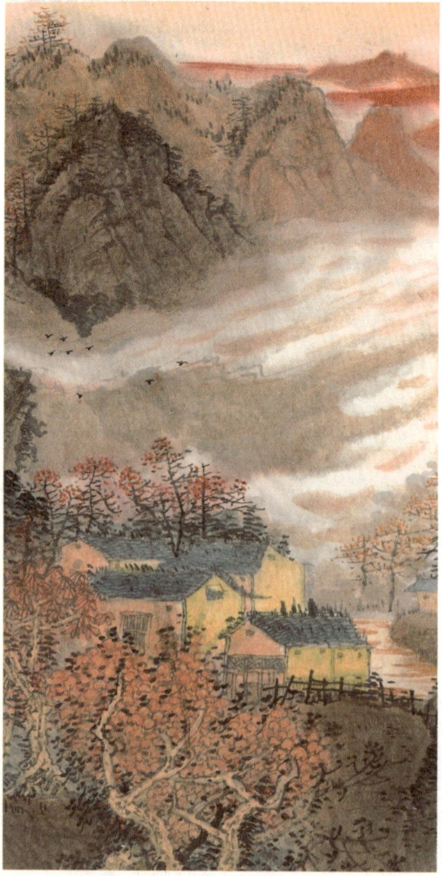

逃生

火灾袭来速逃离，不贪财物和贵包。

逃生有法在平时，熟悉路线要记牢。

火到身边披湿物，安全出口先找好。

穿过浓烟贴地面，湿巾捂口鼻为要。

室外着火门已烫，夺门而逃不能靠。

要防大伙蹿入室，浸湿被褥堵门牢。

逃生路线若被堵，退回室内发信号。

等待救援是关键，消防队员身手高。

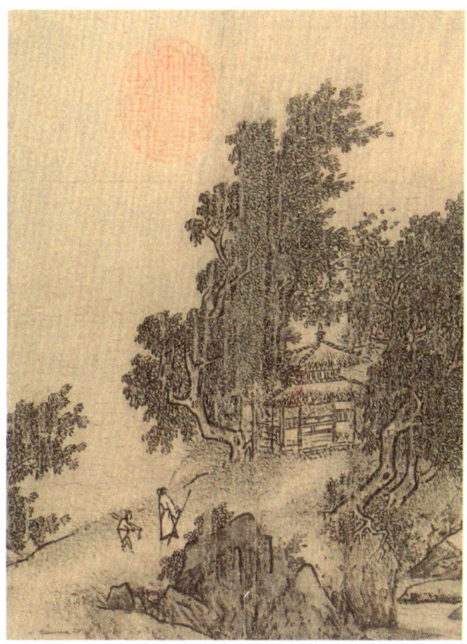

烧伤

扑灭身上火，泼水加卧翻。

立即脱掉衣，可免衣粘连。

创面立包扎，剪开剩余衫。

防休克感染，止痛服磺胺。

肌注抗生素，淡盐水灵丹。

腐蚀化学品，灼伤位置看。

硫酸加硝酸，冲洗放在先。

病患不宜拖，送医急救还。

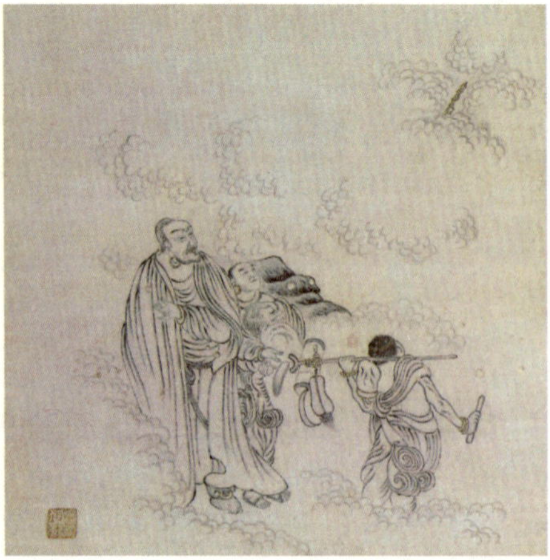

燃气

燃气起火先报警，安全抢险有所依。

异味浓时关阀门，火种避开先撤离。

孩童

火灾来时避为先，未成年人勿帮救。

沉着撤离别慌张，湿巾护鼻半蹲走。

火衣速脱拒电梯，跳楼等于自杀求。

低层先下待救援，火警先报良策周。

取暖

冬季取暖煤炭求，通风可防煤气毒。

异味家中不太明，窗开气通防泄漏。

湿衣摒息急呼吸，口鼻紧掩不息姑。

一氧化碳危害大，操作得当不可疏。

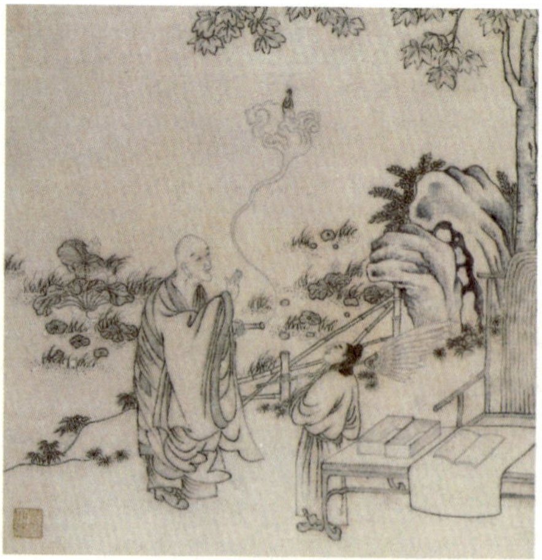

炉灶

家中放火管好电，电线老化及时换。

电气炉灶防受潮，用完就将电源断。

煤气泄漏莫开灯，通风不让门窗关。

查漏更忌用明火，可用皂水听声音。

躺在床上莫吸烟，一旦睡着房烧完。

火柴烟头虽然小，星星之火可燎原。

小孩好奇爱玩火，玩火烧身不得安。

火柴火机放高处，孩子锁家是为患。

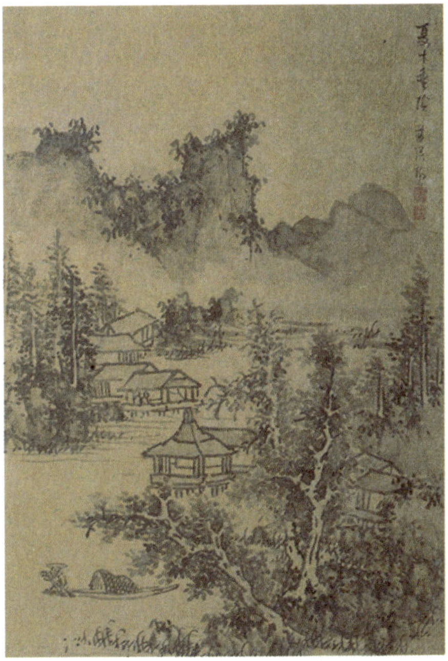

电源

电褥电压必稳妥，潮湿晾晒莫耽搁。

温度升高即断电，平铺固定少折叠。

电视冒烟焦味大，关掉电源不能拖。

汽油煤气香蕉水，稍不留意易起火。

镇定

家中备好灭火器，遇事镇定及时取。

碰到着火先报警，电器使用人不离。

电线老化及时换，浇水断电当慎记。

用电用气宜自明，家中失火求救急。

报警

遇火头脑要清醒，及时扑打先报警。

先护老少险地离，易爆物品往外“请”

家电着火莫慌乱，第一要将电源停。

不断电源如浇水，灭火使人受电刑。

液化气漏着了火，气源切断乃上评。

手裹湿布关阀门，移到室外方为晴。

油锅起火莫浇水，油火爆溅更猛倾。

可用棉毯浸湿捂，或盖锅盖火自停。

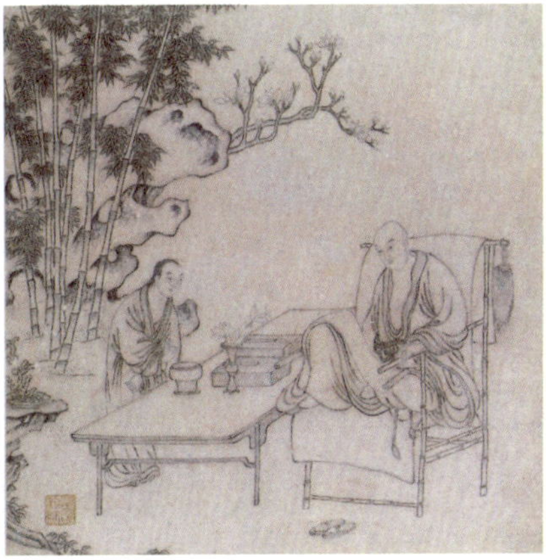

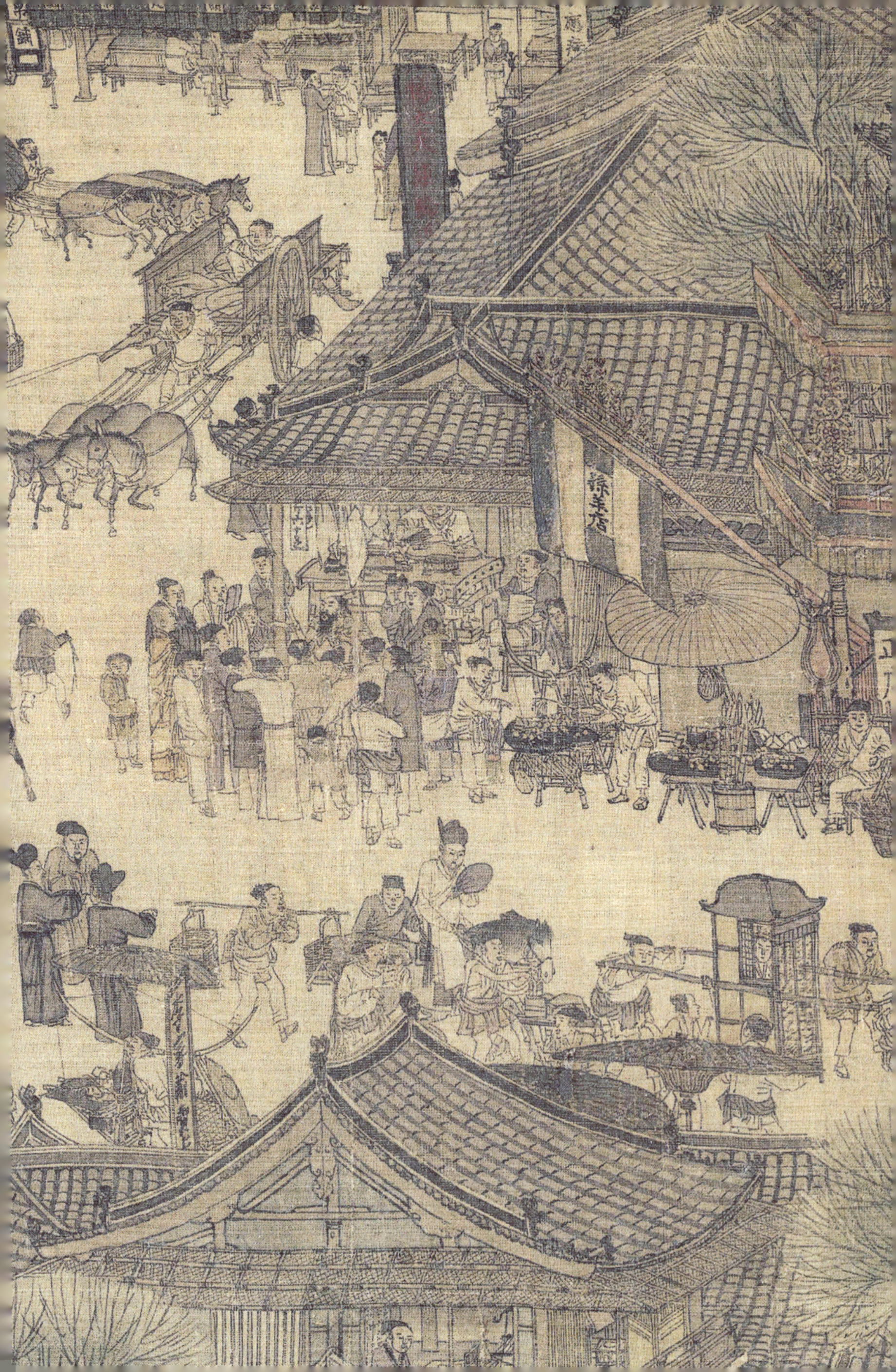

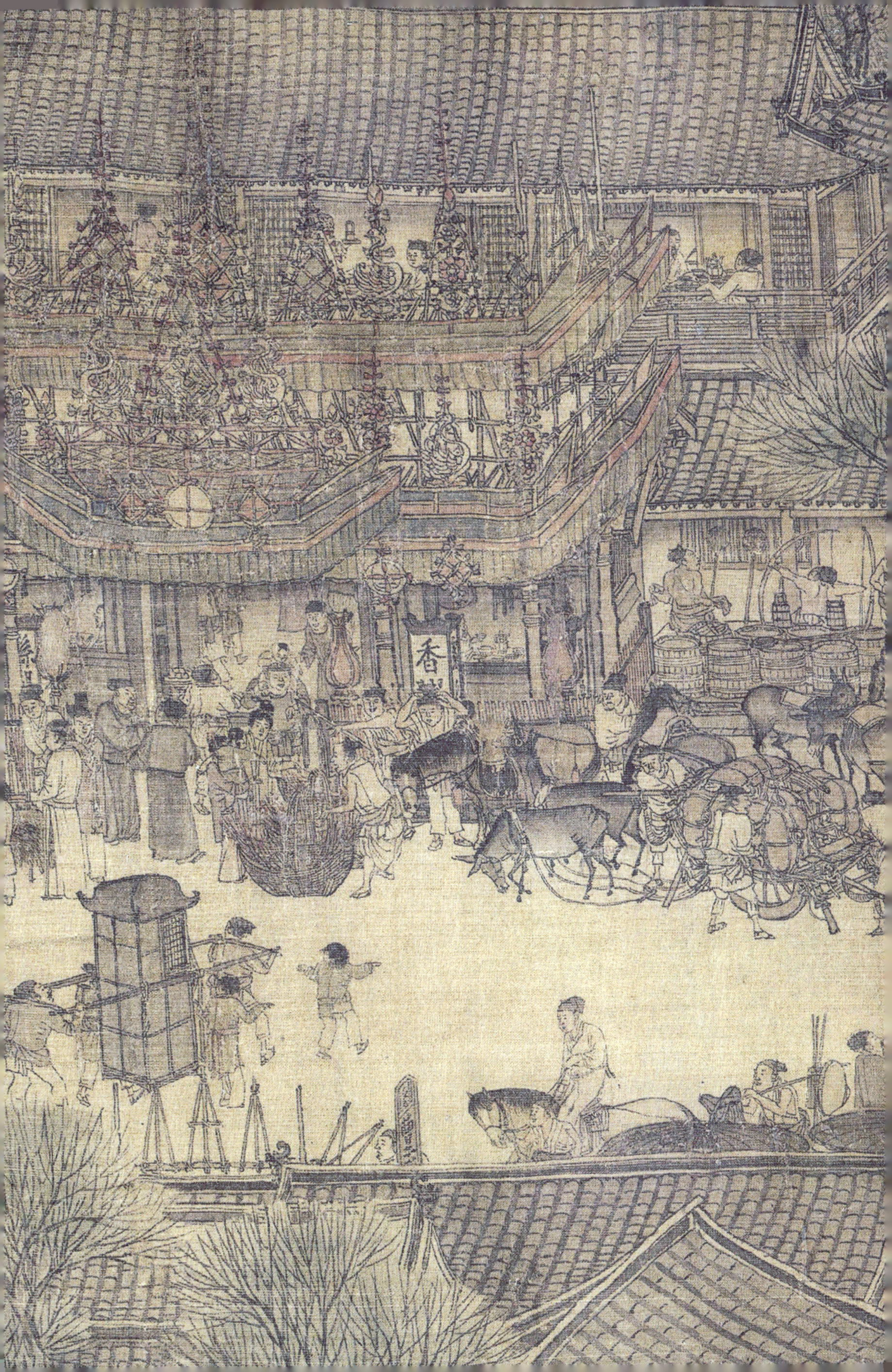
香

捂鼻

公共地带起火灾，踩踏先防莫拥挤。

先熟环境逃生道，报警为先序撤离。

身上起火就地滚，湿巾捂住口与鼻。

盲目跳楼会伤身，沉着应对康可期。

商场

地下建筑空间闭，超级商城地铁底。

一旦火灾不幸起，火场温高通风息。

浓烟有毒热烟气，气流涌进疏散秘。

消防设施弱且差，自防自救安全避。

旅游

外出游玩旅店住，留意消防三提示。

火大烟浓莫乱动，身裹湿被行匍匐。

逃生线路要看清，普通电梯不能入。

高楼勿跳命要留，观察呼救险得除。

医院

医院重地起火灾，医护病人动作快。

若在手术室更危，麻醉患者起不来。

人员转移速撤离，明火浓烟要避开。

有人疏导最关键，脚下看清莫乱踩。

宾馆

宾馆火灾遇夜间，熟睡状态不觉察。

乱丢烟头危险多，最是杂乱数网吧。

陌生环境通道找，一旦火起惊惶爬。

楼层若高床单借，切勿跳楼把命搭。

油库

危险地带有火险，普通人士勿靠前。

加油站内手机关，油气漏泄火禁现。

火初起时及时灭，跑向上风报警先。

若有爆炸快卧倒，掩护转移烟尘间。

工地

工地常用电气焊，焊渣温高最危险。

装修现场把烟吸，烟头不灭要变天。

油漆粉刷禁明火，油漆分子易燃险。

商业门店须谨慎，不要上下夹层建。

游轮

船上火灾先避烟，灭火措施紧备前。

控制萌芽灭火种，救生衣圈尽快穿。

漂浮物体救生急，船已下沉撤离先。

漂浮期间勿睡却，发出信号待救援。

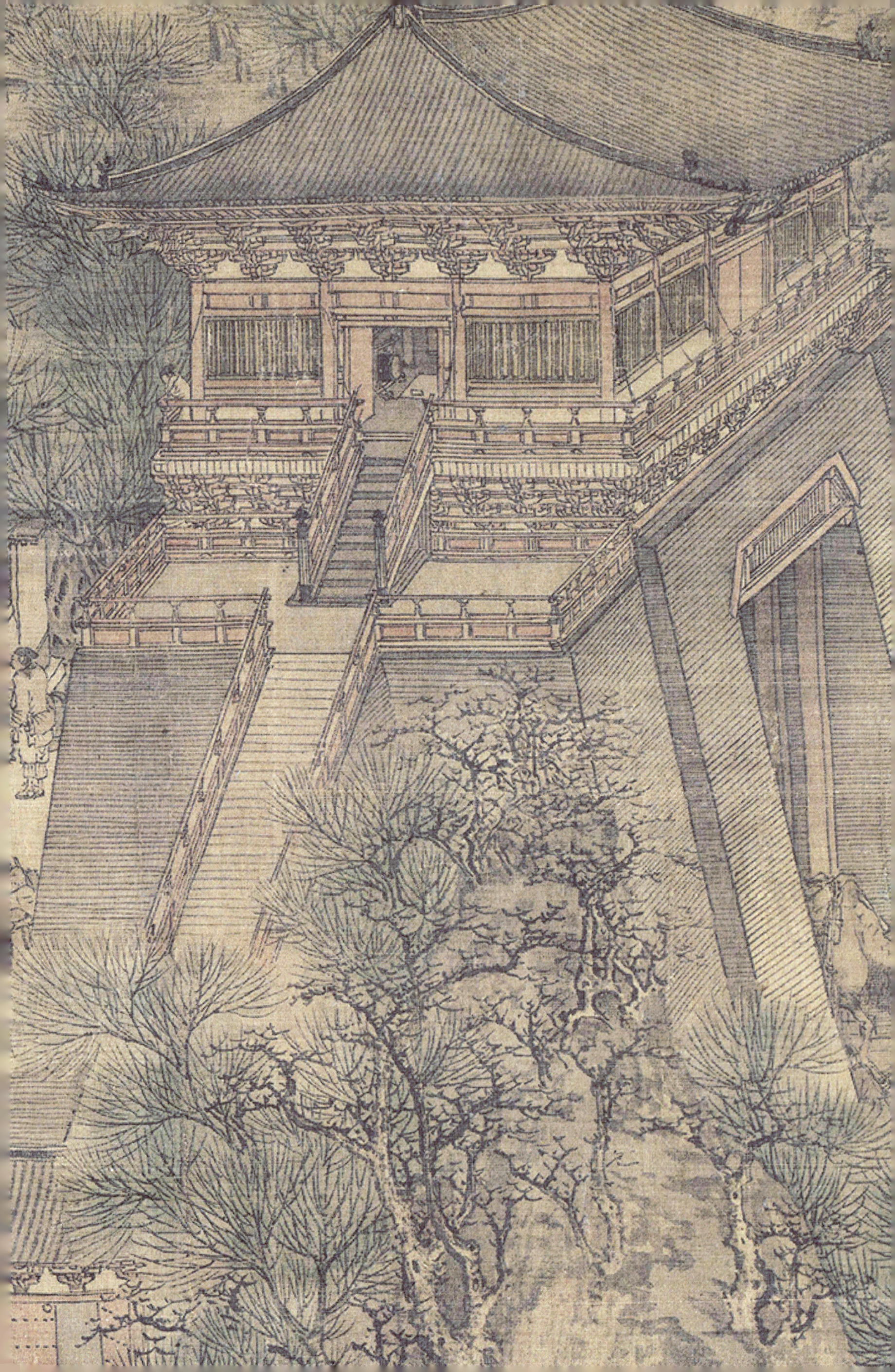

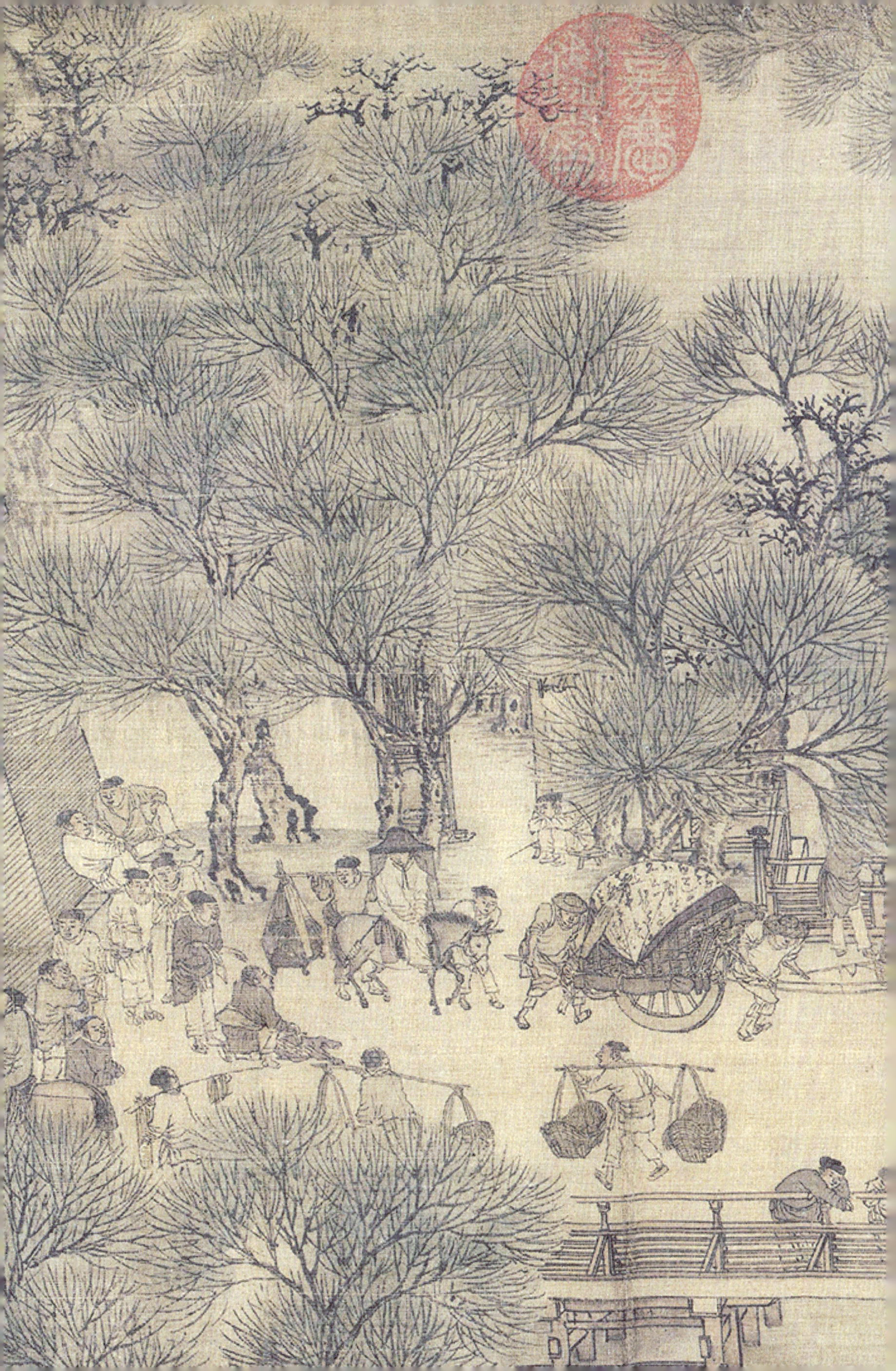

飞机

机上失火及时灭，就近迫降救援行。

乘务疏导有序撤，保持镇静指挥听。

蹲下身子匍匐进，安全门处须靠近。

勿喊勿叫捂口鼻，通知地勤护救紧。

汽车

电与油箱勤检查，油擦车损防火星。

易燃易爆小心放，灭火器具要分清。

疏散乘客早为先，危险地带不能停。

火烧身时脱衣滚，护紧头部跳车行。

自燃

有车一族爱护好，勤检勤修宜先晓。

线路冒烟轮胎焦，车停疏客灭且敲。

身燃火星速速滚，空旷地带来喘啸。

易燃速灭防爆炸，跳车报警最为要。

地铁

地铁捷运讲安全，违禁物品太危险。

小患火灾灭萌芽，扑火失败防蔓延。

请勿打开发烫门，烈焰吞噬祸患添。

老弱病残加孕妇，疏散有序最为先。

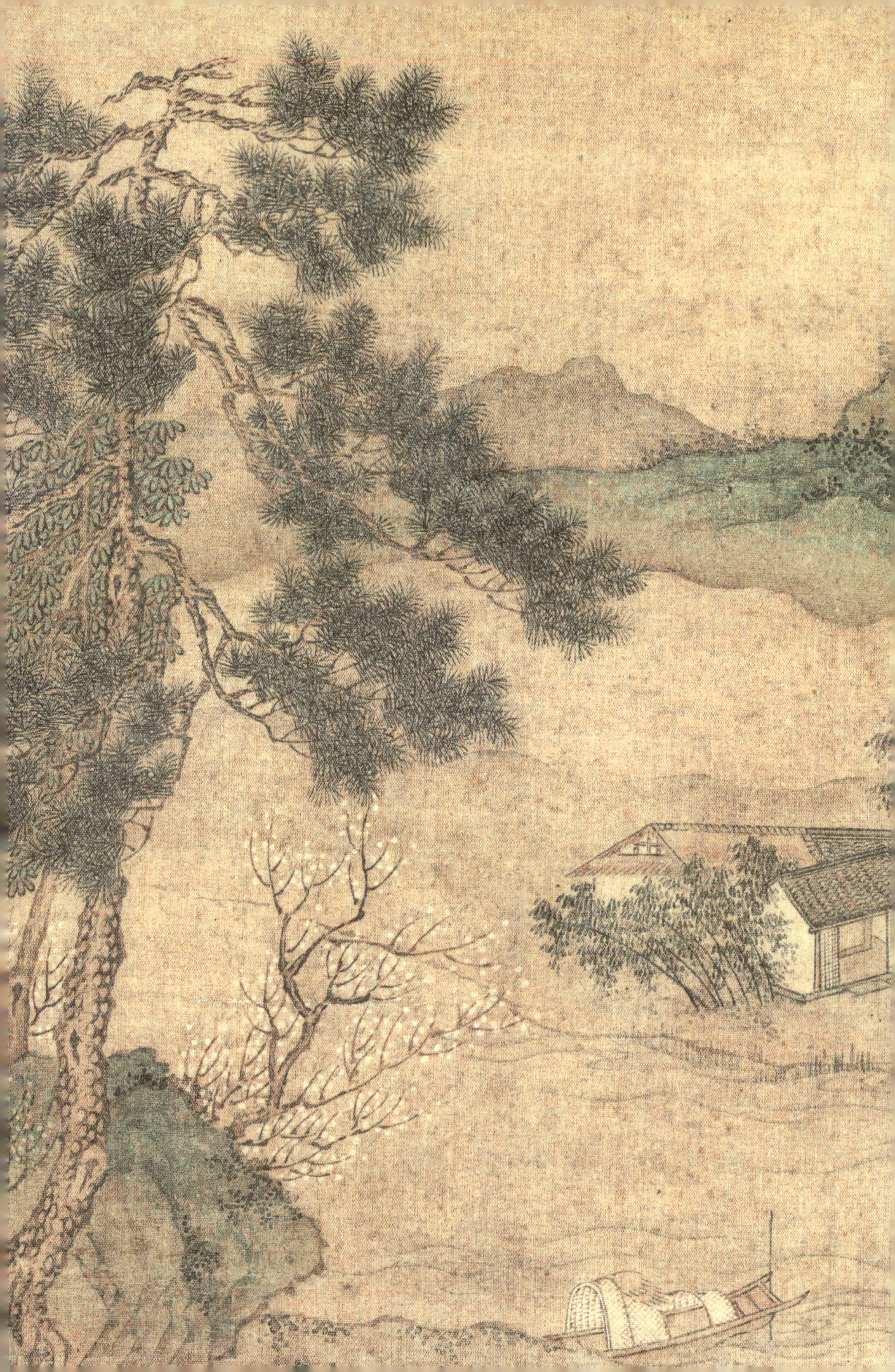

油溢

油箱溢油危害大，挥发油气致爆炸。

维修及时有措施，隔离油区油不加。

漏量大时勿行驶，停边报警抹布搽。

细节小处勿随便，安全换得幸福家。

宿舍

学生宿舍慎用火，杂乱物品隐患多。

被子捂灯来加温，负荷超量多失火。

火起报警勿迟疑，呼朋唤友快撤躲。

着火地滚防烟熏，跳楼实属愚者做。

实验

操作失当起火灾，扑灭有方听安排。

化学品火须注意，用水用碱沙盖开。

防爆疏散有序撤，高楼静待警车来。

听从老师操作当，安全第一防范在。

庆典

节日庆典忙，烟花慎燃放。

宜选空旷地，还需看风向。

烟头别乱丢，远离人安详。

失误千古恨，懊悔已无方。

辨识

花炮要安全，燃放须远迁。

识辨得真假，无牌休要言。

产品有等级，够级方付钱。

说明要看清，落实无危险。

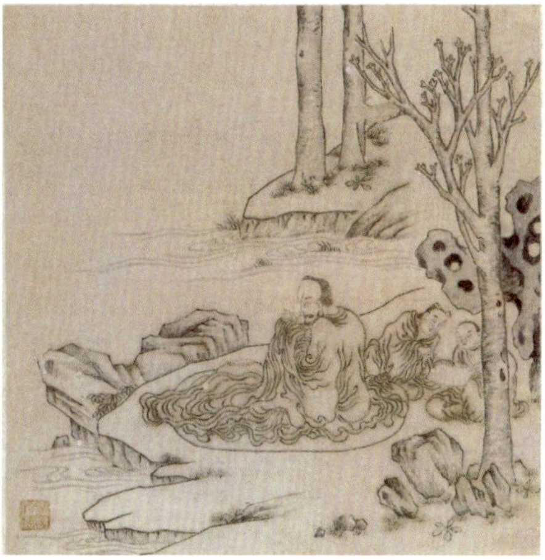

燃放

引线斜靠人身边，喷射出口应朝天。

地面花炮要放牢，防范花炮朝人偏。

伸手点火侧身位，严防脑袋在上边。

点火之后迅速跑，自身脱离保安全。

如遇花炮未点燃，确认之后才上前。

燃放花炮危险大，小孩须有成人监。

花炮点燃后熄火，浇水除险禁去拣。

花炮本是喜庆物，安全燃放乐无边。

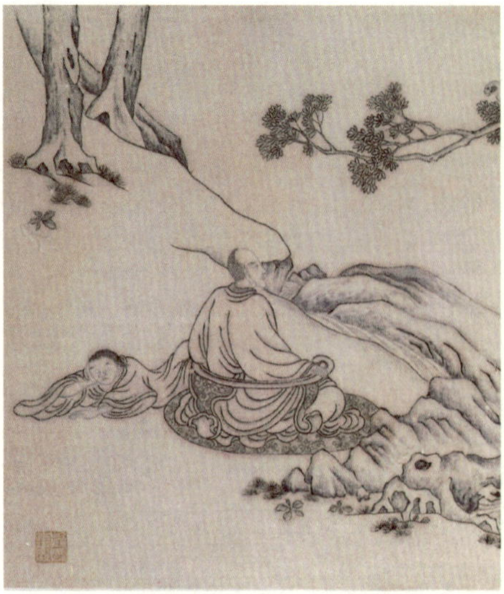

农家

农家大棚要防火，烘烤熏肉勿疏忽。

独建烤房在一角，烟道热管选材入。

烟囱铁筛防火星，草垛柴房远离屋。

酒后吸烟床边火，管好隐患乐农主。

防燃

山青花开草木深，十年树木百年人。

生态改造林之幸，防火未燃警示真。

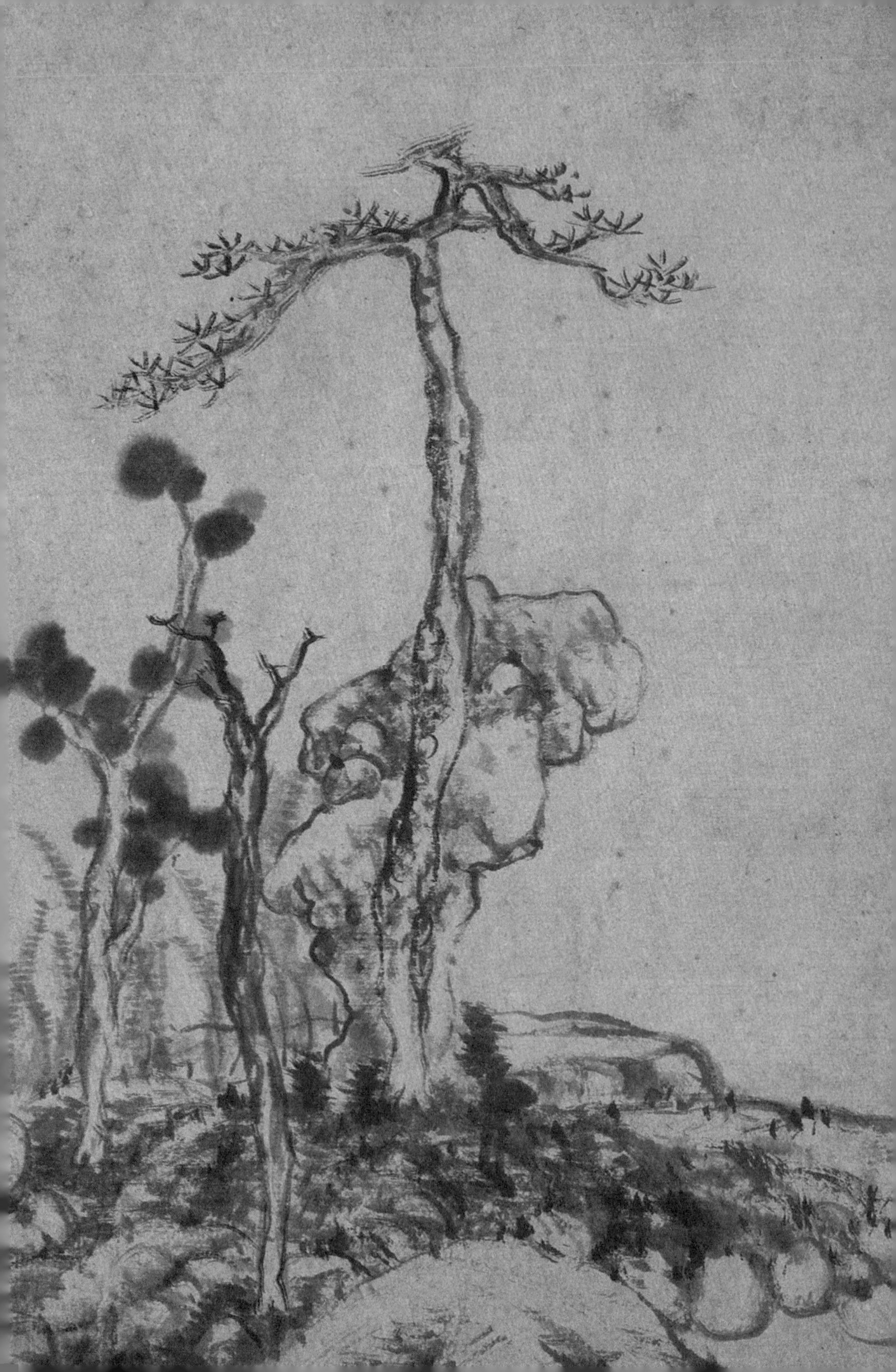

野炊

风味野炊乡间游，林深叶多火最凶。

出门火种身随带，炊烟余烬要灭穷。

玻瓶底凹成聚镜，枯枝成灾火接踵。

野地有玩也防灾，防范第一立大功。

烧烤

景区森林起火因，雷击打燃草木丛。

干旱腐植质自燃，农林牧用火灾懵。

游者野炊烧烤火，规避玩火小儿童。

切忌明火营帐篷，遇火速逃方为重。

乱接

装修材料要慎选，刷漆远离火灾源。

电器着火莫慌乱，灭火之前先断电。

电线铺设要安全，私拉乱接酿祸端。

塑料容具生静电，充装汽油很危险。

火险

秋冬火险等级高，工厂织衣易生灾。

逃生道口多留意，不违规矩做事乖。

湿巾捂口快撤离，防烟不跳高楼台。

平时防护设备备，急时镇定时机来。

洪水

水火无情伤害大，各家各户要提防。

洪灾来袭别害怕，安全第一记心上。

点燃蜡烛和蚊香，远离木板与蚊帐。

煤炉炭火电热炉，人走火灭切莫忘。

汽油酒精液化气，水淹地方莫乱放。

过期钢瓶别使用，灭火器材要备上。

水势上涨莫慌张，逐层拉闸别忘光。

洪水无情人有情，共度难关合力强。

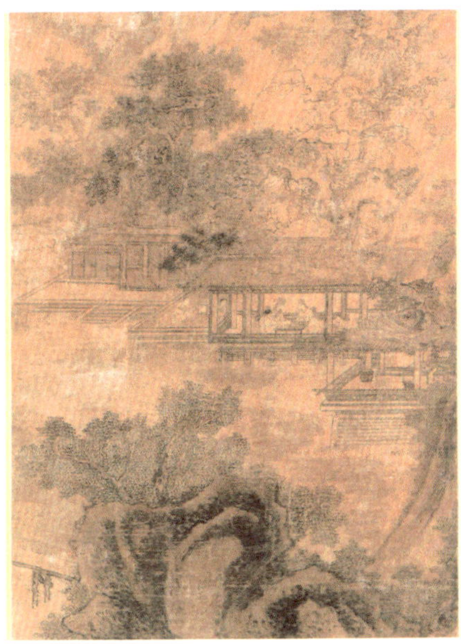

煤矿

小小瓦斯害处大，安全规程守操作。

空气浓度靠风机，臭蛋气味先飘过。

安全设备常检查，严禁明火插销裸。

矿底遇火无处逃，用心避灾防灾祸。

井下

超限作业勿蛮干，井下遇火命易丢。

操作安全为首要，严禁带电来维修。

防范爆炸禁明火，严禁吸烟井下留。

层间注水湿打眼，防爆多洗巷道沟。

学生

学生防火保平安，自救歌诀记心间。

请别玩火防隐患，人走之前关电源。

电器着火断电源，迅速灭火别触电。

留心燃气管道线，速关阀门异味前。

住在高楼知常识，记清安全出口沿。

火灾电梯易被困，沉着冷静下梯间。

人员多时听指挥，不推不挤防推填。

灭火器具功能强，掌握要领最保险。

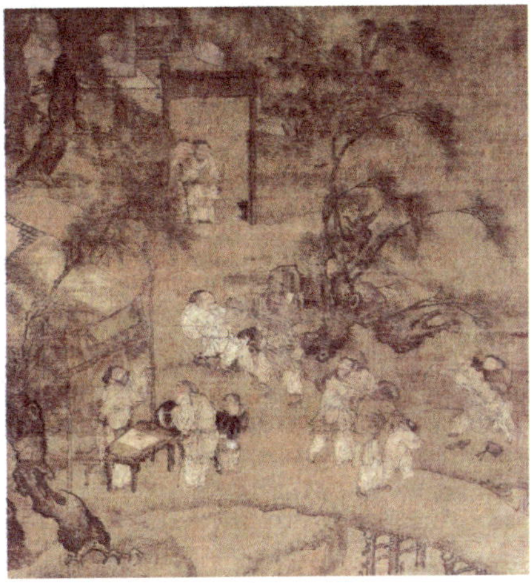

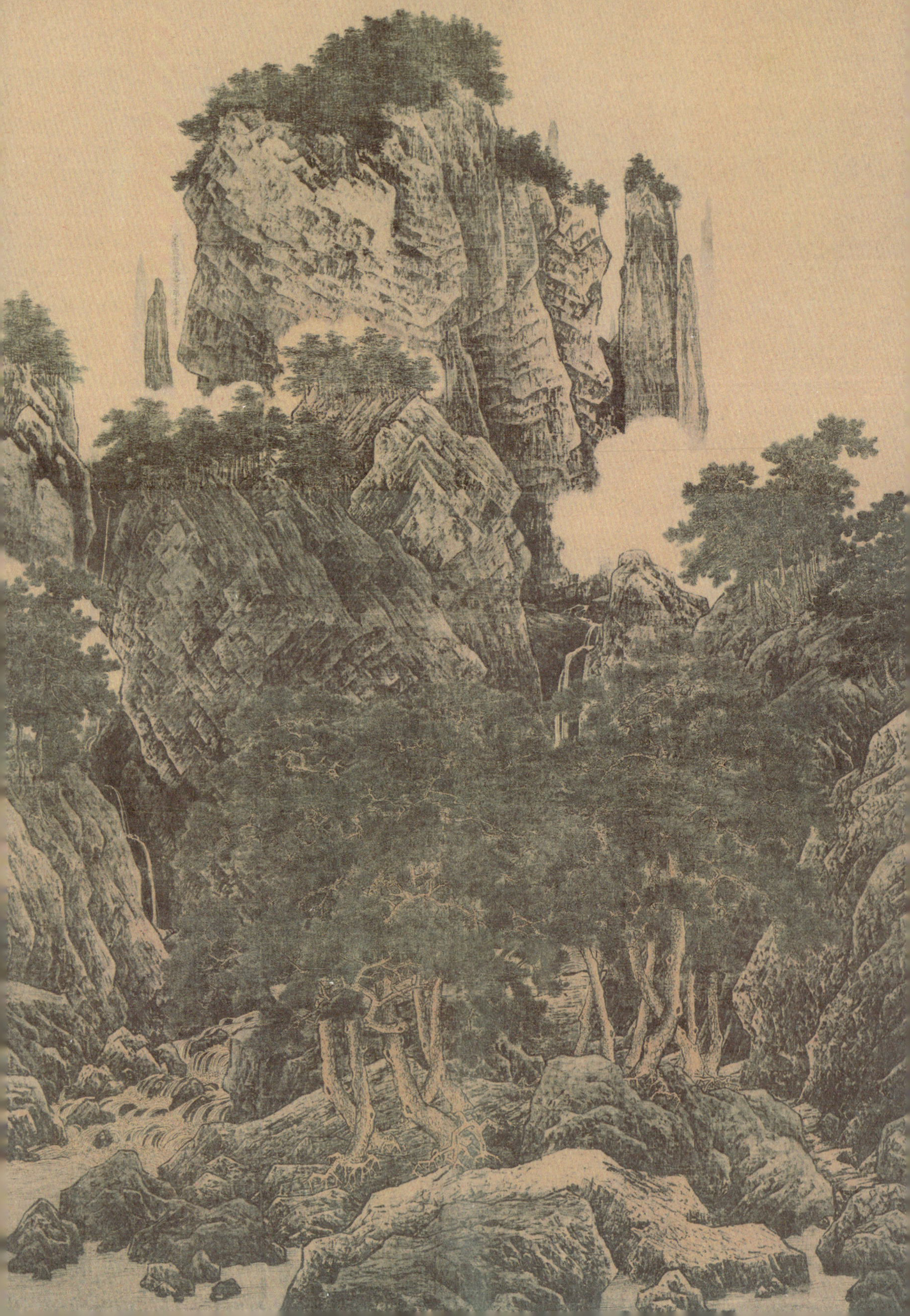

卷五·电

千丈之堤，以蝼蚁之穴溃；百尺之室，以突隙之烟焚。

——韩非《韩非子·喻老》

用电安全须熟练，电似猛虎太危险。轻则烧伤重殒命，祸出悔之已太晚。古代，人类曾靠动物油脂及煤油灯照明。现代社会，电能的作用可谓无处不在。如无电能供应，小则影响个人生活质量，大则可能让关乎国计民生的工程无法运转，对每个人的冲击难以估计，但在如何在不同环境中安全用电，必须学会并牢记于心。

用电

用电安全须熟练，电似猛虎太危险。

轻则烧伤重殒命，祸出悔之已太晚。

照章操作保平安，乱牵乱接玩命间。

拉接工具技术在，专业管电保安全。

安装

安装之前断电源，脚下垫稳有所依。

电线安装讲规范，操作步骤分明细。

胶鞋手套要绝缘，灯高闸严儿童忌。

串联并联分清楚，防触防漏是前提。

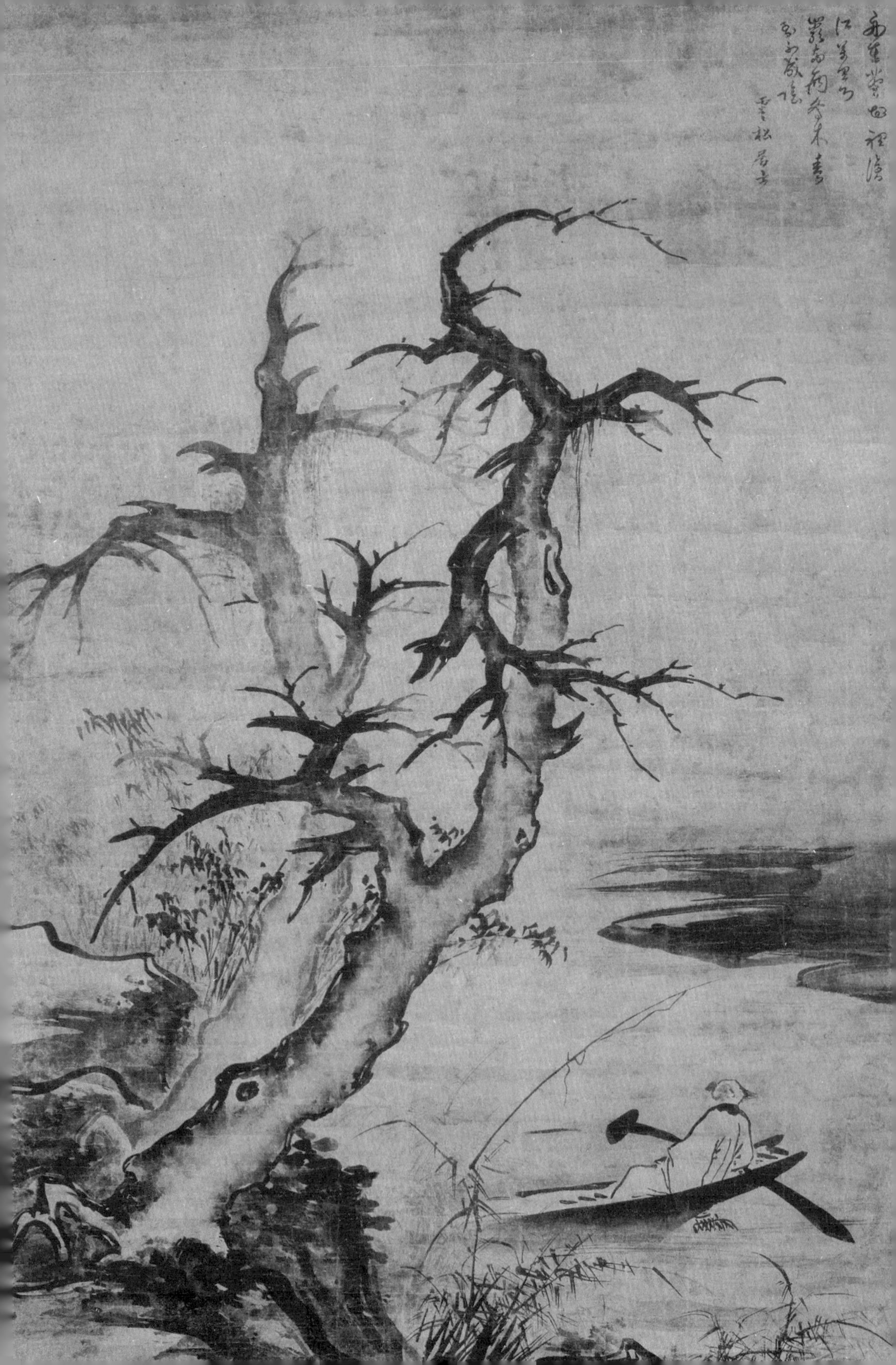

雷电

风雨阴晴雷雨天，关电关灯防雷电。

远离线杆关电闸，家电防损先避险。

金属物品勿乱接，检查仔细保安全。

雷声远去方脱险，线路查验不避嫌。

偷电

农家搭线很混乱，都市拉线蛛网接。

乱栓电线杆倾斜，老化裸露危险怯。

更有晒褥与晾衣，各种线路密集贴。

偷电玩命无知狂，城乡电管需敬业。

临装

电工施使要规范，操作精准心不乱。

业务精湛最保障，架空绝缘有方案。

勤检多查不漏电，线过横道穿钢管。

开关设于火线上，变压设备安全环。

电工

电机电工多危险，防漏操作谨慎先。

开关柜设讲高度，振捣磨石护套间。

故障排除修理好，施工电具护身前。

效益就在零事故，保得平安规范严。

护电

电线电器变压器，公共设施要维护。

线下堆放实不该，打鸟甩鞭如猛虎。

事故险情须排除，善后处理引戒苦。

用电人人离不开，光明有赖文明圃。

操作

磁铁生电光明送，能源做功为人民。

电器安装须谨慎，雷池半步丢性命。

电障一遇切电源，电工操作排险情。

电器检修要定期，节能维护有指引。

接线

家电进入寻常家，安全使用为第一。

接线包严黑胶布，火线零线绝缘地。

负荷家电换粗线，老化漏电早代替。

随手关灯节能榜，安全运行人欢喜。

环境

家电环境好，细节不可少。

电线已老化，风险实在高。

电器常散热，免遭可恶潮。

积尘要清除，安全要记牢。

漏电

电器过载易短路，漏电开关自乱跳。

检查漏电进出线，故障排除心不恼。

超荷

电线负荷大，绝缘损可怕。

家电太过热，先把插头拔。

导线连接错，灾害易引发。

修理不及时，总会结恶花。

触电

电器失火最可怕，一不小心人触亡。

最好木棍打落线，电源断切急救上。

心脏按摩口呼吸，通风场地暂停放。

报警医生快救援，急救宜速时机抢。

停电

冬夏用电高峰期，做好准备不吃亏。

停电消息随时记，手电蜡烛及时备。

电池蓄满应急灯，如遇停电仍旧睡。

安全细节先记好，总关打下不受累。

电击

变压器边不可玩，严禁攀爬防触电。

风筝宜离三百米，植树避开电压线。

游戏须在空旷地，迷藏最好躲远点。

多少伤残因电击，教训惨痛各自检。

防触电

如遇触电先断电，干木棒打电导线。

高处触电防跌落，绝缘鞋穿跨步掂。

电击昏迷先胸压，人工呼吸肺力连。

烧伤灼黑平处放，清新通气待救援。

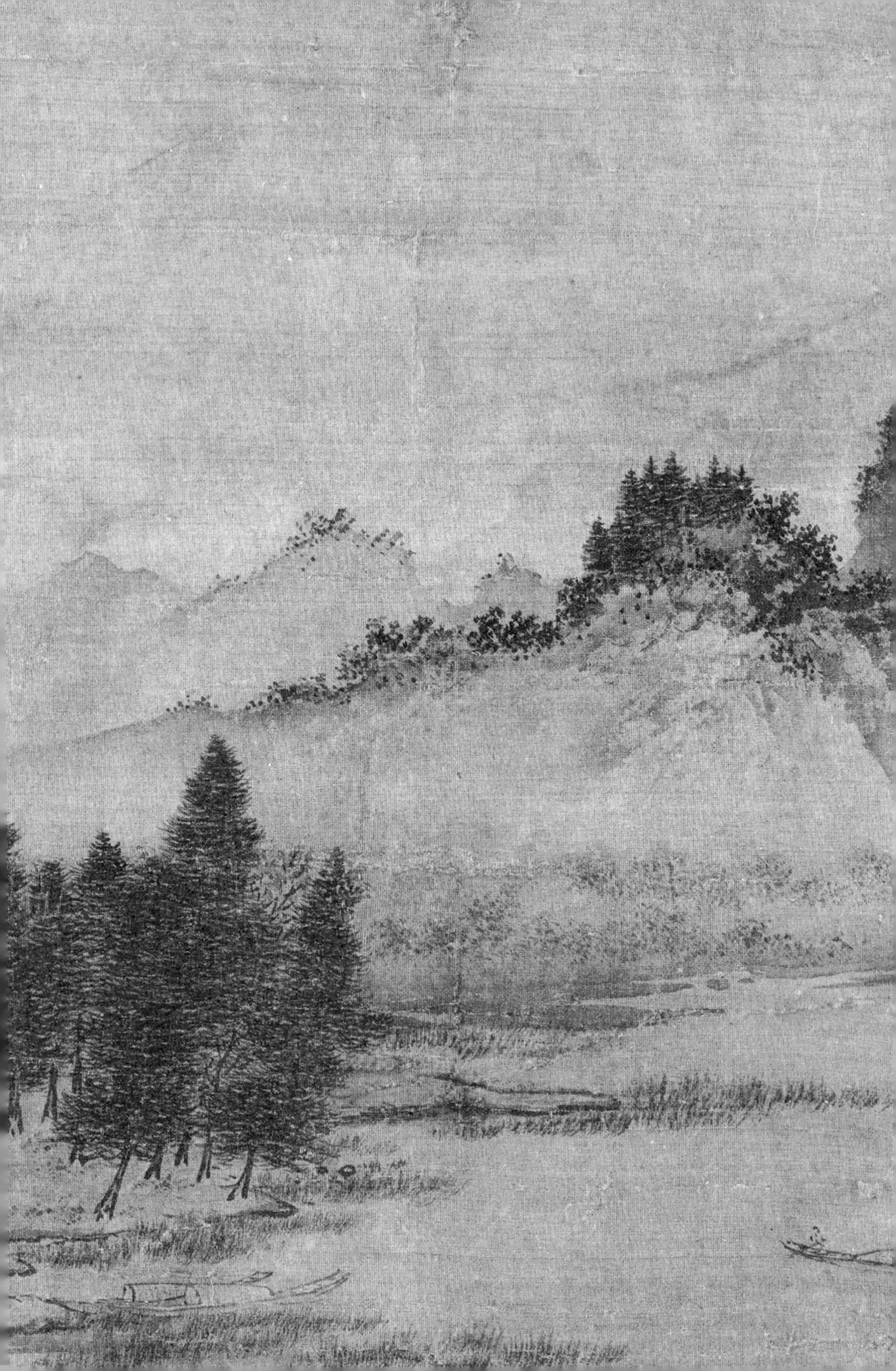

卷六·通

居安思危，思则有备，备则无患。

——左丘明《左传·襄公十一年》

文明行车讲规矩，有序不乱少事故。各行其道不超速，礼让不抢美德树。古代的安全文化，博大精深，寥寥数语，胜过长篇大论，不失为警世良言。古往今来，古人的智慧被有识之士奉为圭臬，并心践于行。尤其在交通工具极度发达的当下，出行安全放在任何高度都不为过。

酒驾

文明行车讲规矩，有序不乱少事故。
各行其道不超速，礼让不抢美德树。
酒驾醉驾玩己命，酿出祸患方大哭。
高铁航空选择多，安全规则不可忽。

避让

公路纵横城与乡，安全驾驶规则讲。
靠边行进有避让，疲劳酒后祸害降。
宁停三分不抢秒，客车超员实不当。
事故发生急报警，依法判责罪罚上。

村道

农忙时节农事繁，公路晒粮不可倡。

衣物晾晒在路旁，树倒祸来非夸张。

教育路人安全事，便宜莫贪人不慌。

车行无路前途茫，道路遭堵安全遑。

秩序

出行安全重秩序，驾车步行听指挥。

红灯要停绿灯行，上下公交序不追。

横过马路斑马线，拐弯示意皆不悔。

事故触目惨状在，法规之弦紧加倍。

飙车

午夜惊魂多飙车，华夏到处是血训。

超速狂疯多刺激，家庭遭殃害人命。

截拐耍猛更逞能，强行乱冲来赌命。

血泪事故历历见，飙车一族天不悯。

救援

隧道灯暗莫大意，司机缓行不自欺。

车辆自燃拐弯避，撞桩连环快鸣笛。

有序撤离让开道，报警自救要紧急。

科学救援不误事，安全行车得天地。

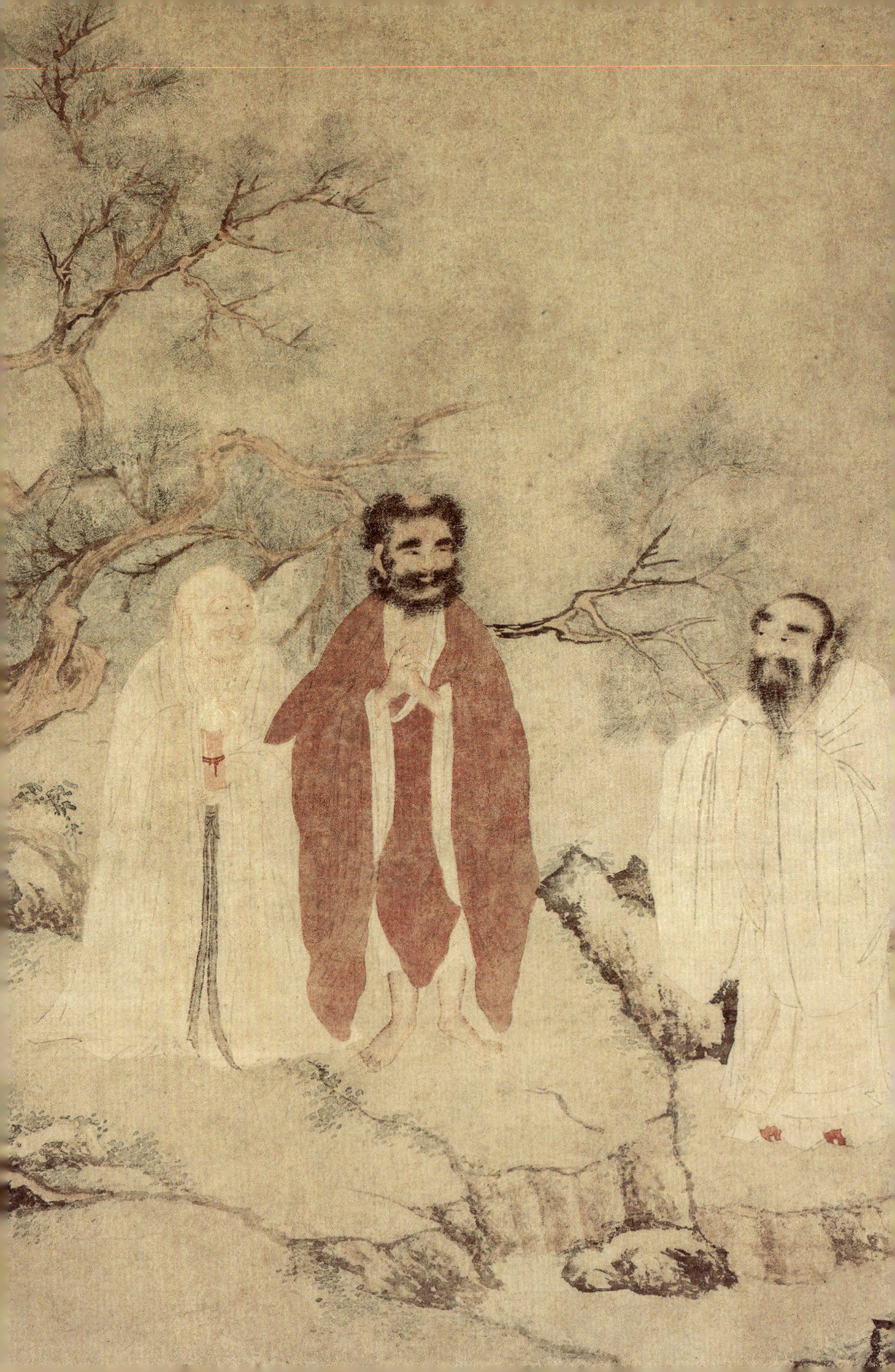

逃离

隧道狭长道，火灾来势猛。

初起扑救易，烟雾扩散涌。

人员早撤离，确保救援通。

各类车辆多，协同作战勇。

灾发易慌乱，冷静判为重。

观察烟走向，撤离顺上风。

警示标志设，后车不头痛。

凡事有预案，遇险不发蒙。

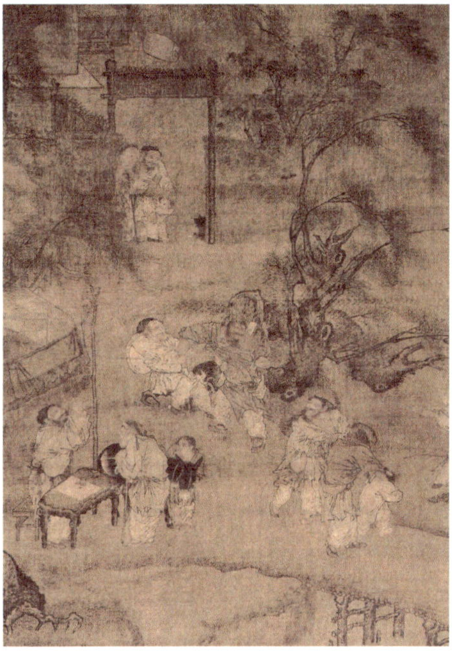

疏散

地铁线上遇火灾，冷静应对不乱来。

有序疏散安全岛，老弱病残走前排。

遇险

高铁遇险情，抱头屈肘伏。

护头护脑急，下巴贴胸腹。

门窗勿靠近，离车稳踩住。

帮助同路人，撤离看清路。

停车

行进高速精力集，遇到故障巧避离。

安全岛边可暂避，疲劳之后要休息。

灾害天气别太快，安全车距速缓宜。

追尾要防再撞击，马上报警求救急。

爆胎

爆胎多发夏冬季，忽热忽冷外翻皮。

查压检损不可少，保养校正有日期。

限速缓行避坑洞，如遇爆胎不稀奇。

轻踩制动靠边停，换好备胎快驶离。

落水

汽车落水不惊慌，一分半钟不全沉。

随车翻滚抓扶手，避免昏迷撞击人。

车窗车门紧关闭，阻止水涌亮前灯。

水位不再上升时，急开车门来逃生。

改装

跑车改装太荒唐，醉驾飙车疯且狂。

瞬间加速寻刺激，噪音肆虐民愤张。

风驰电掣危情生，公共安全视若罔。

生命岂可如儿戏，惨不忍睹把命丧。

步行

步行马路左右看，红停绿行斑线中。

多人行过道路口，靠右莫与并肩同。

过路追逐又打闹，出行规则全忘空。

冰天雪地道路滑，慢行防滑扶叟童。

骑车

闸铃常查早修缮，直腰握把不逆行。

双人并行莫扶肩，前后距离要分明。

追逐冒险玩刺激，避险不及要小命。

车流滚滚莫横穿，碰撞自伤骨与筋。

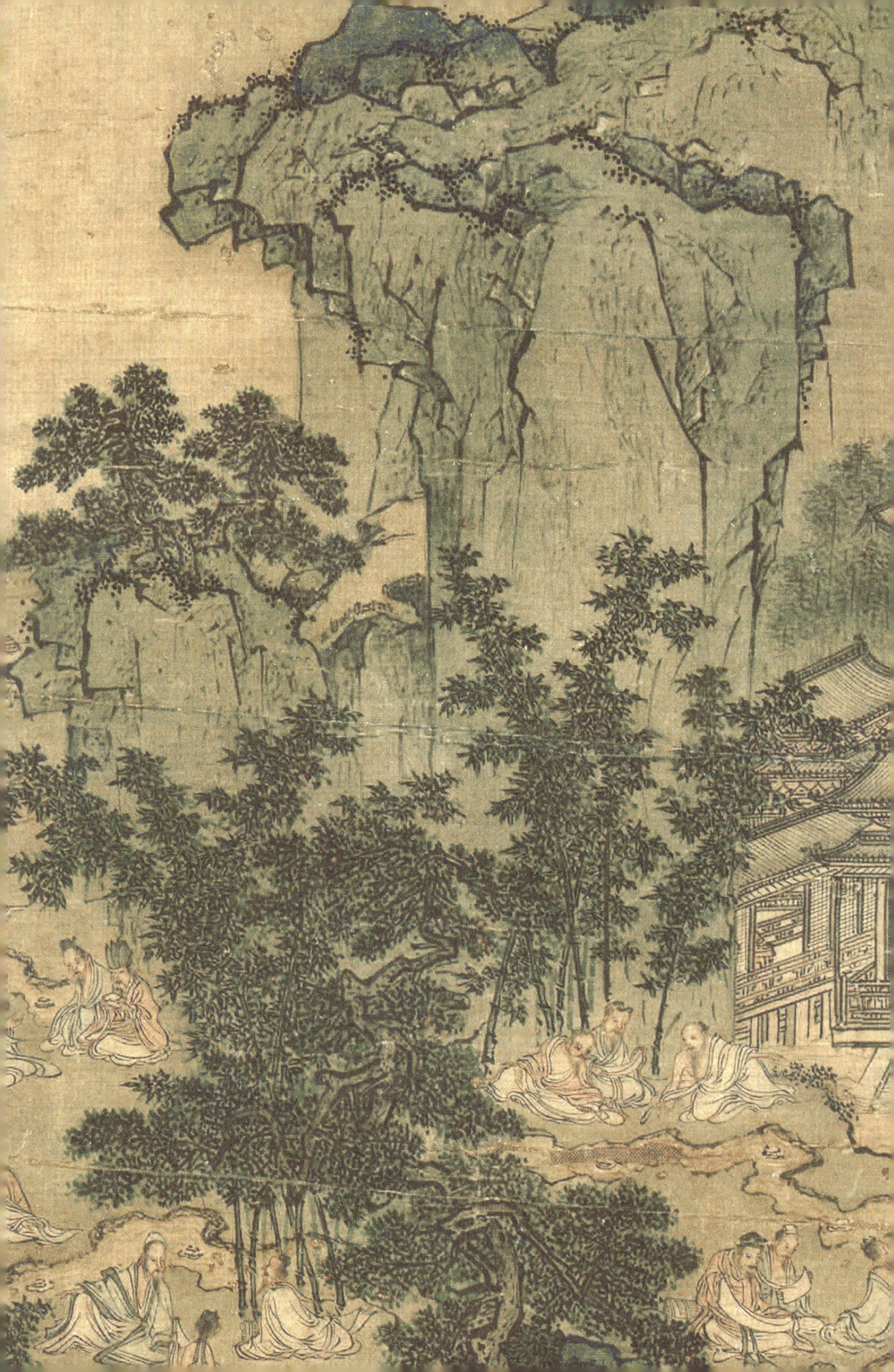

乘车

公共汽车讲秩序，先下后上不拥挤。

终点目的站勿过，安全乘坐数第一。

待车停稳防意外，瞌睡易遭小偷欺。

低碳出行文明在，扶老携幼安全记。

货车

车厢板里临时挤，人货混装太危险。

山间悬崖稍不慎，坠亡事故时闻见。

厢板不高莫站立，路面不平晃且颠。

切勿携带危险品，隐患消除心自安。

乘梯

公共扶梯高且长，稍有不慎即受伤。

逆行倒车尤为害，长裙拎包挂伤防。

黄线站好安全岛，弱小老人需关照。

梯间勿蹲系鞋带，跌倒踩踏命就殇。

火车

上车前后避拥挤，中途停车看仔细。

尽量少下车购物，频翻行李要警惕。

防人之心不可无，夜睡莫忘己行李。

手机万莫借与人，出行携童应留意。

乘机

查清航次班机号，乘机手续预留查。

尽量轻装托运分，随身物放行李架。

起飞降落座椅直，安全系紧不打滑。

机上勿哗坐姿雅，电脑通讯关掉它。

轮渡

船舶持证才上岗，器具合格须防备。

检查登记有证书，航行资讯船员配。

船属工具救生品，遇险不慌跳板垒。

安全航行有规章，未雨绸缪是为最。

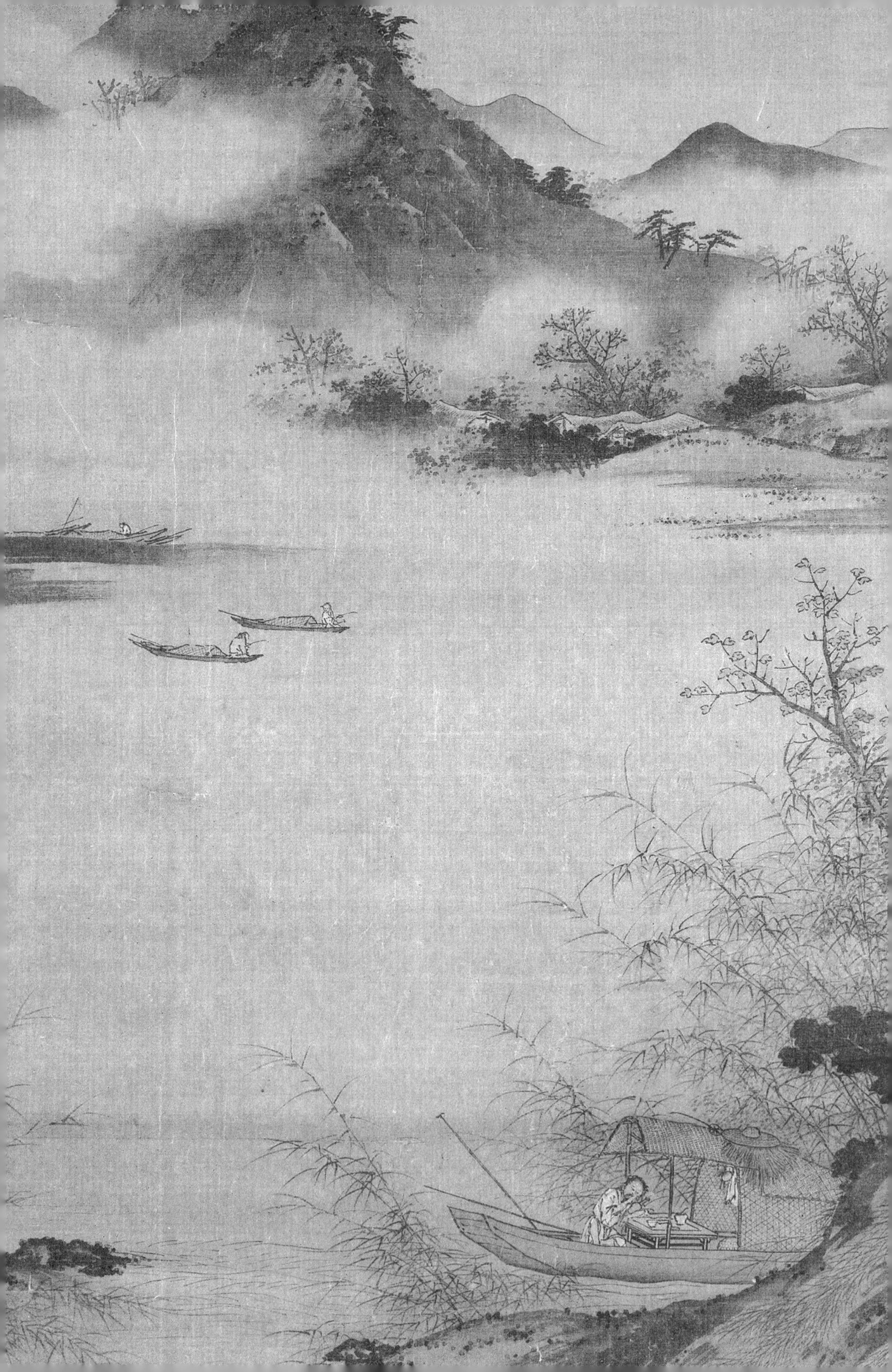

航船

航船遇险下沉时，人员镇定别慌悸。

听从指挥不乱动，妇幼登艇先撤离。

救生衣服赶快穿，落水漂浮防湍急。

上岸披起急救毯，保持体温要牢记。

上坡

司机行车如履冰，提心吊胆把命担。

上坡之前看车距，安全前后合理参。

上坡低速油门踩，途坦不宜换档蛮。

油门轻踩动作缓，车轮匀转心可安。

冰冻

开前检查雨刷器，视线良好是第一。

滑地跑偏难驾驭，起步莫要加速急。

跑偏不打方向盘，直接制动减档替。

挂档起步好减速，保证安全身不疲。

冰雪行车慢当头，车距当留安全隙。

车距过小不盲动，减至低速没有弊。

行人过街速度慢，不按喇叭不心急。

路滑泥多易溅身，千万收敛毛脾气。

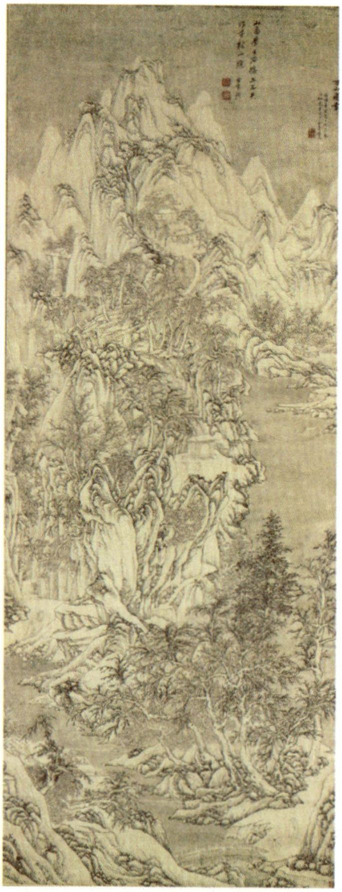

查车

司机出车前，先检查车况。

马达一响后，心稳别慌张。

道口宁慢点，红灯莫乱闯。

遇到障碍物，下车查端详。

转弯先旁顾，左右看车辆。

会车要谨慎，减速多礼让。

超车先衡量，不可乱逞强。

倒车降速度，后视看路障。

夜间开大灯，安全要兼防。

通过小城镇，鸣号可别忘。

长途行车累，劳逸放心上。

及时休息好，地点选适当。

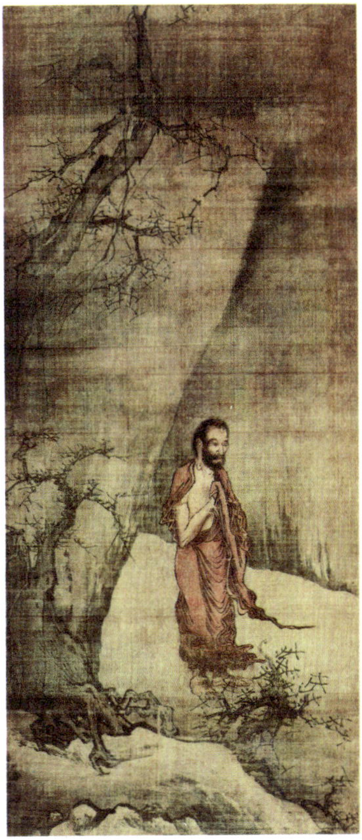

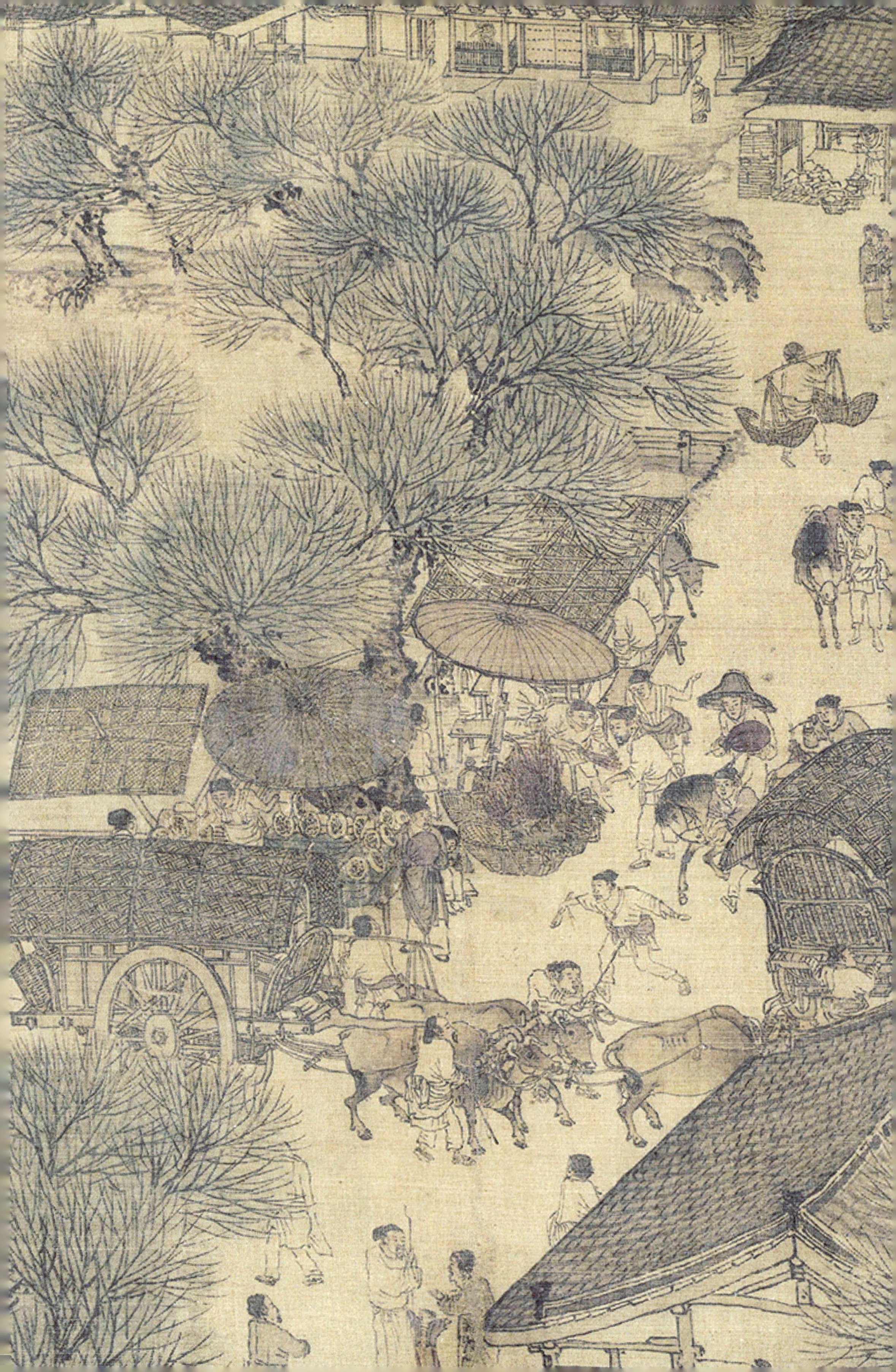

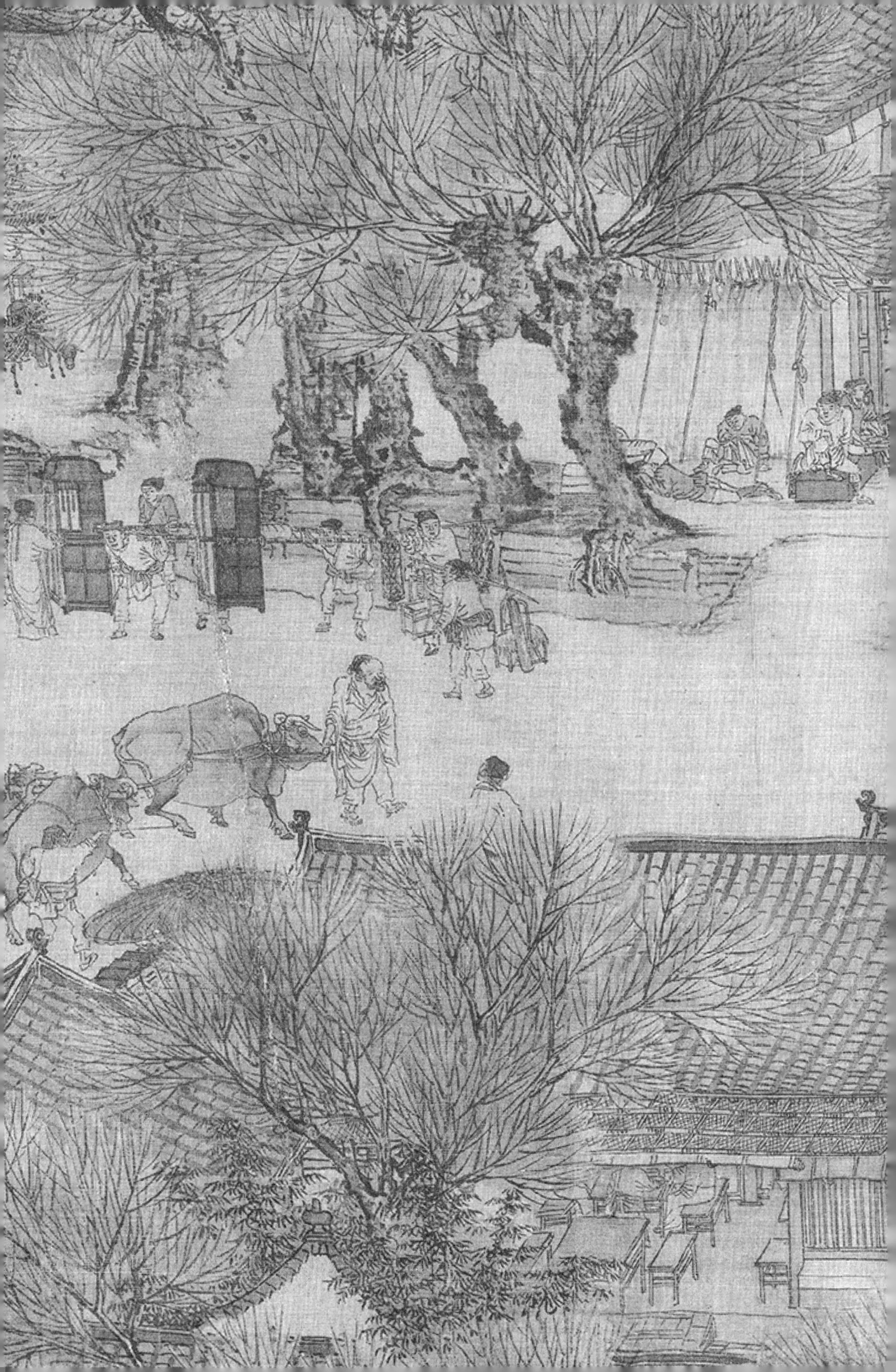

春运

春运过年急赶路，疲劳驾车须谨防。

超速酒驾真玩命，高速行道神魂张。

违章乱停急刹车，一命呜呼见阎王。

全神贯注上路时，平安快捷有担当。

自燃

炎炎夏日车易燃，线路清查自要勤。

灭火装备先备上，遇险弃财保命紧。

疏散人员先报警，人逃毋庸迟疑心。

勤查勤防平时事，安全为最防燃临。

超车

倒车超车有讲究，距离判断不可丢。

后视镜片常利用，缓慢移动勤扭头。

左侧超越前车时，提前估测前车速。

目测科技相结合，车速不易太过猛。

敲窗

一旦车遇险，司机别惊慌。

千万别跳车，否则自寻亡。

倘若掉水中，硬物敲玻窗。

逃生锤要备，灭火器勿藏。

幼儿

小学生，上学去；安全事，要牢记。

上公路，遵法律；守法规，别麻痹。

县乡道，多弯曲；路面窄，弯道急。

公路上，多警惕；莫追逐，莫嬉戏。

莫扒车，莫击石；靠边走，守规矩。

横过路，切莫急；左右边，看仔细。

有车来，当回避；无车来，再过去。

自行车，上路骑；十二岁，才准骑。

年龄小，违法律；铃要响，闸要制。

莫带人，莫并驶；莫逞强，莫赌气。

心要专，速要低；需转弯，早示意。

下大坡，切勿骑；推车行，多有益。

学骑车，广场里；公路上，莫学骑。

城市道，宽又直；各种道，有隔离。

红绿灯，多注意；绿灯行，红灯止。

莫抢道，莫拥挤；听指挥，服管理。

访亲友，乘车出；讲礼貌，守秩序。

车未停，不能急；车停稳，再抬足。

中学

下与上，按顺序；乘上车，莫好奇。
头和手，莫伸出；旅途安，皆欢喜。
小学生，如旭日；好习惯，从小起。
学习好，守纪律；家长乐，老师喜。

出家门，无近远，遵法规，服交管。
过车道，勿突然，招出租，路边站。
横过路，勿拐弯，多人行，勿并肩。
车道多，两边看，左与右，息相关。
列队行，师相伴，安全牌，擎在前。
红灯停，黄灯缓，绿灯行，莫迟延。
特殊车，则不限，众行人，快躲闪。
阴雨天，带好伞，路上滑，避让难。
夜间行，灯光暗，应谨慎，细察看。

坐护栏，把心担，跨护栏，更惊险。

走天桥，危险远，过地道，心更安。

要重视，斑马线，严把守，生命关。

借道行，车优先，争抢道，藏隐患。

绿灯闪，横过道，红灯亮，行不乱。

此行为，藏险情，同学们，要避免。

禁人行，莫乱穿，朝前走，后顾盼。

滑旱冰，道上险，溜冰场，最安全。

交通岗，警察站，十字口，序井然。

交通法，莫违反，出事故，后悔晚。

急救人，速报案，一二三，记心间。

三字经，意深远，吃得透，不简单。

交通畅，幸福源，家和睦，国平安。

守则

祖国处处春潮起，交通运输大发展。
交通安全法颁布，人人遵守莫触犯。
司机上车看仪表，是否证照都带全。
瞻前顾后观左右，挂挡起步驶向前。
红灯停车绿灯行，遇到转盘顺向转。
行车途中心要专，操作有序别大胆。
严守信号和警示，文明行车让为先。
不开英雄赌气车，平稳行程我安全。
市区行车车速慢，交通标志留心看。
黄线白线斑马线，条条都是生命线。
车多人密需谨慎，以人为本命关天。
事情紧急心不急，耐心驾驶不挤钻。
如果酗酒强开车，交通肇事难避免。
长途驾驶易疲劳，三个小时要歇脚。

夜间行车视线差，　照明线路要完好。
客车司机莫大意，　乘客生命交给你。
戒骄戒躁戒强超，　谨慎行车是第一。
出租司机要牢记，　违章调头不可以。
特种车辆有特权，　行车更要做模范。
十次肇事九次快，　麻痹大意事故来。
一旦肇事出险情，　保护现场快报警。
司机交警是一家，　照章驾驶不违法。
高速公路车速快，　首先系好安全带。
路好坦途疾如飞，　保持车距防追尾。
警示信号常注意，　一不留神违规矩。
超速超限有危害，　违规违法受制裁。
盘山路上路况险，　弯多坡陡行车难。
集精全神把方向，　风景再好不要看。
雷雨雾蒙风雪天，　驾车不要强上山。
沟深路窄多不便，　出了事故施救难。

眼观六路方向明，耳听八方反应灵。

路口减速莫抢道，人车通过讲礼貌。

乱行容易出危险，有序方能保安全。

途中行驶遇急电，接打手机是大忌。

司机责任重如山，切记滴酒不能沾。

社会文明在点滴，安全运行在脚下。

车距

交通安全无小事，小朋友们要记全。

横过马路要注意，斑马道上看细先。

走路要靠右侧行，千万别在道中玩。

如果有车在行进，耐心坚守等路边。

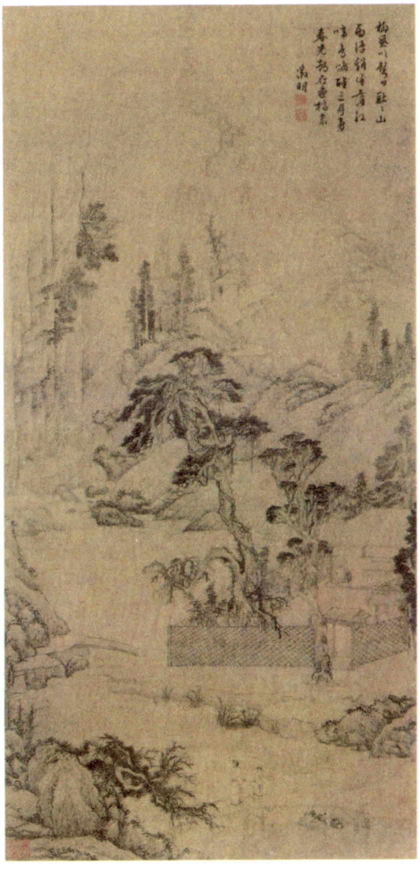

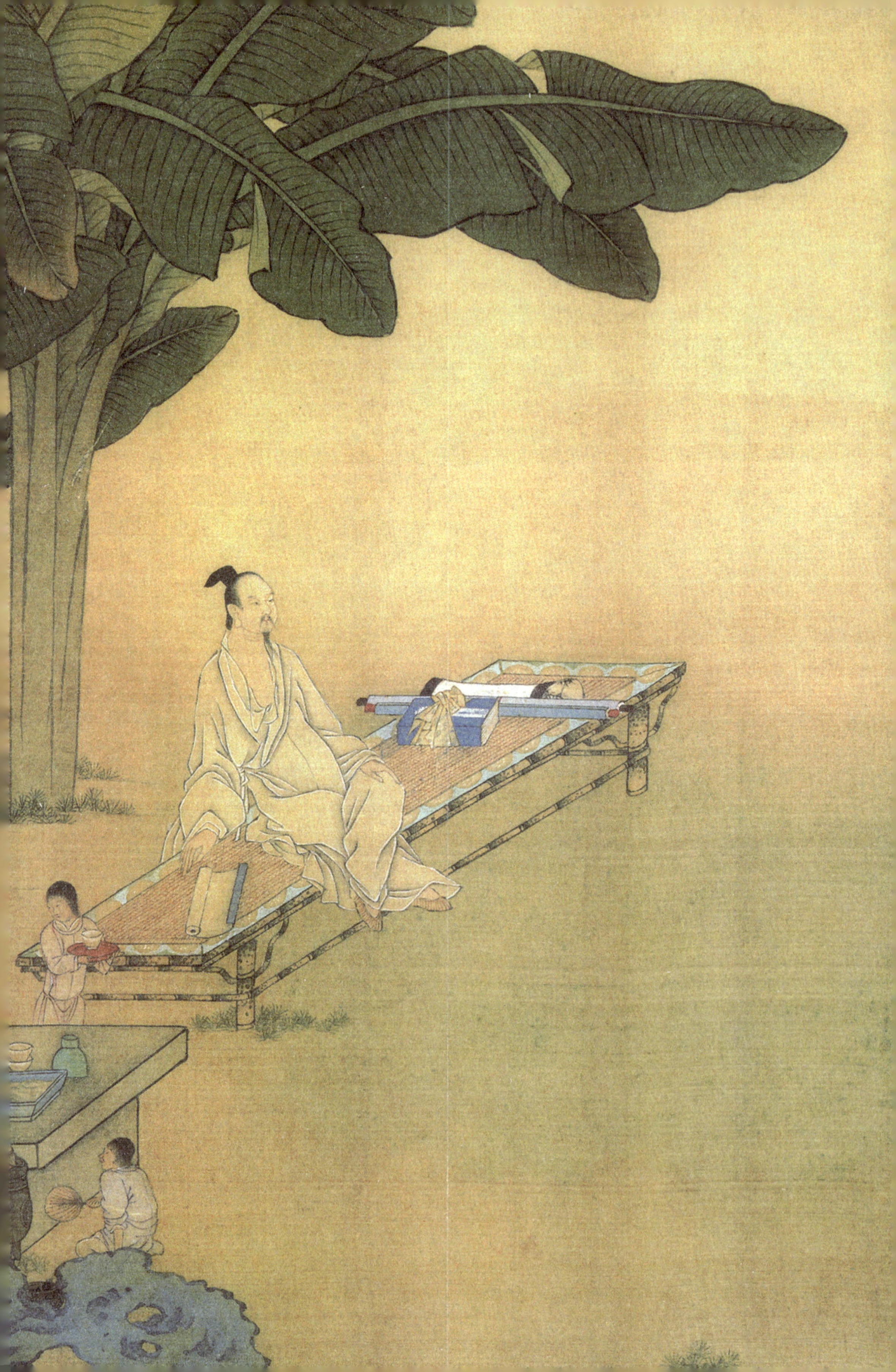

设施

过路道口左右看，行人要走横道上。

车辆来往穿梭忙，稍等耐心站路旁。

车快临近切勿窜，横穿公路易受伤。

视车不见莫侥幸，紧急刹车防冲撞。

幼童上路大人带，勿损标志原则强。

别在路上追逐闹，道路护栏切勿上。

乱停车辆不能放，不得人为设路障。

交通设施要爱护，人人有责来护航。

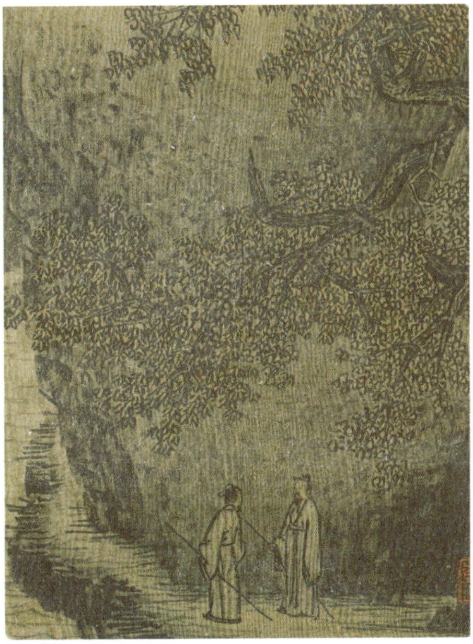

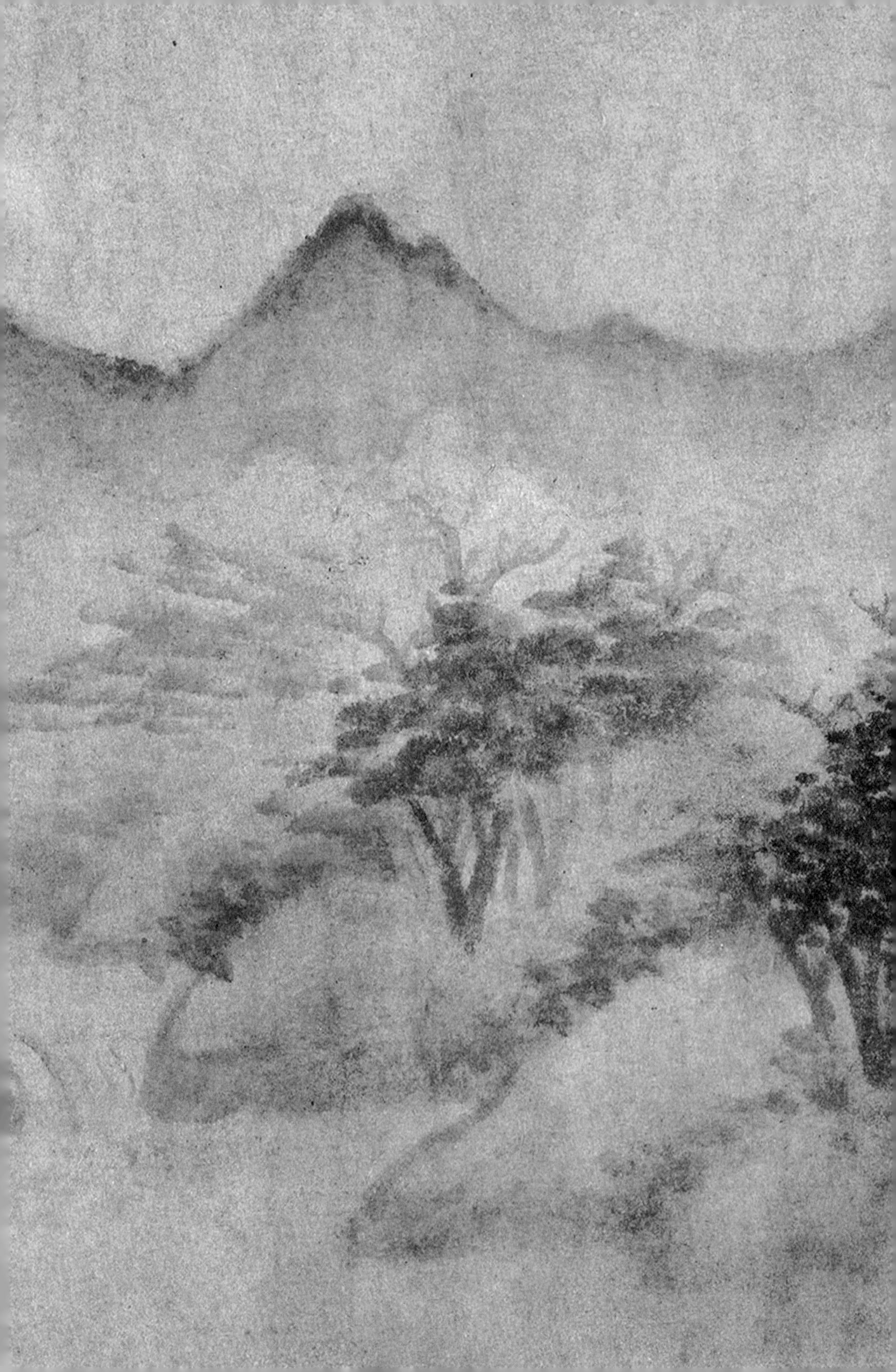

卷七·象

天气通于肺，地气通于嗌，风气通于肝，雷气通于心，谷气通于脾，雨气通于肾。六经为川，肠胃为海，九窍为水注之气。以天地为之阴阳，人之汗，以天地之雨名之；人之气，以天地之疾风名之。暴气象雷，逆气象阳。

——《皇帝内经·素问·阴阳应象大论》

大水来袭汪洋现，火烧连营惊恐添。山洪暴雨泥石流，水漫城区殃及家园。天地自然是按照一定规律不断运动变化着的整体，其中一个重要标志就是四时气候和物候的变更交替。“四时气候”的顺序是春温、夏热、秋凉、冬寒。无论在日常生活，还是养生出行过程中，必须对春夏秋冬，雷电雨雪等四季及自然气象了然于胸，进而根据气象变化顺势而为。

洪灾

大水来袭汪洋现，火烧连营惊恐添。

山洪暴雨泥石流，水漫城区殃家园。

高处选地择坡居，无涉湍流护塘堰。

堤有警戒夜守望，水退防疫急救援。

闪电

电闪雷鸣少出门，避雷不及会伤人。

雨季断电关电器，网线开关要拔停。

打雷快把手机休，电波穿身夺性命。

远离金属和外墙，紧闭门窗防雷霆。

夏雷

盛夏雷电何其多，雨天雷击须防范。

雷电会在哪出现？下列地带须记遍。

空旷地面和水面，人在期间真危险。

雷电找高不找低，空旷高处是击点。

山顶高楼不停留，岗亭独屋先遭患。

湿枝金属孤树下，高楼干处来防患。

防雷

旅途遇雷看四周，洼地水边别逗留。

山区山洞岩下靠，手持金属莫过头。

双手抱膝低下头，身体下蹲蜷成球。

急行躲避进房车，途顿待晴再重游。

高压

高压线断垂接地，避开莫进警惕先。

断点附近莫跨步，跨步危险身传电。

附近人群早撤离，双脚并拢远跳前。

皮肤刺痛爆裂闻，可能触电勿触连。

手机

电闪就把手机关，宜防诱使雷击身。

信息屏蔽电源关，否则芯片烧燃甚。

空旷之地雷雨急，手机使用危更慎。

手机是个传感器，最好雷雨不在身。

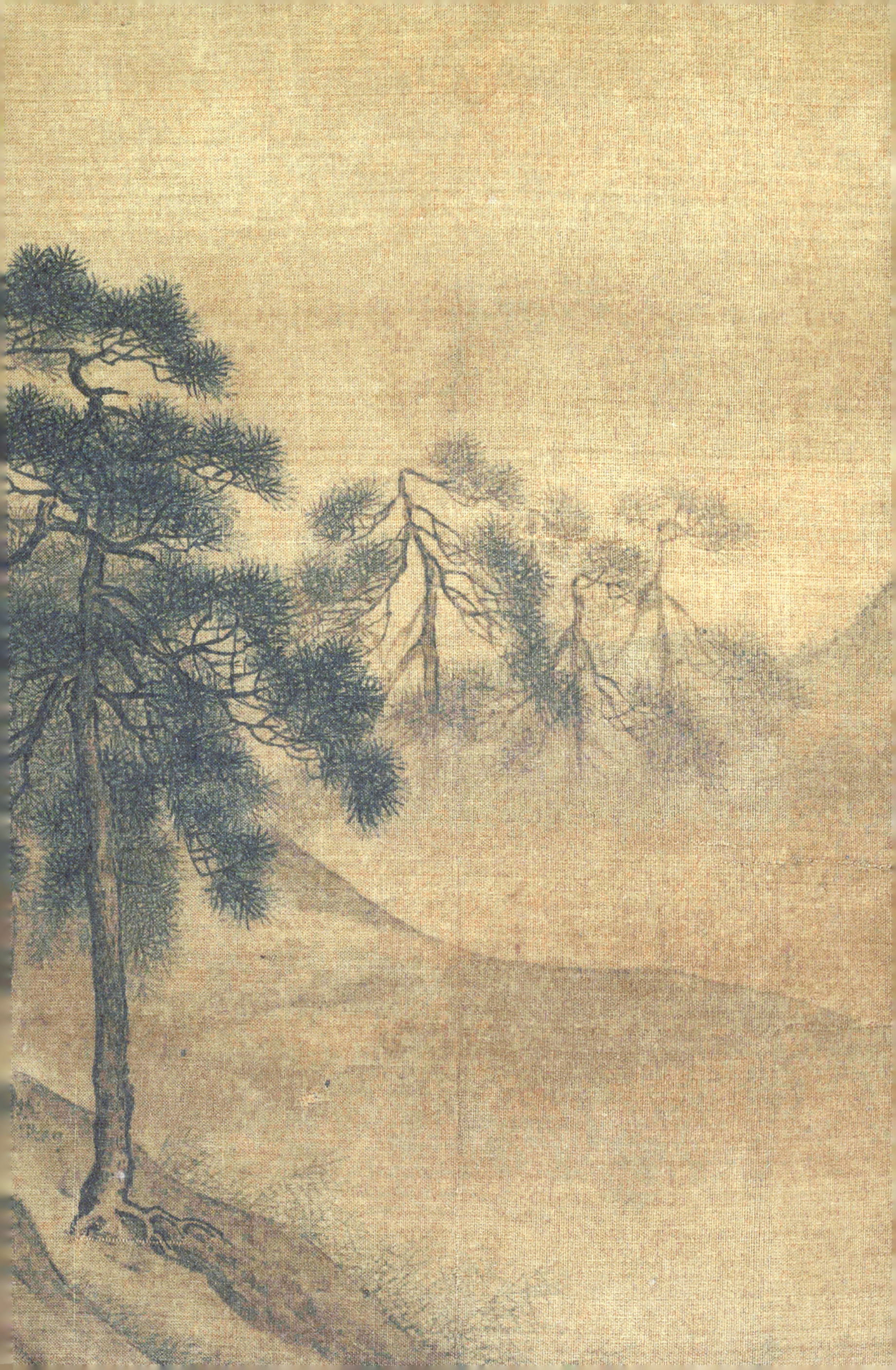

雷击

霹雷闪电惊悸天，不慎触电是大忌。

雷击灼伤皮肤黑，昏厥不醒莫推挤。

转移通风口呼吸，心脏停勃强心计。

按压对口急救际，报警就医最为宜。

防灾

雷暴骤雨来势急，四级分明先预警。

雨前准备畅水道，管道被堵水漫城。

屋顶内漏电源关，内涝袋挡避井坑。

积水绕行车防息，触电避防在谨慎。

水灾

夏洪防范早预报，冷静观察找高点。

续涨之际速转移，浮物扎筏借靠便。

电杆不攀铁塔避，大树栓绳救命显。

山塘水库查防急，洪后防疫乐观显。

避风

大风狂吹侧向跑，户外防坠防沙急。

旅途旷野抓树枝，临建防垮理应避。

身外财物别贪恋，按照路线及撤离。

避免余灾把人伤，众志成城有精气。

识风

零级无风炊烟上，一级软风烟如常。

二级轻风树叶响，三级微风树枝晃。

四级和风灰尘起，五级清风水荡漾。

六级强风大树摇，七级疾风打退堂。

八级大风树枝折，九级烈风人跑光。

十级狂风树根拔，十一级风有伤亡。

十二级风浪滔天，辨别清楚心有账。

察物观风学问大，紧要关头不慌张。

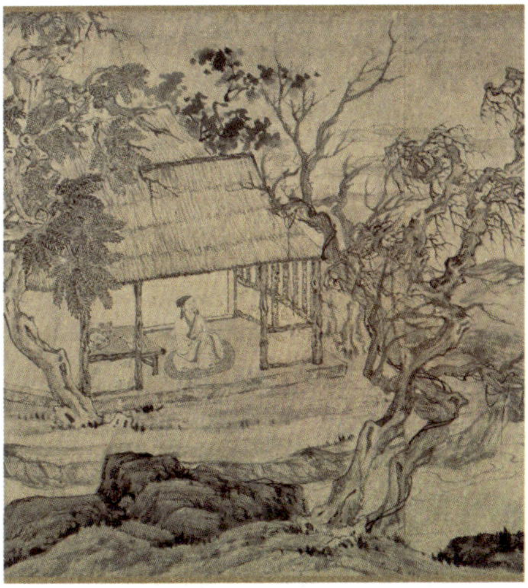

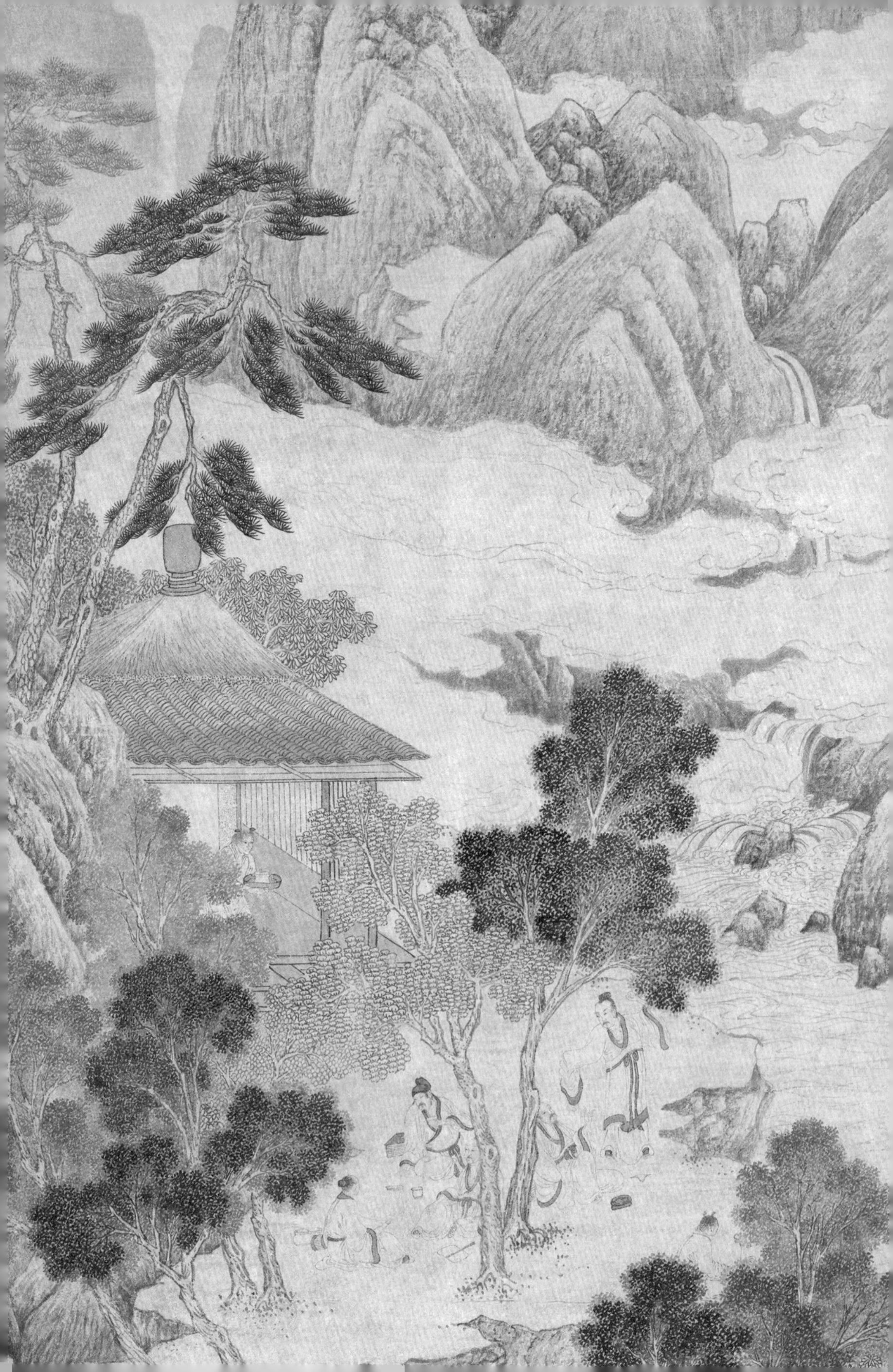

台风

热带气旋强台风，风到雨注势难替。

堤坝加固水道通，建筑牢靠临时地。

船进港口深抛锚，野外遇风横向离。

室内防砸安全避，防洪避灾要努力。

山洪

山洪无情肆虐狂，势来疯涨暴雨急。

露营探险应自觉，山谷低洼禁忌地。

闻声迅撤垂直向，择高而处待洪离。

处险不惊待雨缓，呼救互救也可及。

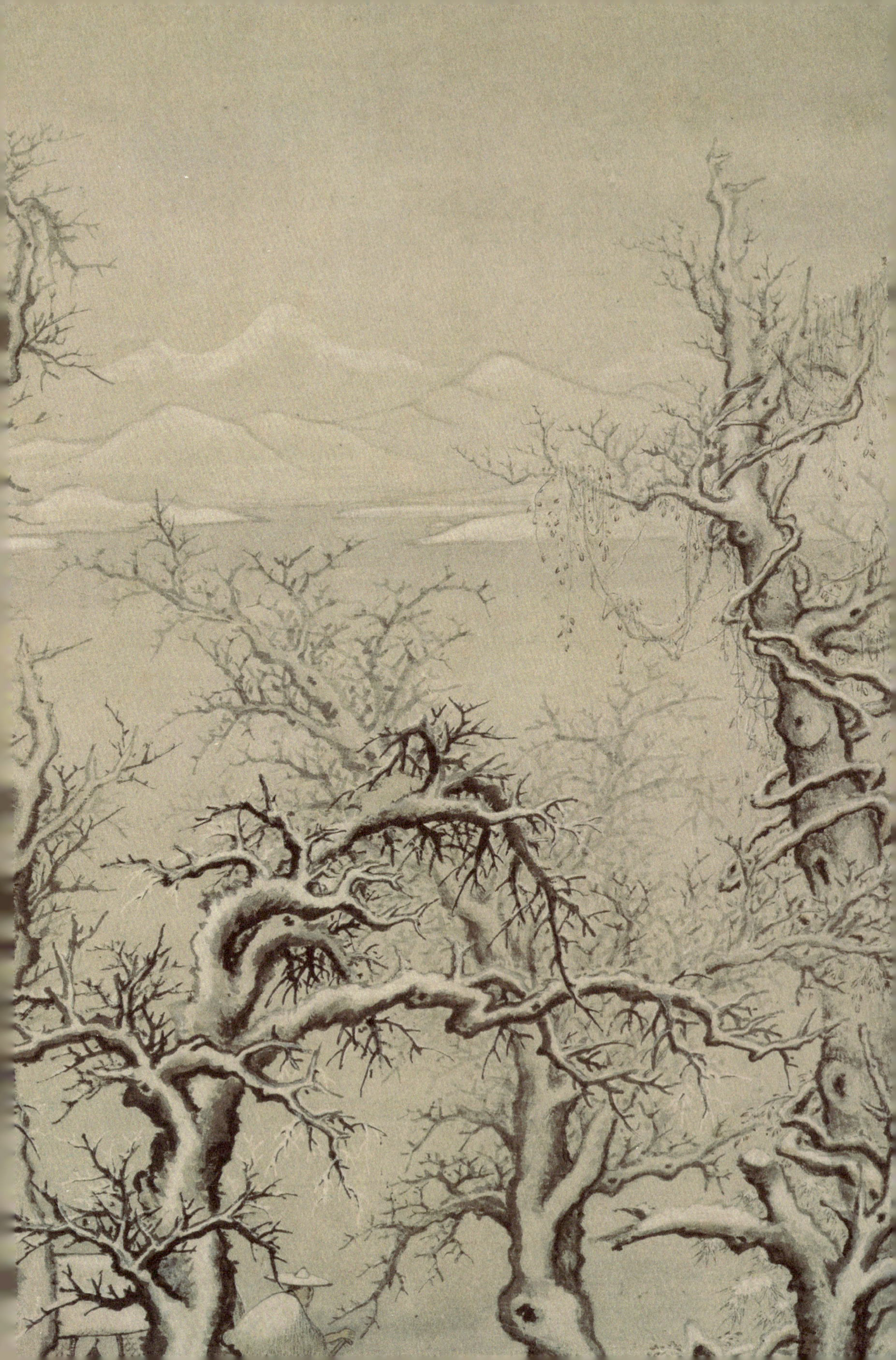

洪峰

洪峰一来势千钧，坝牢水漫防溃堤。

深挖底淤防堆积，夜间巡防人不离。

稍有疏忽酿灾祸，险情通报快转移。

千里堤溃毁于蚁，安全渡险抢先机。

矿透

喷洒水炮泥水墙，防范设施要如常。

顶架响来壁片帮，顶板事故要常防。

顶板脱落可预测，掘进守规有担当。

若遇透水高处避，呼救待援莫逞强。

暴雪

暴雪寒天风凛冽，慢跑背风别停脚。

身体冻僵无知觉，千万不能用火烤。

冰雪搓洗促循环，暖苏血气活力好。

防寒防冻防滑倒，行车更见驾技高。

大雾

雾霾沉沉恍若夜，行驶机动警觉时。

车雾灯开不插抢，哮喘须慎呼吸事。

饮食清淡避颗粒，老幼病人外出止。

晨练宜停多喝水，慢病尤重增体质。

防冻

冻雨应时腊月来，冷郁凝结路成灾。

雪压青林枝半落，江南丹橘草火霰。

冰溜成重线沉沉，难为抢险把暖采。

防滑保暖两相益，减速向前笑逐开。

水浸

风狂雨注盖头来，浪涌树拔坡滑开。

坡陡低洼须远离，进港避风不徘徊。

野外高空不作业，防范水浸压楼台。

趋利避害台风雨，胆大心细保安泰。

霜冻

立冬过后天乍寒，寒潮来袭温骤降。

早晚温低添衣物，保暖保温树冻防。

野外作业防范紧，羽绒皮帽裹体忙。

皮肤皲裂涂油润，暖气开放求健康。

暴雨

暴雨如注泥石流，危险境地是下游。

择高而处勿慌乱，咆哮泥声先避溜。

逃离别顺沟底走，横向快爬上山头。

野外夜营不选沟，进山活动看气候。

旱灾

春旱华北云之南，防范旱灾预案真。

遇旱全面宜节流，技术运用开源神。

节水滴灌靠管理，深耕耙磨利多层。

秸秆还田地膜盖，水窖工程利助人。

沙尘

风沙夹杂肆意刮，行人睁眼人难找。

满身灰尘难站稳，树枝歪斜电杆倒。

广告牌飞砸着人，拦腰折断更糟糕。

环境治理非朝夕，种树植草福来造。

寒潮

寒流南侵大风寒，大举南下降温狂。

西伯利亚冷源地，寒侵我国三路降。

列车出轨风覆盖，民航起落亦影响。

心血管病多诱发，除尘通风食护阳。

冰雹

强对流天起风雷，冰雹纷纷弹雨来。

鹅卵样大击中人，不死也伤命难再。

积雨云中冰晶落，坚固地带避急待。

对空放炮熔冰块，庄稼各人保全财。

中暑

酷夏炎炎心火焦，防暑降温第一由。

通风阴凉解衣扣，患者冷巾捂上头。

防暑药箱必常备，藿香仁丹清凉油。

昏厥休克人工呼，重症转送就医救。

雾霾

雾气迷蒙灰霾天，烟尘污染正当前。

减少外出少惹病，心肺患者哮喘连。

心情忧郁情绪落，补湿听听音乐先。

应对之策在防范，躲进小楼可避险。

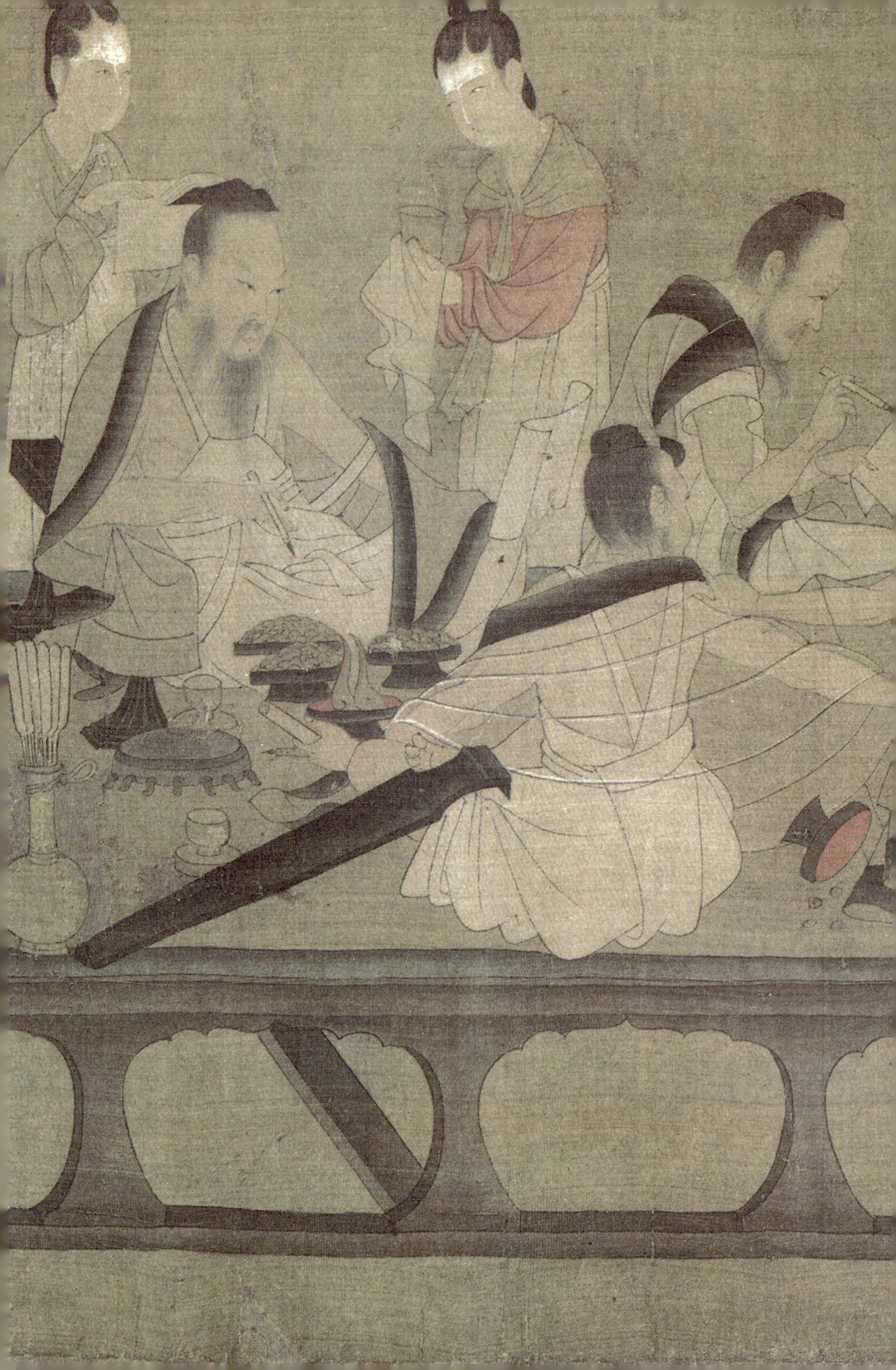

卷八·疫

太阳之地，人民促急，促急之人，口舌为毒。故楚、越之人，促急捷疾，与人谈言，口唾射人，则人脣胎肿而为创（疮）。

——《论衡·言毒》

家养宠物日增多，警惕狂犬把命索。一旦咬伤须重视，如有感染必出祸。从古至今，传染性疾病、战争、灾荒构成为人类生存的三大威胁。古代社会，由于预防与诊治传染病的能力相对低下，传染性疾病给人类带来的危害最为严重。在中国历史上，秦代最早出现关于传染病防治的立法。

咬伤

家养宠物日增多，警惕狂犬把命索。

一旦咬伤须重视，如有感染必出病。

应急冲洗新洁尔，边冲边挤把毒脱。

伤口内外应消毒，注射疫苗不能拖。

蛰伤

腐木石隙间，蜈蝎出没处。

咬伤手与脚，溶血蛋白毒。

红肿长水疱，疼痛又呕吐。

痛甚者吗啡，重者医院处。

防疫

疫情早查别麻痹，预防传染做仔细。

发现患者即隔离，通风消毒环节必。

人受感染早就医，公共场所不聚集。

灾后疫情更注意，防备次生危害起。

传染

传染途径气水源，传播乃因互接触。

排泄物渣处理好，病患用品必消毒。

患病动物宰深埋，毁坏隔离彻底处。

源头何处须保护，预防警惕病不留。

禽流感

禽流感来变种快，冬春之交传播广。
候鸟迁徙防控难，唯有防范自身当。
勤洗手且不乱吐，窗户空气清新降。
晨检消毒三鸟地，病例发现隔离强。

激素

谨防激素副作大，不可盲目打激素。
内障青眼精神病，血栓水肿生长驻。
颅内高压多阳痿，低血钾钙骨松土。
胰腺炎显糖尿肥，溃疡加重霉菌毒。

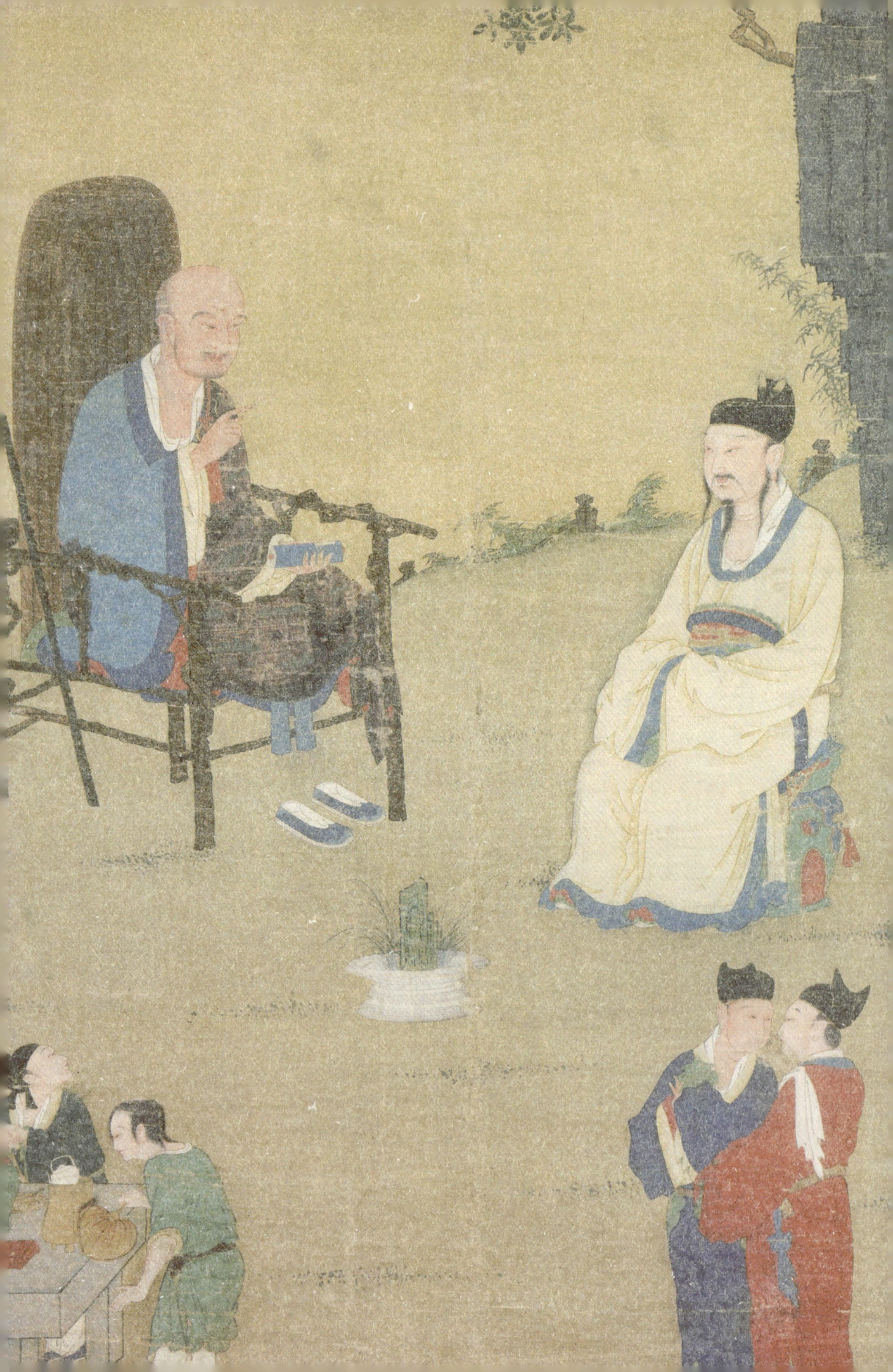

瘫痪

瘫面周围神经炎，中枢只有下面瘫。

单瘫单肢运神元，延髓语障咽下难。

偏瘫脱髓大脑干，截横急髓蛛半选。

四肢先天脑干灰，周癔重周格癫暂。

腹泻

生食腹痛又腹泻，大肠杆菌在作祟。

夏秋节假易高发，大灾之后多遭罪。

变质食品不可食，预防生病有依归。

大蒜白醋可消毒，蚊虫细菌成烟灰。

疱疹

手足口病婴幼多，发热口疡疱疹活。

食欲减退伴咽痛，皮肤斑丘疱疹作。

开窗通风卫生护，接触消毒首防祸。

饭前便后手洗净，控制源头传染弱。

非典

冠状病毒肆虐起，稍有不慎命归西。

消毒彻底无死角，抗病保健乐观剂。

防疫针剂及时注，提高免疫重劳逸。

身强体健百病去，合理营养不挑剔。

痢疾

夏天天热易生病，痢疾伤寒防范急。

病原苍蝇患者带，恶心呕吐无气力。

纠正脱水酸中毒，生水不洁面黄肌。

用具消毒体定检，服药预防早隔离。

呼吸道

呼吸道病常流行，传播迅速发热降。

公共场所多远离，老幼多为高危郎。

孕妇病患易感染，公共场所口罩防。

公共浴室暂隔离，勤洗手口免患降。

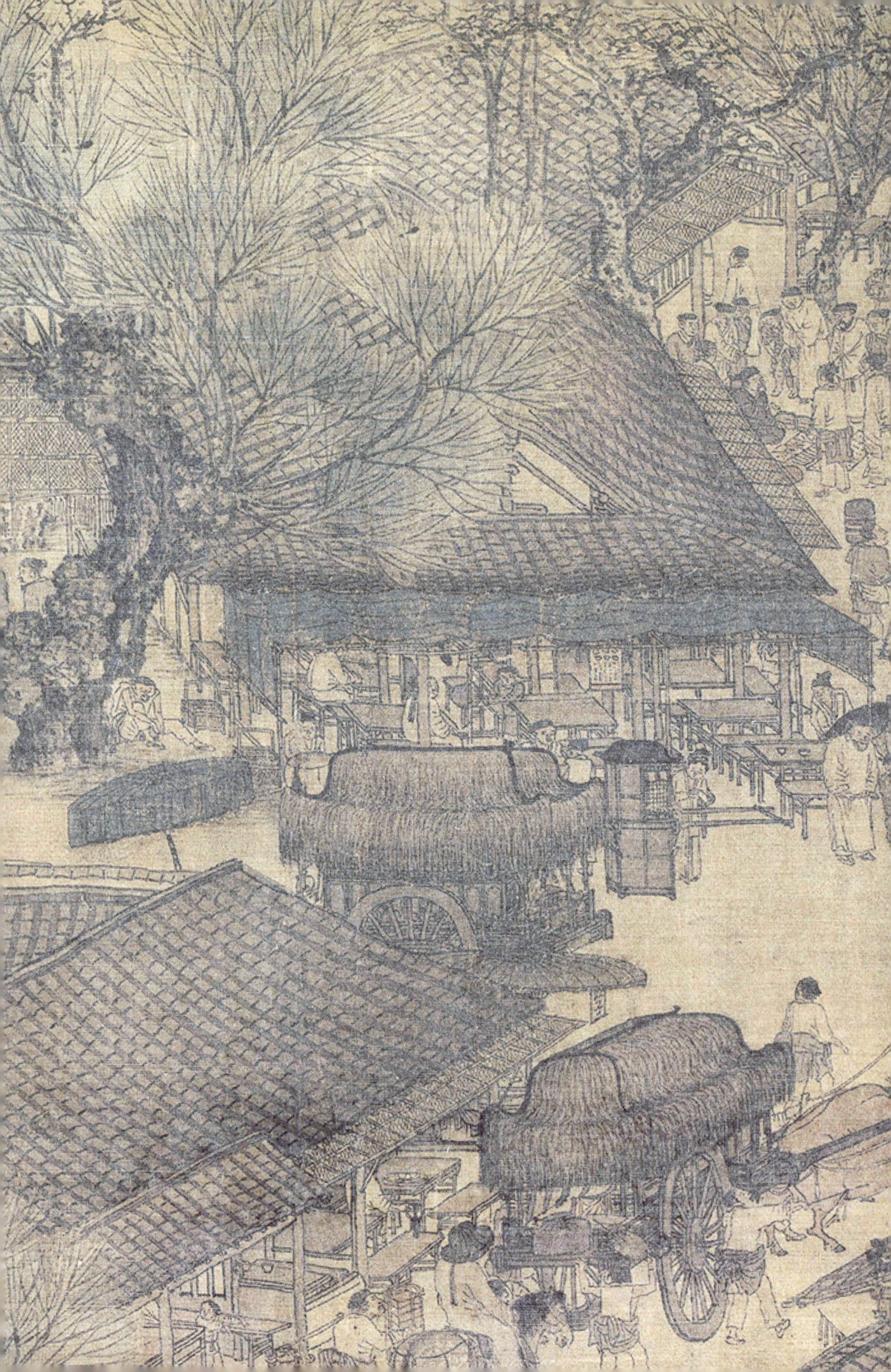

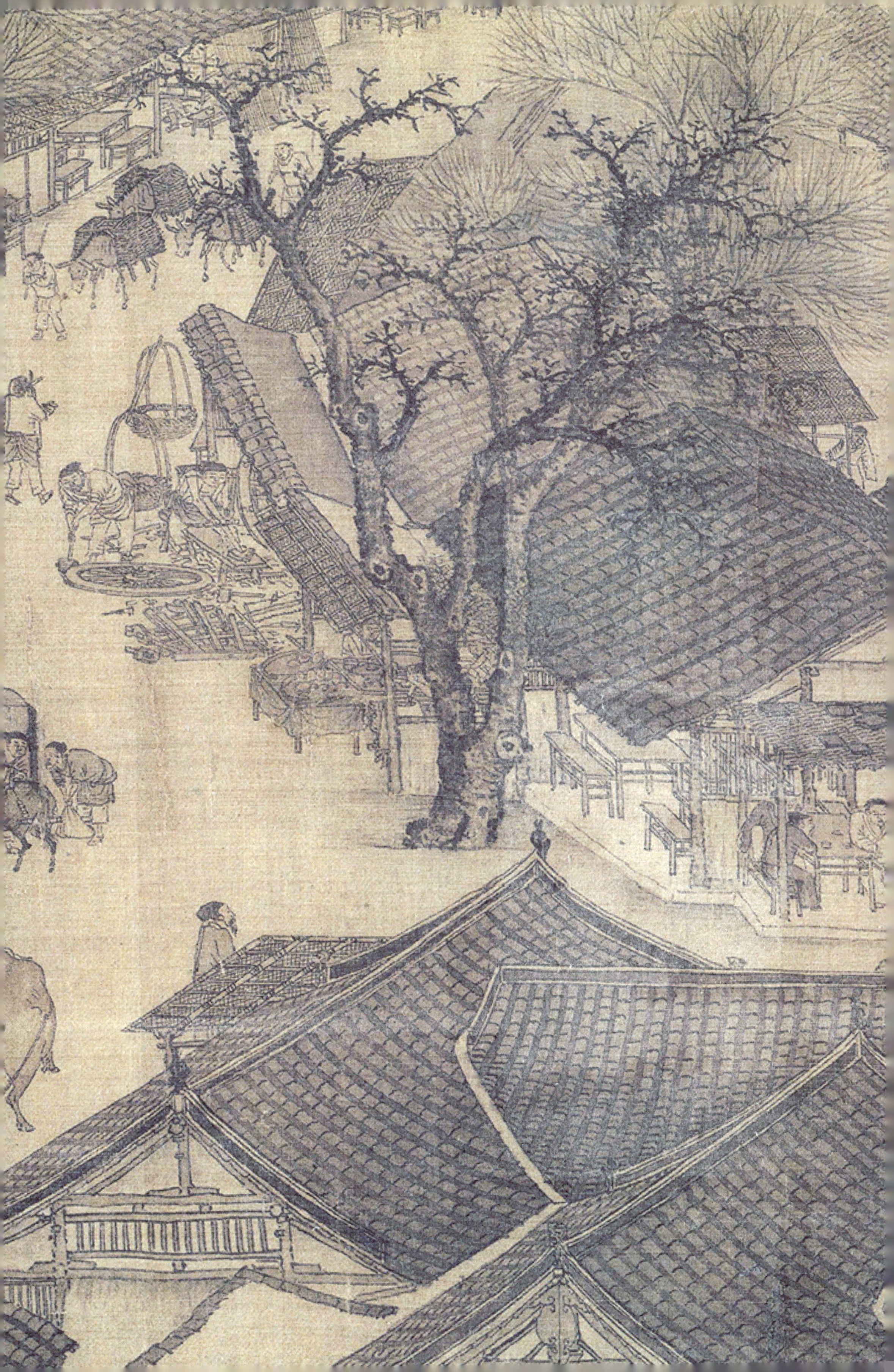

艾滋

不洁性交主病因，病毒艾滋无免疫。

恐艾症发缘自作，自重洁身方不移。

体液交换最难防，精液分泌物相系。

安全套非万能物，梅毒淋病湿疣起。

甲流

甲型流感病毒，人畜禽共患降。

提高身体素质，免疫能力加强。

接种流感疫苗，三鸟煮熟才尝。

空气交换要勤，口罩防护日常。

候鸟活动区域，禽鸟粪便少沾。

卫生习惯养成，少去人群之乡。

隔离

预防传染防次害，灾后病患伴害起。

发现患者即隔离，疫苗注射有助益。

通风消毒餐用具，人受感染早就医。

公共场所要少去，避险重在预防计。

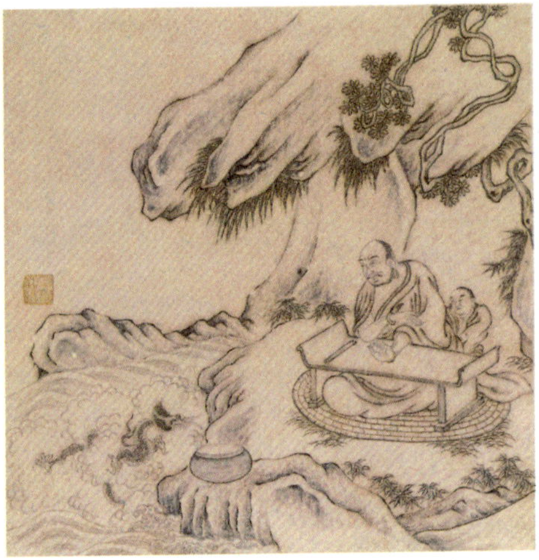

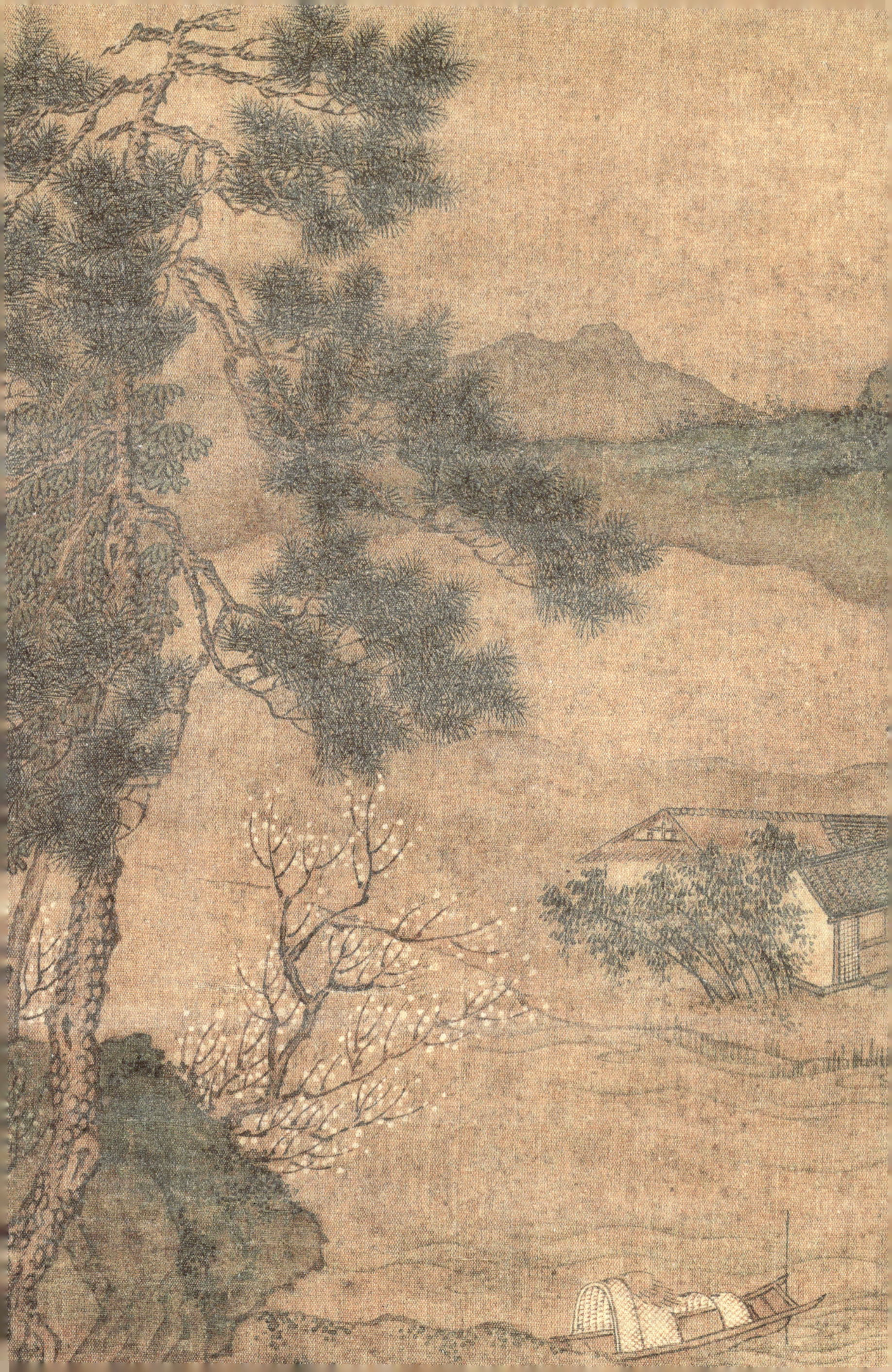

预言

玛雅预言终成空，末日情节似噩梦。

数字时代开发盛，环境污染理不通。

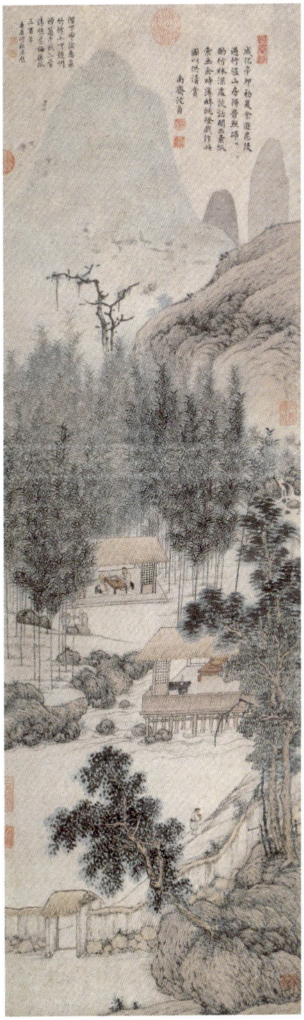

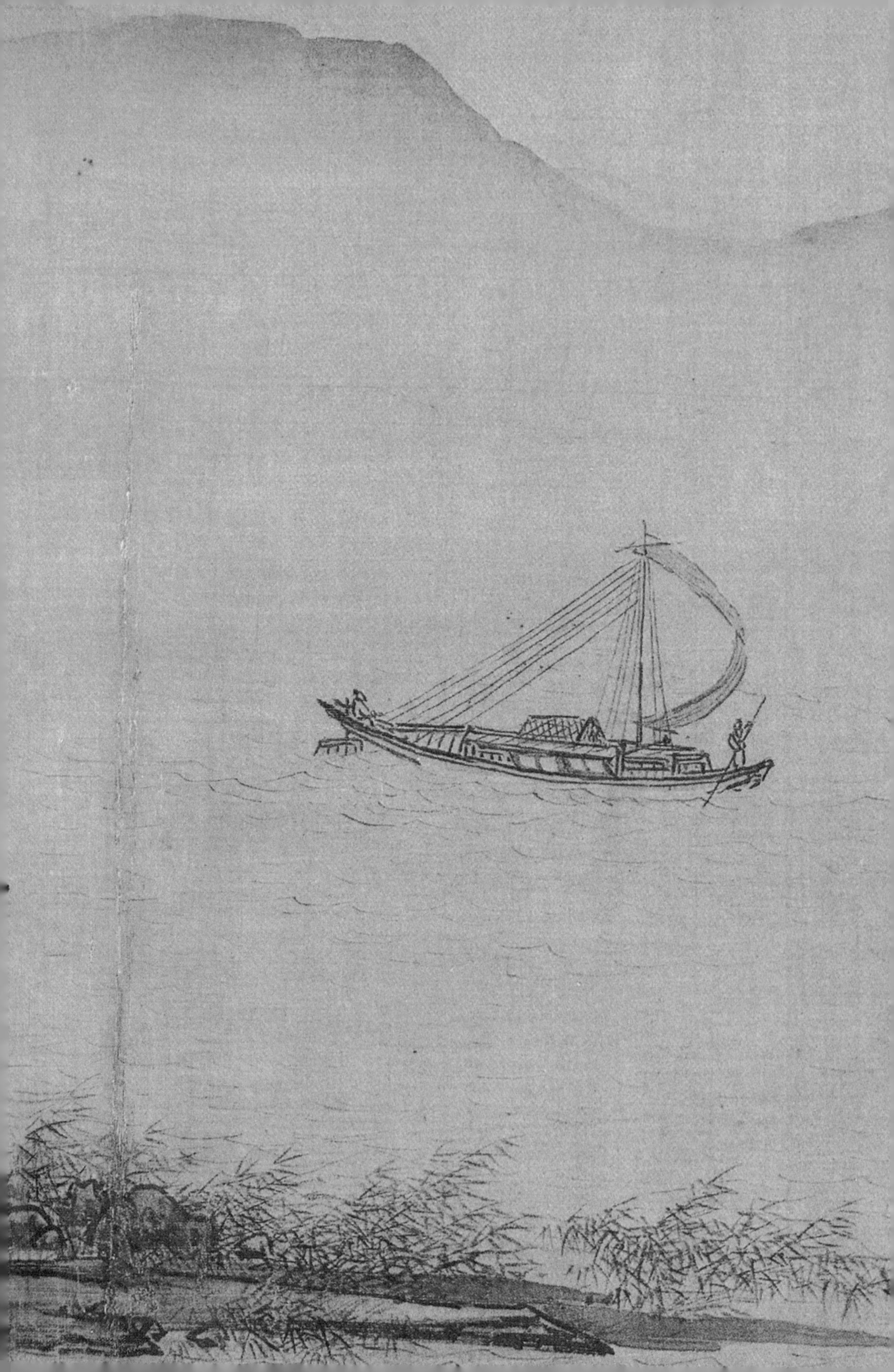

卷九·旅

一畦杞菊为供具，满壁江山作卧游。

——王清任《顾仲蛰见仿》

春节一到好热闹，穿上新衣人更俏。新风和睦旧俗破，起居有常莫通宵。我国历代医家、养生家对养生的探索历史悠久。几千年来，中华养生文化内涵不断丰富和完善，已经形成了博大精深且科学合理的养生文化体系。不过，随着时代变迁，此前流行于欧美的旅游养生也开始进入中国，国内养生市场呈现出百花齐放，多种文化交相辉映的盛况。

春节

春节一到好热闹，穿上新衣人更俏。

新风和睦旧俗破，起居有常莫通宵。

吸烟酗酒伤肝脑，荤腥佳肴食莫超。

烟花鞭炮小心待，防火防偷安全道。

出行

出门去旅行，安全记心头。

药物随身带，保险买在手。

徜徉山水间，心情乐悠悠。

反锁门和窗，快乐不忧愁。

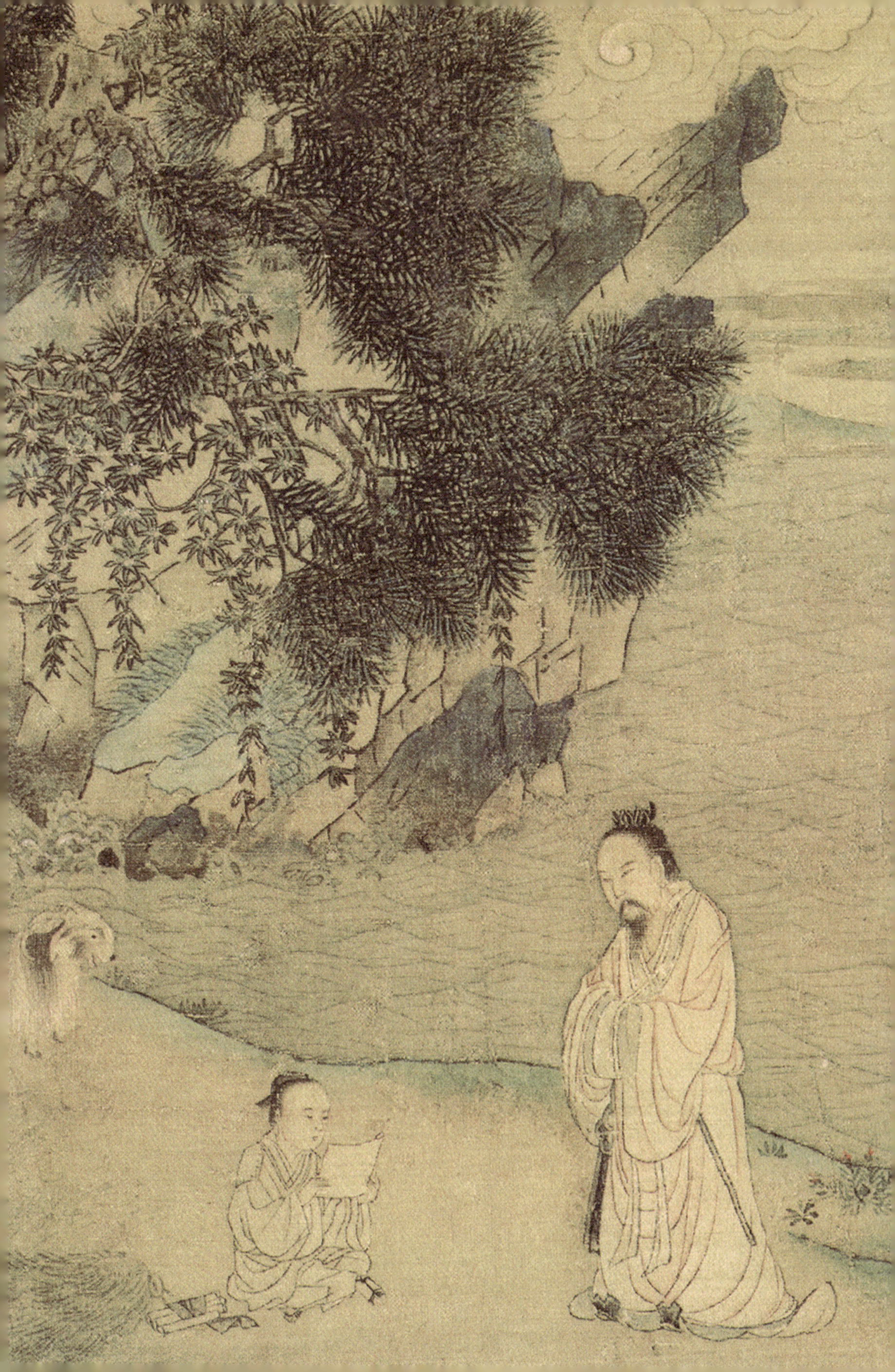

夏令营

精彩夏令营，启智有主张。

外出听安排，遇险别恐慌。

邀伴齐活动，独处身先防。

学习得锻炼，安全弦莫放。

求学

海外游学安全先，便利为学合租帮。

外出购物熟环境，境外交友慎为当。

交通守则乡随规，不炫财富不逞强。

险情领馆好庇护，华人团体互帮忙。

旅途

住宿卫生须注意，公共洗漱恐带菌。

洗澡淋浴较清爽，蹲式马桶无病因。

开窗换气好呼吸，爬山涉水健康行。

美色陷阱勿受诱，财物现金防人盯。

眩晕

植物神经易紊乱，眩晕恶心呕吐糟。

面色苍白冷汗渗，嗜睡晕动前庭调。

胸闷憋气口流涎，敏感腹痛且疲劳。

充足睡眠除疲劳，体育锻炼清淡好。

卫生

旅行性腹泻，不服水土降。

致结肠过敏，精神紧难当。

饮食或不当，不洁腹泻忙。

病多从口入，暴食暴饮慌。

精神且放松，卫生发光芒。

口服盐补液，乳酸益日常。

酸葡萄果汁，助肠胃变强。

急性腹泻危，赶紧就医忙。

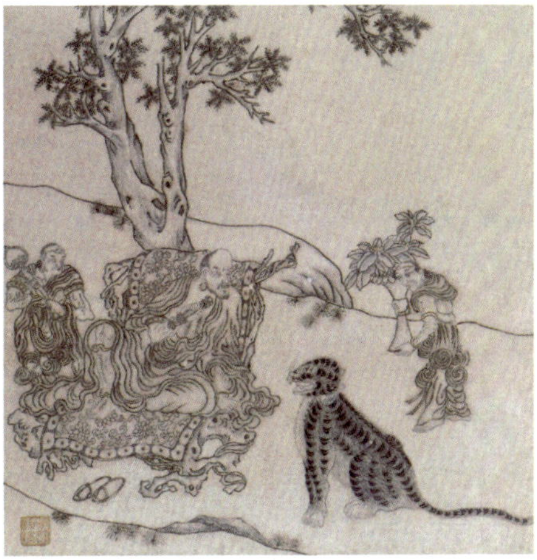

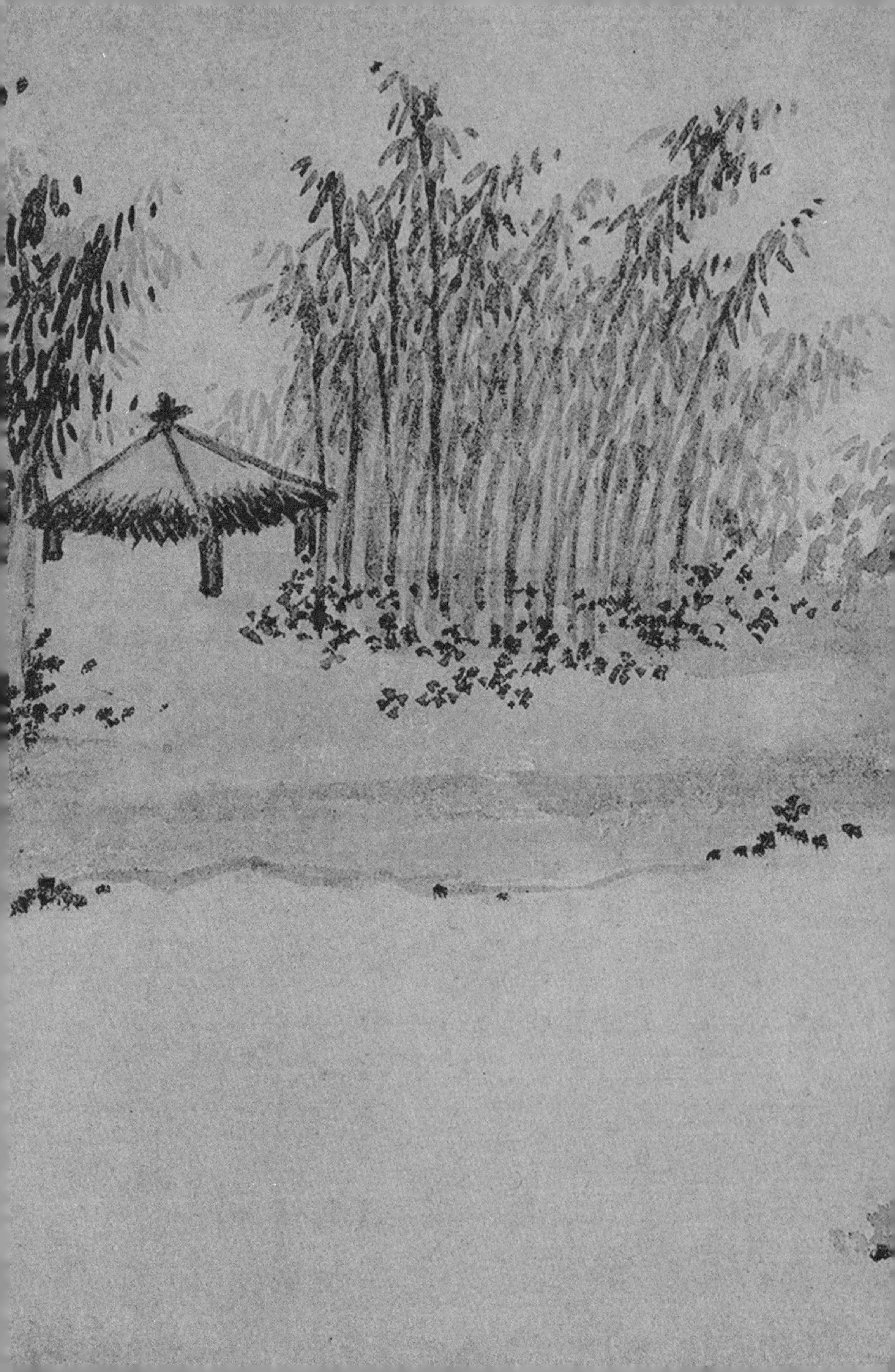

发病

旅行突发病，旅差不时宜。

心电图常备，随身带病历。

有焦虑头痛，不宜搭飞机。

淋浴去洗澡，重物双手提。

不安引病症，就医来警惕。

测尿糖试纸，随身携带起。

定量饮食好，免糖巧克力。

注意补充水，胰岛素补给。

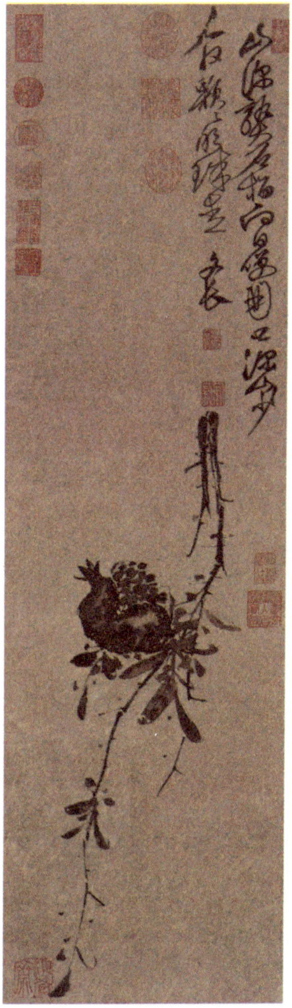

接种

出境人员为健康，接种预防要提前。

疫苗禁忌信息报，黄热病疫证书验。

口服霍乱疫甲肝，乙肝伤寒流脑兼。

接种证书保管善，翻译转录准备全。

探险

探险风险在，准备是关键。

蚊帐衣服备，宿营忌田间。

光热用品足，急救药箱先。

求救发信号，心细好避险。

丛林

丛林茂密日遮蔽，沼泽水浊多蛇虫。

指南针是必带品，挥刀伐木劈荆丛。

木棍随身拔灌木，涉水过河防蜈蚣。

防病防咬药常备，做足准备人轻松。

沙漠

沙漠质地太松软，稍有不慎路径绝。

水源方向要定位，食物药品不可缺。

白天避暑夜御寒，丛林深处水流歇。

浮淤沙面宜平躺，随时应变千秋月。

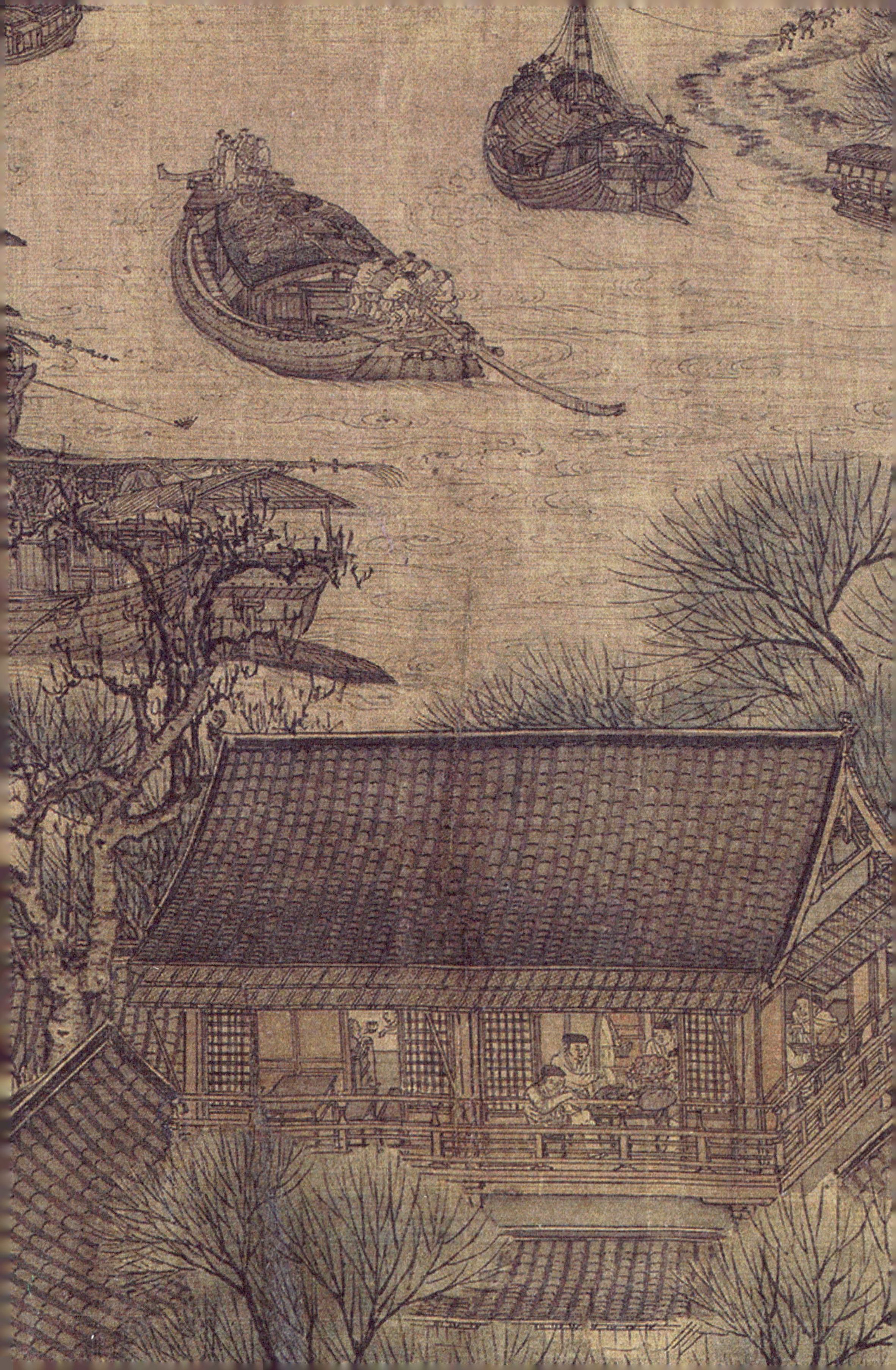

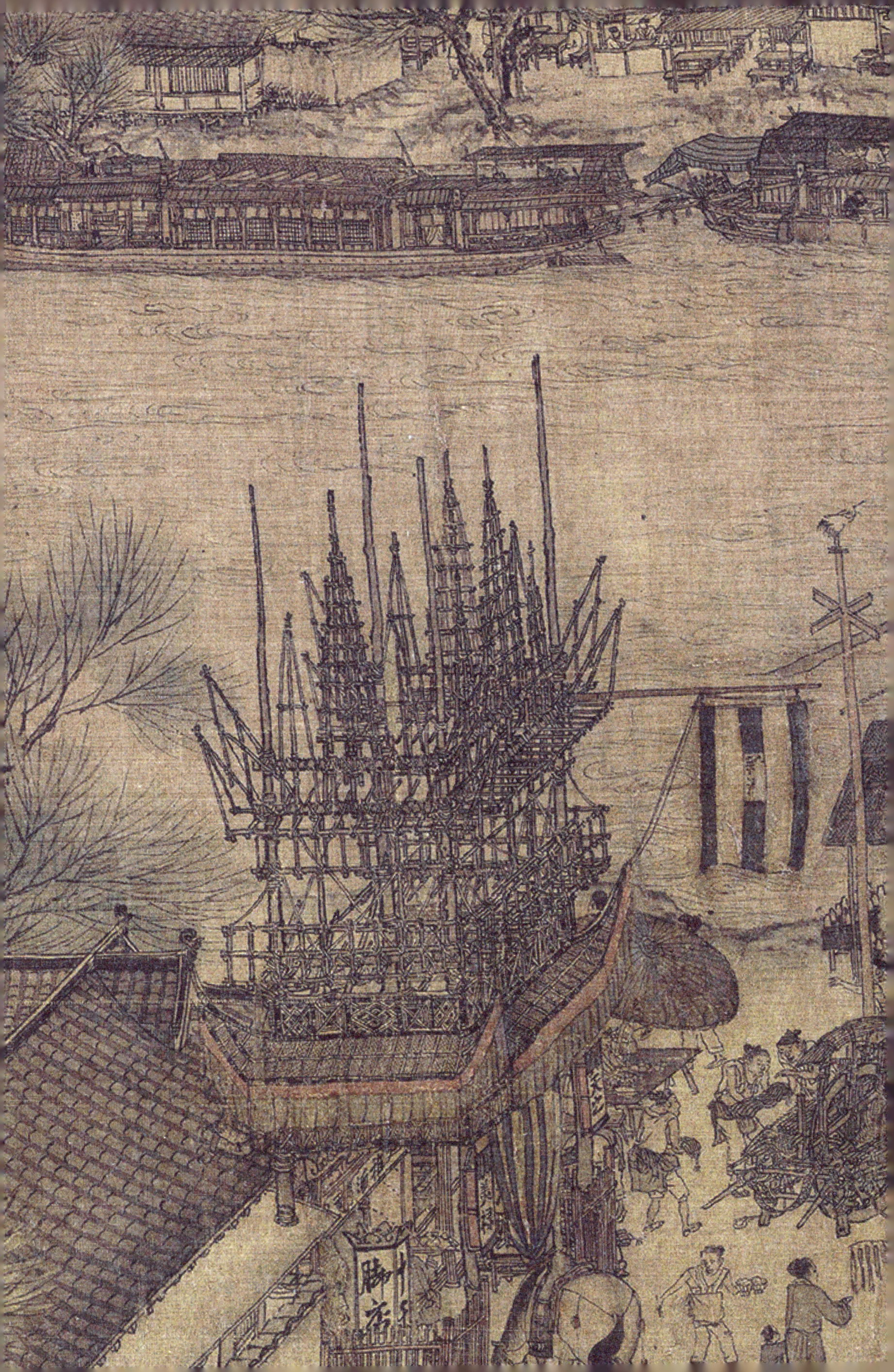
十千
脚店

蛇虫

毒蛇毒虫咬后怕，自我救治时间抢。

夏秋蛇咬多发期，神经血毒混合降。

金环银环有剧毒，蝰蛇竹叶似豺狼。

冷静应对不乱跑，缚扎勿吮莫心慌。

防盗

上当受骗又遇劫，旅途遭罪兴致缺。

防范一招留心底，钱财不露零钞携。

密码记牢卡存好，饭店用餐包身贴。

识别扒窃神态在，深夜行车更警觉。

防骗

社会纷纭多复杂，诈骗勒索加敲诈。

方式手段人称奇，便宜莫贪防电话。

网上购物宜慎重，骗局就在身边撒。

身处险境发信号，巧妙周旋众人夸。

动物

喋血非洲游途中，华裔华人倍感伤。

河马犀牛发情期，少逗躲远不遭殃。

鳄鱼猛兽突袭急，身脱不及把命殇。

最是防范钢铁在，怡然自乐好观光。

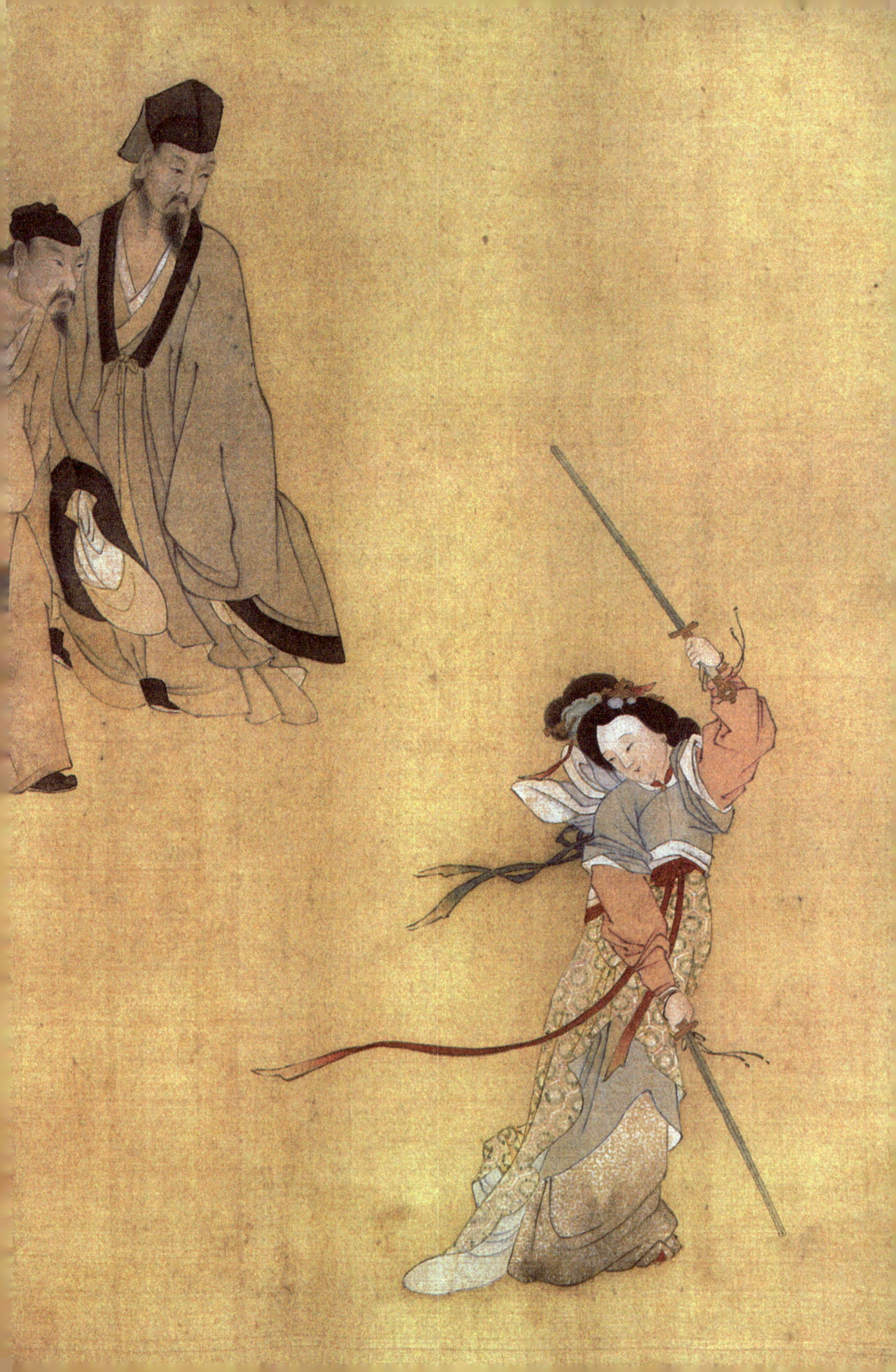

卷十·戏

户枢不蠹，流水不腐。人之形体，其亦由是。

——《圣济总录》

花园小区健身易，清幽芬香保健器。假期安全问题多，小孩家长须注意。古代养生讲求养性，养心和养神。如今，随着生活水平提高，人们摄入体内的营养物质远超以往，如日久聚集于体内，对人体显然不利，故借助现代体育器具及最新流行运动方式用于健身大受欢迎，但安全大事须时刻谨记。

健身

花园小区健身易，清幽芳香健身器。

假期安全问题多，小孩家长须注意。

开心玩耍心情畅，设施检查放第一。

游乐场所有细菌，劳逸结合要牢记。

游乐

游乐场所虽简陋，设施安全首第一。

定期维修检经常，锈蚀老化及时替。

消防措施维护在，演出场所有管理。

踩踏防范闭栅栏，疏导预案备应急。

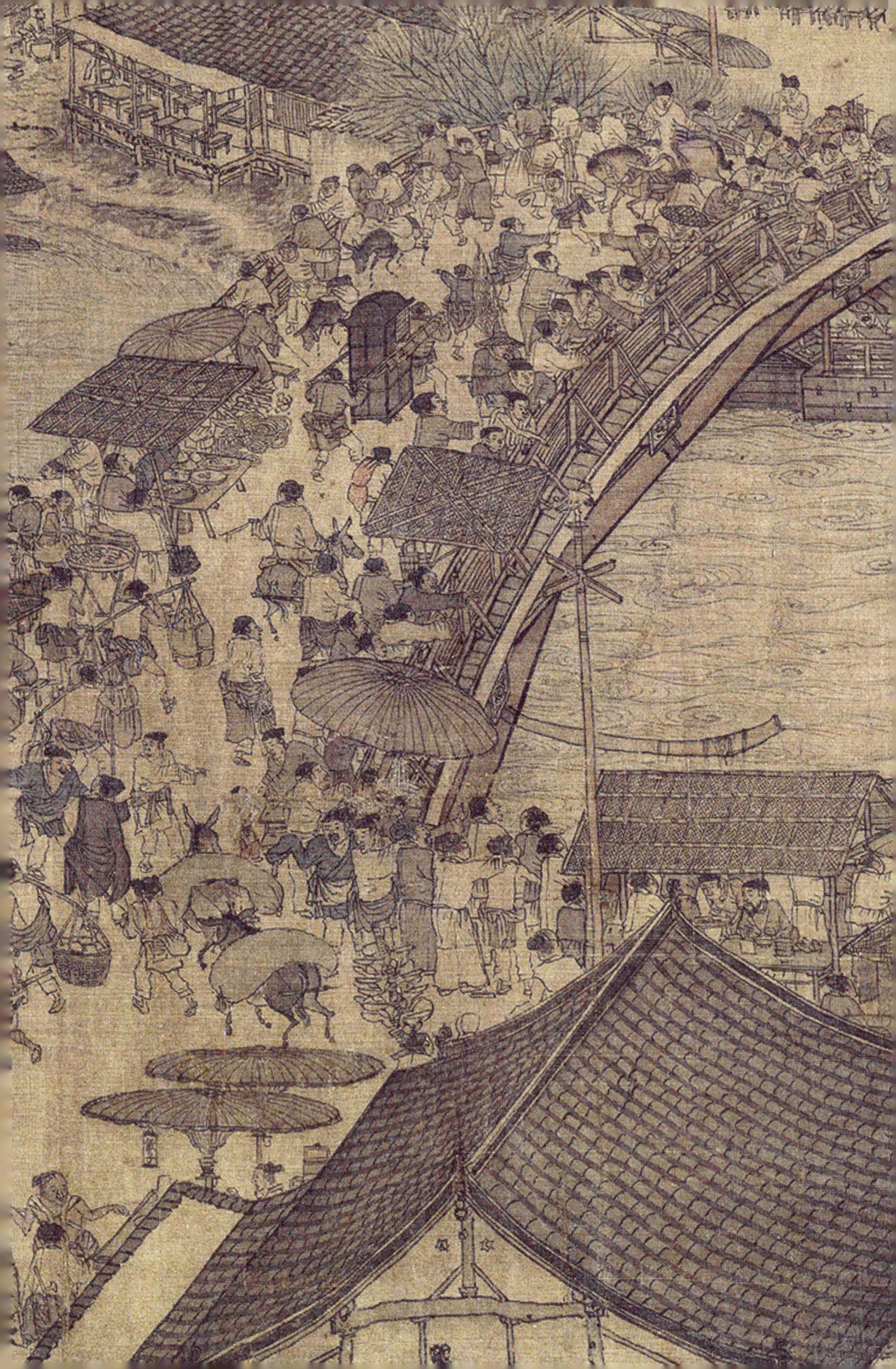

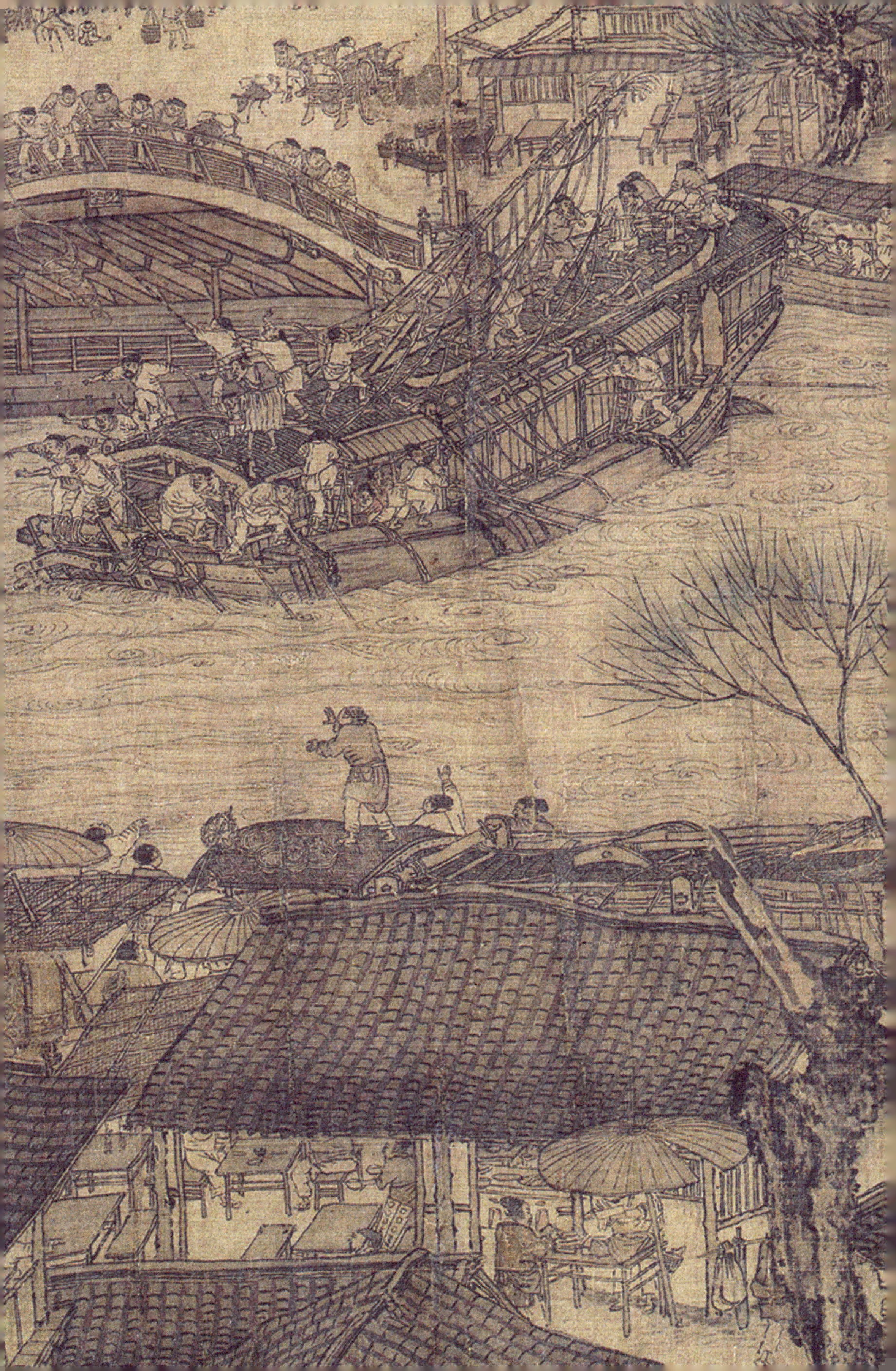

风筝

天气回暖三月天，七彩纸鸢空中现。

眼明手快心怀放，安全第一不可减。

空旷远离高压线，绝缘手套可避险。

牵丝引线要得法，一招不慎要变天。

极限

滚轴滑板时尚追，溜冰运动帅酷呆。

惊险飞驰在快感，急速心跳刺激来。

快乐当头安全事，质量把关严购买。

螺钉轴承定期换，防身设备随滑带。

球赛

球赛活动观呼中，安全观战第一等。

情绪激昂不失控，你争我抢祸根生。

球迷球员应自重，散场不踩序不争。

雷暴天气室外忌，遭遇雷击不慌神。

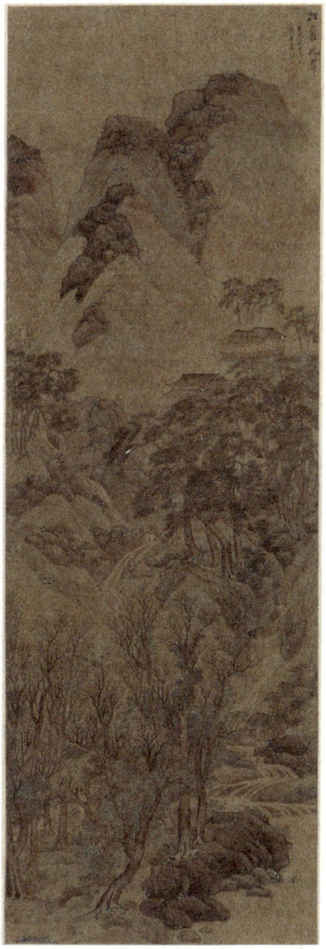

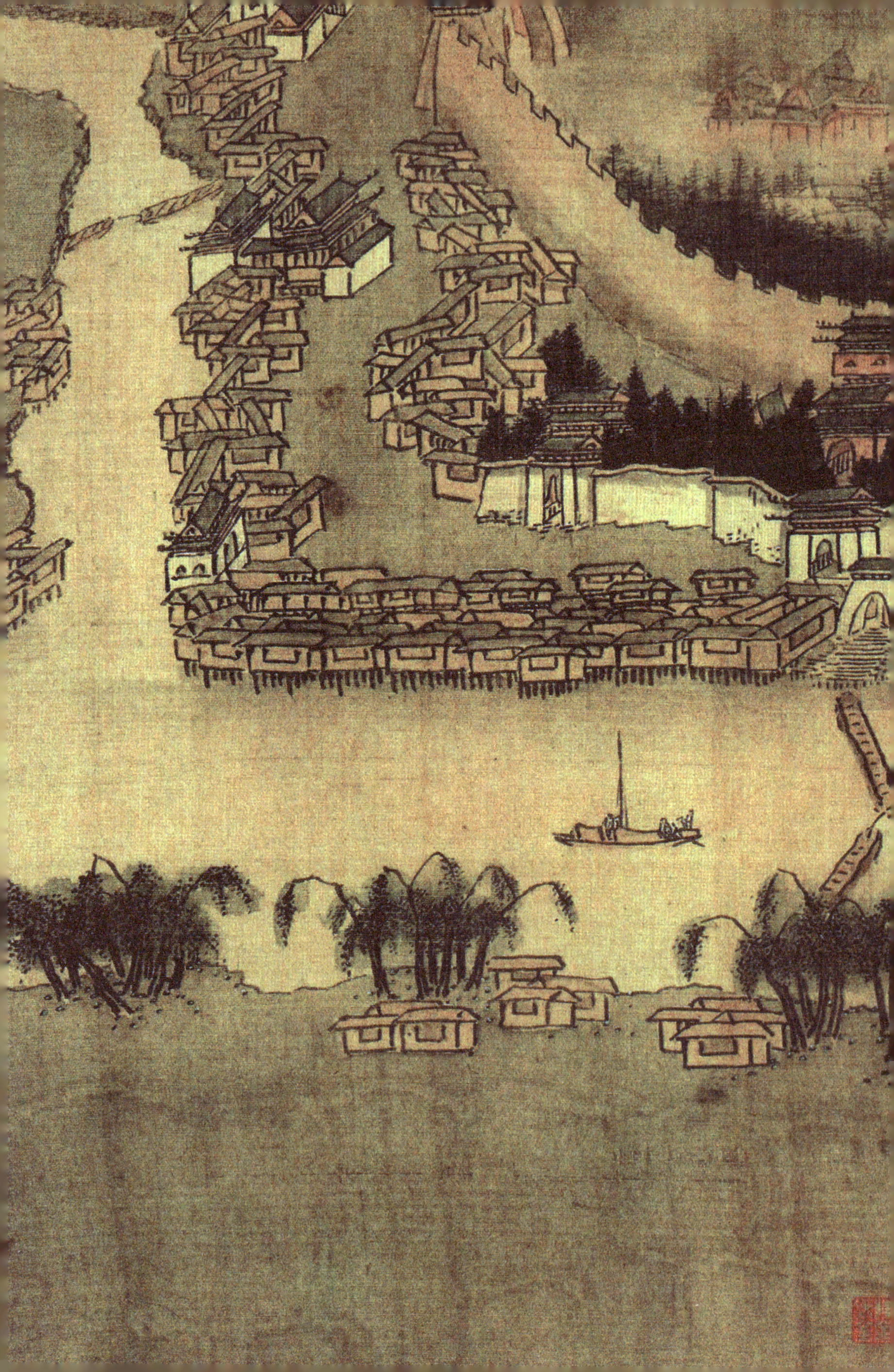

卷十一·网

夫人生于地，悬命于天，天地合气，命之曰人。

——《黄帝内经素问·宝命全形论》

网游有瘾须警惕，花钱废时应牢记。无形圈套身被缚，再想挪腿实不易。当今世界，网络科技的快速发展可在第一时间为人类带来最新资讯，但信息大爆炸和网游对青少年的伤害不可忽视。同时，网络诈骗等事件层出不穷，也让人们对网络的另一面心生恐惧。

网瘾

网络有瘾须警惕，花钱费时应牢记。

无形圈套身被缚，再想挪腿实不易。

自残自杀悲剧多，当心网络扒层皮。

情绪宣泄找出口，运动读书有益裨。

网游

群雄争霸称武林，传奇竞逐中原鹿。

现实残酷虚幻就，沉迷期间难自主。

游戏玩家成职业，虚拟空间载梦途。

魔兽世界颠理想，杀人游戏失正途。

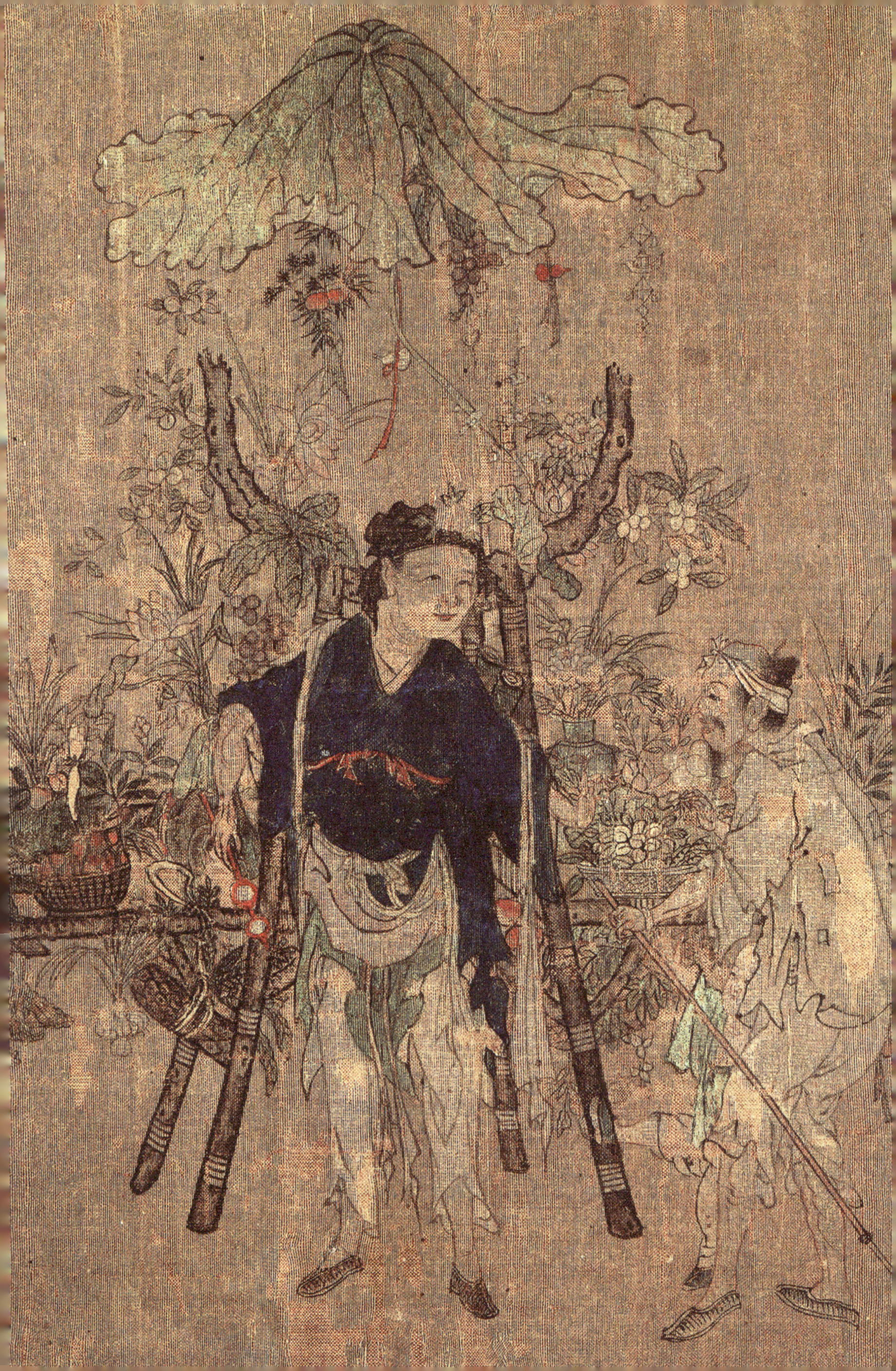

网银

网络犯罪很猖獗，购物交友陷阱查。

修补漏洞反间谍，商务活动避网吧。

可疑网站不点击，中奖暴富是神话。

个人信息慎透露，证件账号设密码。

网上支付很快捷，黑客盗码捞一把。

银行硬件密钥防，流氓软件卸载它。

网络钓鱼须提防，银行域名安全查。

统一办卡密码改，交易账户少存它。

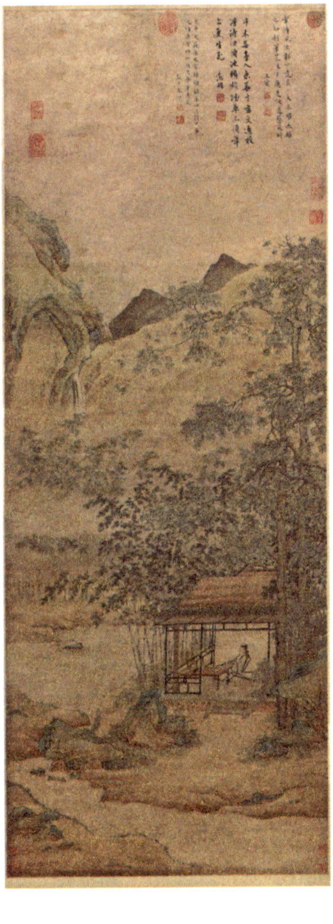

网购

互联生活节奏快，网上淘宝购物狂。

电子商务成本优，骗子网站混珠降。

商品价廉打折惠，卡号虚拟陷阱张。

伪造红盾增信度，网页制作粗糙慌。

网站网页联系多，价格离谱付款诓。

以上陷阱尤防范，验证通讯交易常。

网站友情链接多，小心编号有伪装。

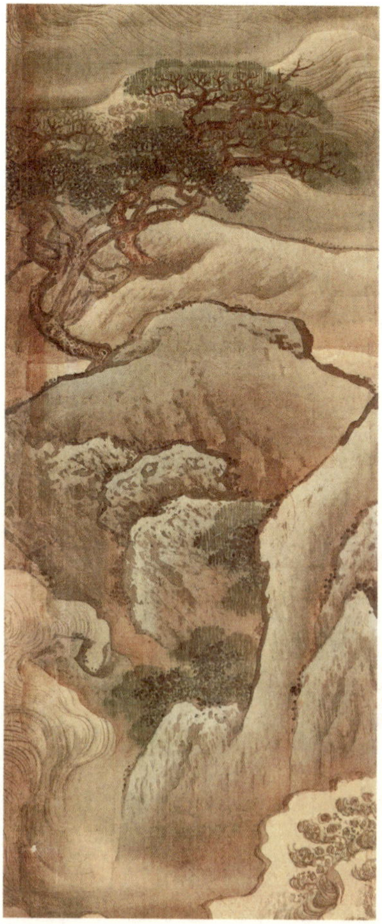

婚骗

网络交友多欺骗，偷心陷阱钱色丢。

职业骗婚下钓钩，上骗受当老实头。

婚托红娘联手演，婚介市场乱相谋。

擦亮眼睛求姻缘，一着不慎钱色忧。

网骗

显赫背景迷惑人，甜言蜜语伤透心。

别信丑男不花心，女子急嫁是病根。

婚恋观念应改正，发现被骗速报警。

洁身自爱找真情，虚拟现实应分明。

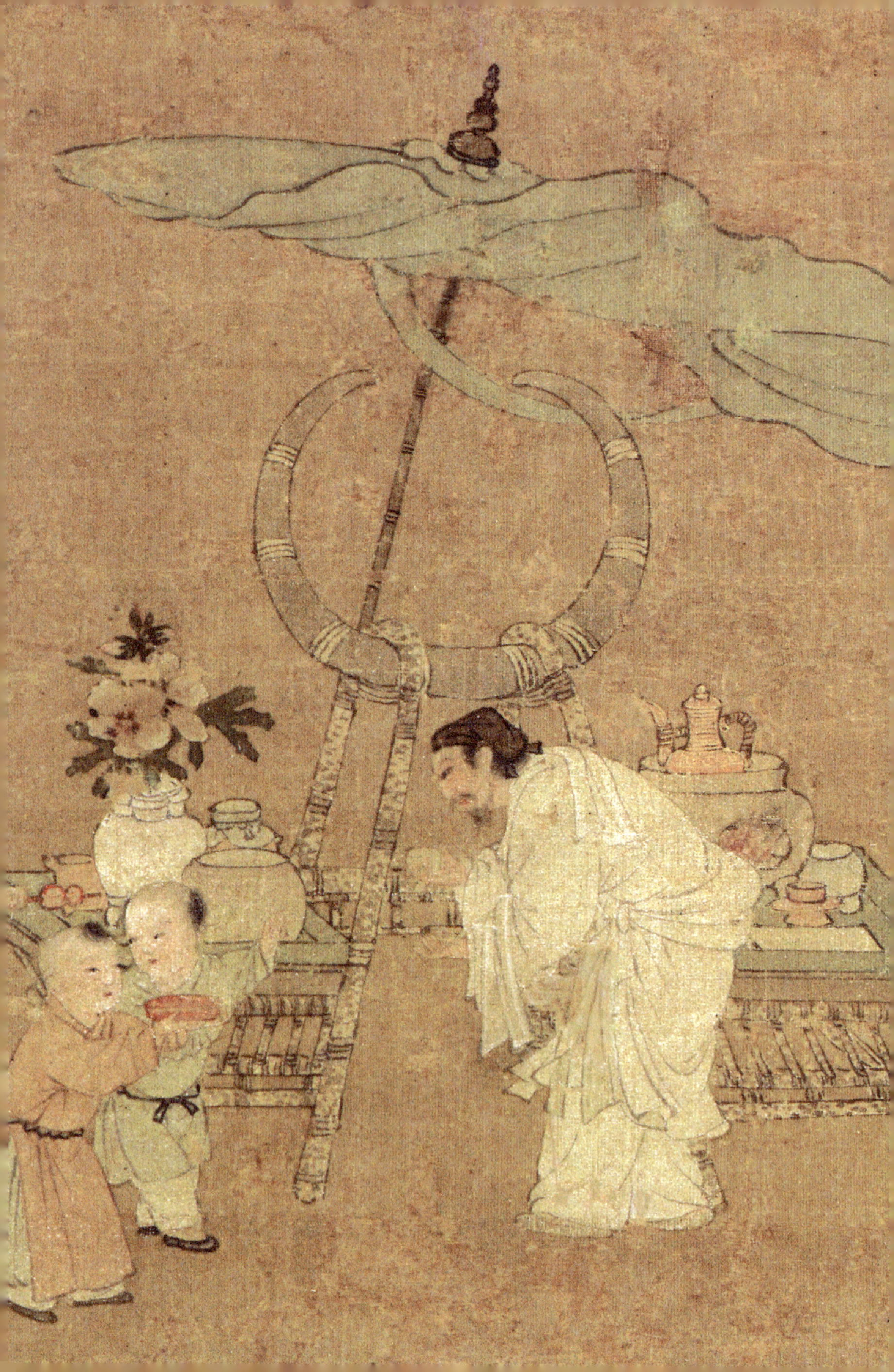

卷十二·性

饮食有节制，起居有规律，不妄事操劳；肆欲纵色，耗散精气，喝酒行房事，此行差也。

——《皇帝内经》

性侵时段有玄机，暑夏高发八月期。晚七晨六为高发，废厂桥下荒郊地。从古至今，自有男女开始，性侵从未间断。因两性的体力，社会地位和社会角色不同，遭受性侵害的常以女性为多，故了解和掌握基本知识及对付方法，极为必要。

性侵

性侵时段有玄机，暑夏高发八月期。

晚七晨六为高发，废厂桥下郊荒地。

女孩异性防独处，熟人同学亦遭欺。

穿着忌露引诱甚，夜间出行脚步疾。

黄毒

黄赌毒害大无边，沾上前途全迷离。

黄书黄片淫秽品，歌舞夜场酒吧寄。

毒品切莫试与沾，赌博成瘾身心畸。

习惯养得塑人品，害人损己切勿倚。

性扰

生活易受性骚扰，几种女人要注意。

脾气率性太活泼，与男称兄又道弟。

大大咧咧不拘束，虚荣享受图欢喜。

心里设防加自重，安全保护有距离。

猥亵

教育从小起，猥亵要提防。

游戏要制止，困惑要协商。

父母如亲热，要看周遭房。

行为不检点，婴幼易受伤。

防狼

防狼秘笈防色狼，千万不要默忍受。

对待上司怕得罪，后患接踵难逃走。

心理准备靠自己，性玩弄者有借口。

不怕丑事来公开，肆虐施暴亦自羞。

蒙药

妖艳轻浮甚张扬，衣着暴露引诱毒。

外出盯梢防纠缠，女子勿搭腔外露。

生人饮料防蒙药，遇扰勇敢大疾呼。

机智应对有防备，无法逃脱勿激怒。

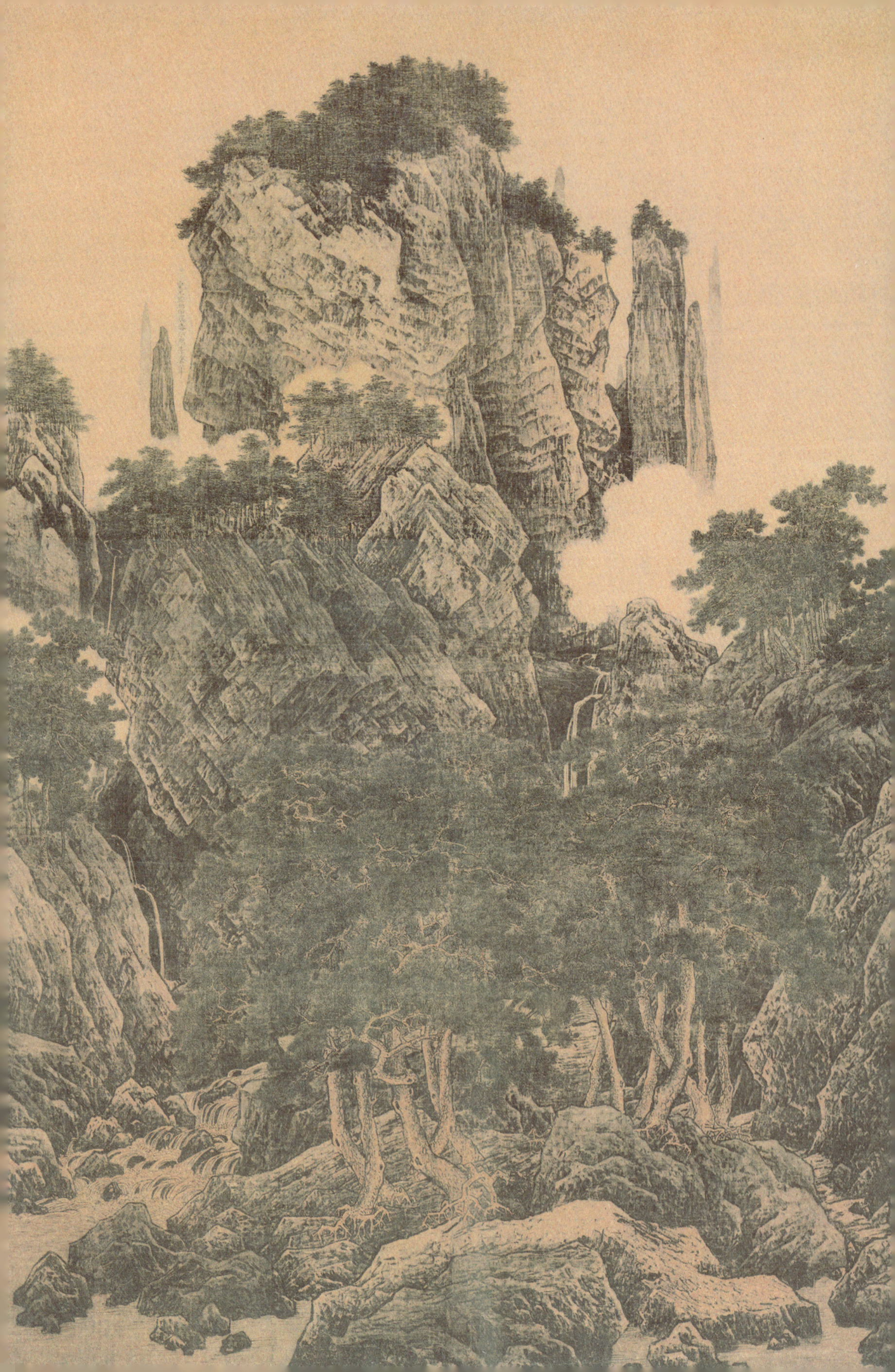

独行

独自夜深走巷道，觉察跟踪拐弯行。

打的晚回防暗地，司机待会车灯映。

夜行女备防身器，催泪防狼辣水倾。

进屋门窗撬勿喊，贼在报警待时清。

独睡

性侵多是熟人间，独睡闻响先躲让。

男女热恋性冲动，清醒拒诱不慌张。

遇扰智攻假屈就，女儿见机当自强。

被侵诱用安全套，污物留证报案忙。

性爱

男女情浓想性爱，人生美事排山来。

两性战场无禁区，不涉他人不该怪。

性怡

性欲本自然，满足则有益。

交接宜循道，轱白内筑基。

彭山有图证，交欢得寿懿。

永葆泱泱泉，人生寿且怡。

房室

男女阴阳体，和顺气合一。

男女性和合，不易生万疾。

阴气所伏藏，妇功养成易。

健康房室心，两情终不离。

禁忌

性事非小事，夫妻感情基。

愉己又悦人，人生大乐一。

房事有忌日，地月合潮汐。

电闪雷鸣时，此期是大忌。

强肾

房事是把双刃剑，养生上身两相兼。

损命耗精体力散，房事养生不跑偏。

满足爱人性爱欲，赢得健康相悦全。

藏精固肾爱有度，巅峰共享爱融绵。

自慰

青春激情如满弓，精满情荡憧憬中。

冲动饥渴性幻想，躁动焦虑想放松。

适度手淫为正常，惟有邪念别去碰。

沉溺其间精力耗，学习工作难集中。

壮阳

枸杞巴戟熟地好，羊肾苁蓉宜炖汤。

鹿肉狗鞭何首乌，营养优异可壮阳。

盐姜黑豆骚公鸡，盛碗隔蒸米酒方。

食补药补是辅助，不可一味全赖上。

花样

性爱傍上高科技，传情达意更刺激。

角色扮演添野趣，性事花样千百奇。

性爱姿势原无定，双方接受为所宜。

愉悦不忘相体谅，食色性也乃真理。

情趣

性爱游戏不稀奇，花样翻新添情趣。

身心有益宜为度，走火入魔危成局。

双方欢悦可接受，嬉戏恩爱招不枯。

交合不可入歧途，婚姻破裂险途趋。

淫欲

淫为万恶首，孝乃百行先。

淫者但败露，丑行遍地传。

六亲不再认，好友亦疏远。

身正立人世，幸福比蜜甜。

情欲

中华房中术千年，更有天竺爱经篇。

素女无恙彭祖乐，弗洛伊德更提前。

海蒂性学报告精，更有金赛博士全。

谈色性变成故闻，性学普及益大千。

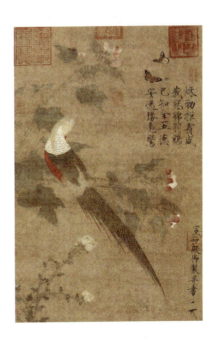

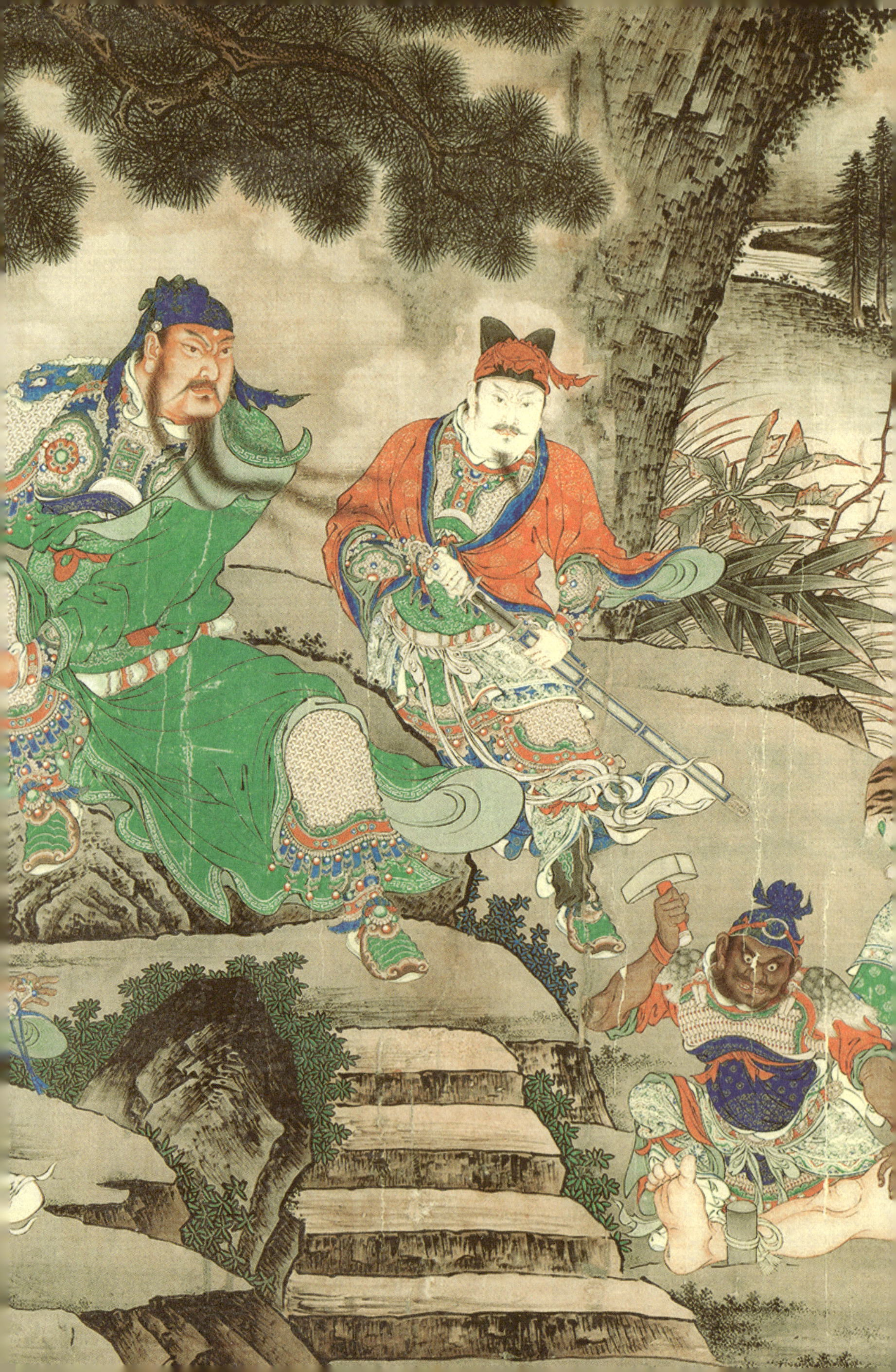

卷十三·袭

故备前则后寡，备后则前寡；备左则右寡，备右则左寡；无所不备，则无所不寡。寡者，备人者也；众者，使人备己者也。

——《孙子兵法·虚实篇》

爆炸袭来速卧倒，冷静沉着勿乱跑。找到出口有序撤，防踩防挤小心逃。人生在世，无不期待诸事圆满。不过，意外甚至致命事件始终完全避免。为此，无论是遇到恐怖袭击，还是核泄漏，必须提前了解相关知识并及时作出明智判断，方可免受侵害。

恐袭

爆炸袭来速卧倒，冷静沉着勿乱跑。

找到出口有序撤，防踩防挤小心逃。

左右察觉找时机，火机千万别点着。

嫌疑人等请记住，报警解救不可少。

劫持

一旦劫持公众遇，镇定不乱别惊慌。

上网小心网络里，坏人疑点记心上。

样貌口音车牌记，伤口包扎止血忙。

因果是非暂不管，镇定应对保全当。

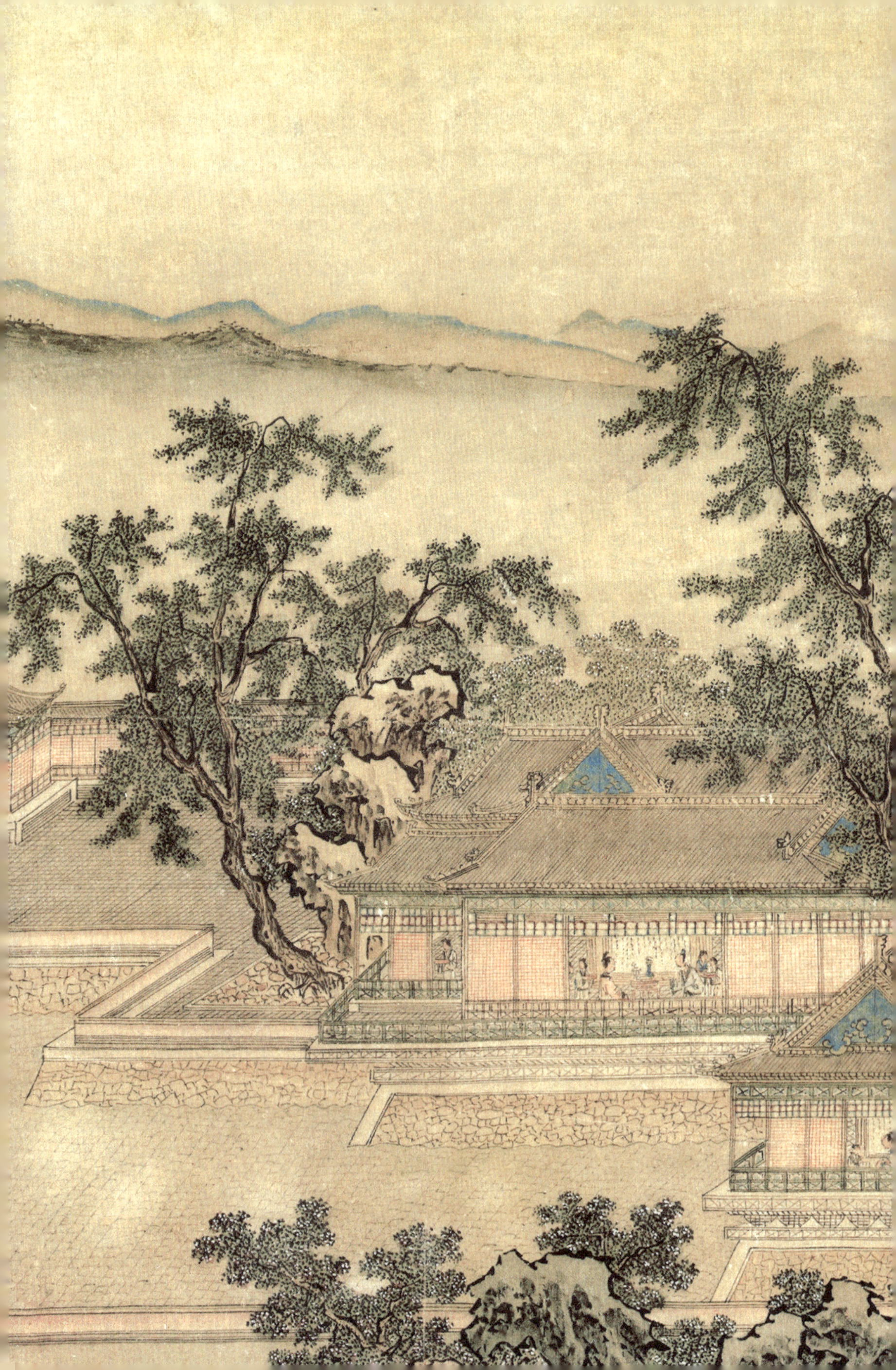

冲突

地球宛若一村落，地区冲突乐不疲。

战火袭来民遭罪，经济停顿民流离。

生存保障食与水，伤病交加形势急。

家园何在安宁盼，和平为贵寻良机。

空袭

一旦空袭降身边，几大原则做好先。

人口密集与水库，架空建筑与核源。

场所人防掩蔽地，隐真伪装骗敌前。

物资人员序疏散，林地沟渠避护间。

辨人

人脸识别技术新，图像处理科技成；
特征识别多防范，城市监控生物征；
闭路报警数字化，图像处理鉴伪真；
恐怖组织恐怖人，身份认证安全生。

核灾

核武核电险潜在，稍有不慎大灾狂。
反应堆爆辐射泄，核难皆是无担当。
预防应急有条例，核设选址多保障。
事故应急要预案，抢盐戏码笑口张。

核泄

一旦核泄危害深，土壤百年无生息。

防护隐蔽快应急，服碘控制速撤离。

去污排污通道在，饮食选择防护急。

临时迁避核射区，听从安排有缓急。

氯泄

化工生产需谨慎，稍有不慎要归西。

异味刺鼻禁火源，湿捂掩鼻速撤离。

氯中毒躲上风向，昏厥人工呼吸急。

清醒露肤弃污衣，通风处撤勿惊悸。

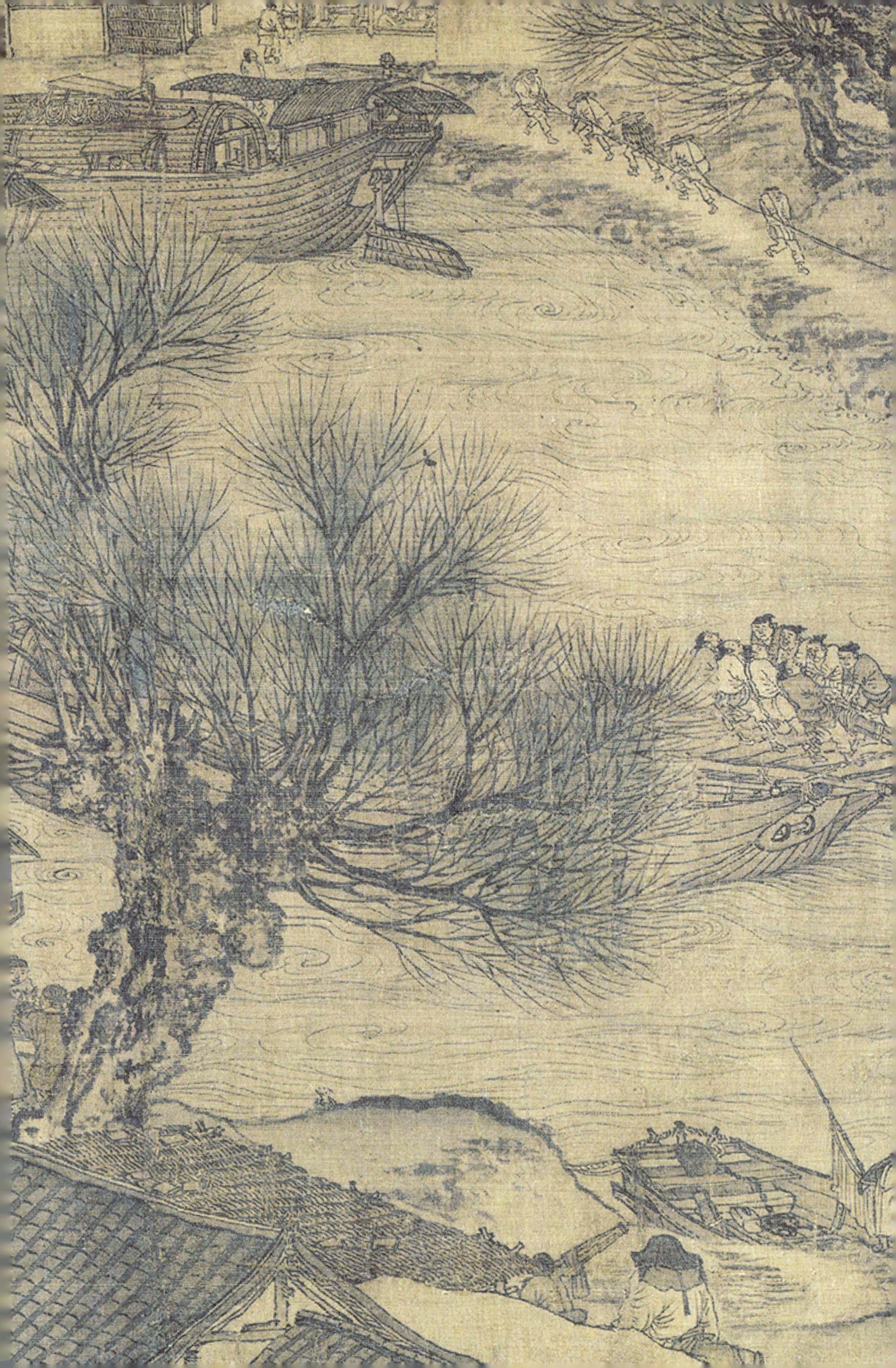

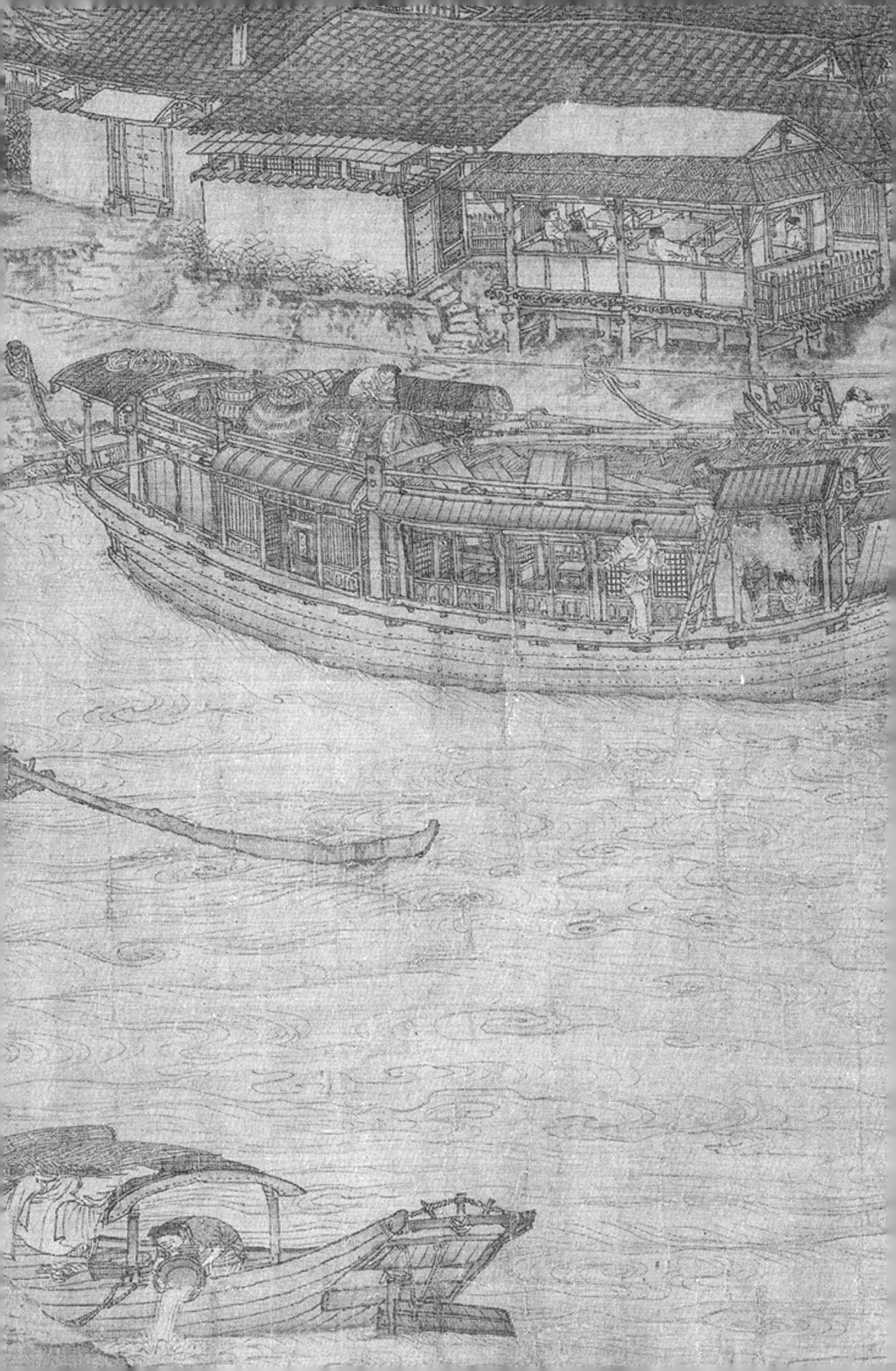

偷排

化学废品危险多，遗弃物散不要捡。

预防烟毒火气燃，报警说明出事点。

运输泄露别围观，人在风头要离远。

偷排漏排须杜绝，防灾之重是避险。

毒素

电子垃圾全球苦，几经辗转他国流。

毒物暴露水源渗，焚烧毒气毒素留。

甲基汞物不降解，食物链断甘泉休。

脑肿脾伤心脏损，癌症缠身全家愁。

垃圾

白色塑料垃圾场，疮痍满目不忍睹。

发泡饭盒废电池，有害渗入水与土。

神经中枢肝肾损，聚氯乙烯来蚀腐。

病毒渗地危家园，白色危机贻长毒。

降解

绿色包装套餐具，生物降解好处理。

二次焚烧二恶英，酸雨黑烟污涂地。

环保卫生用布袋，废塑回收价值来。

垃圾分类才起步，环保宣传从小孩。

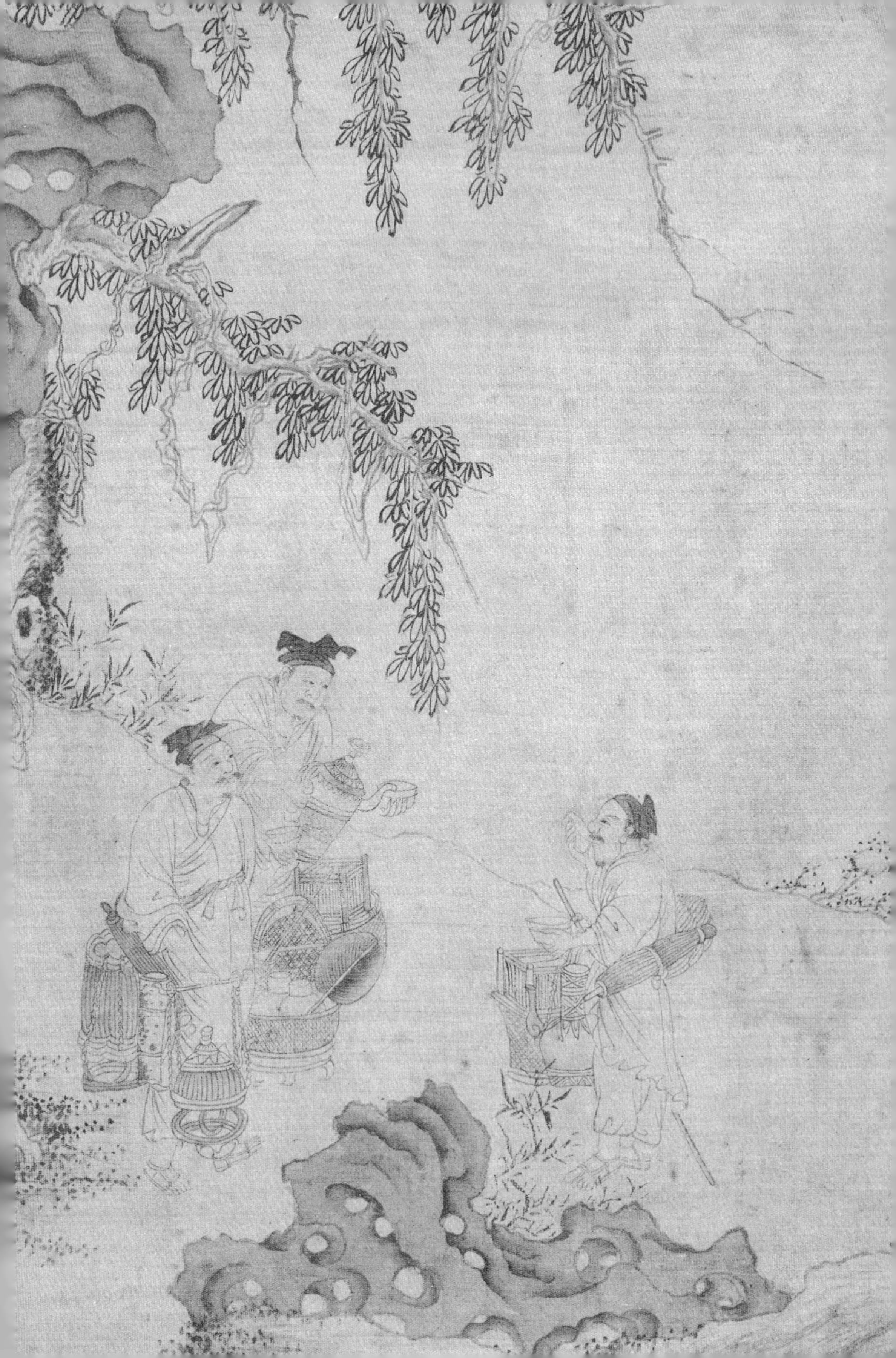

防灾

信息科技完美臻，灾难身边甚频仍。

欲望膨胀逆天罪，宜止碳排人祸深。

古语无求自然盛，灾踵缘何尚迷嗔。

自防自救有应急，乐享天年太平枕。

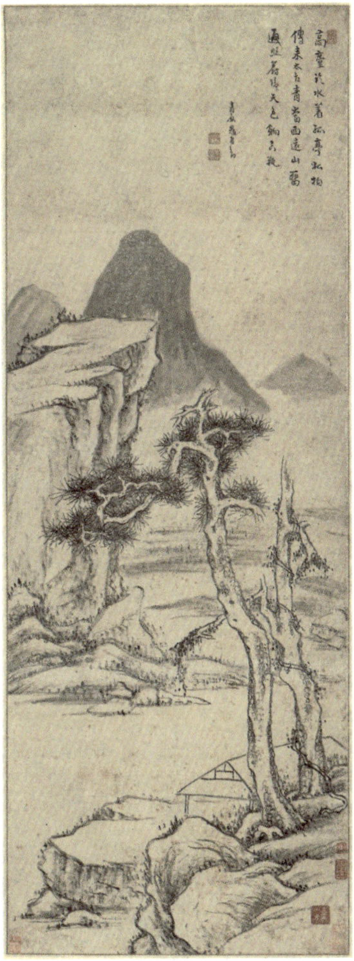

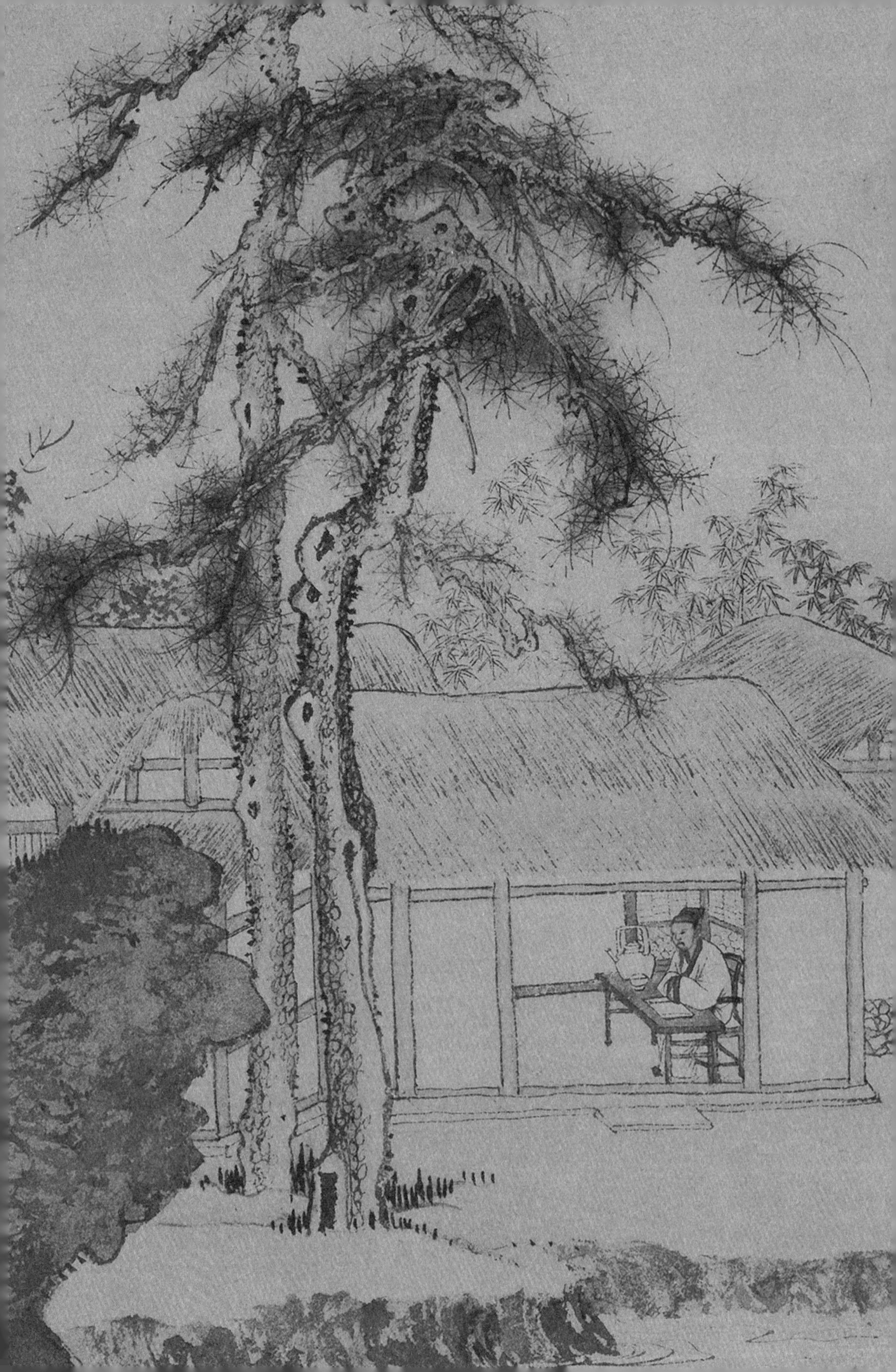

卷十四·调

调理脾胃为医中之王道，节饮食乃却病之良方。

——《仁斋直指方论》

大豆牛奶鲜橙汁，菠菜葡萄加栗子。牡蛎鸡蛋含钙足，含磷土豆可多吃。几千年来，人们的日常生活及养生，无不涉及到吃喝拉撒及心理层面的自我调整。古人一向讲究过犹不及，重在适度，时至今日，快节奏已成生命常态，如何自我调适，永葆青春，极具现实意义。

营养

大豆牛奶鲜橙汁，菠菜葡萄加栗子。

牡蛎鸡蛋含钙足，含磷土豆可多吃。

做事丢三拉四时，维C维A果蔬补。

酸性肉类应少吃，笋干卷心辣椒助。

体弱

体瘦虚弱亚健康，小睡食补长寿乡。

饭前一睡合养生，炖鱼宜吃身体强。

恢复体能食坚果，花生杏仁胡桃香。

钙铁B族蛋白质，强化肝脏蛤蜊汤。

眼涩

电脑屏前对坐久，眼睛疲劳肤干燥。

午餐鳗鱼增维 A，韭菜猪肝有奇效。

健脑食品卵磷脂，坚果松榛与核桃。

亚油脂肪酸来补，胆碱滋补见奇效。

降火

平衡压力补维 C，清炒菜花加菠菜。

芝麻水果富含素，维 C 片剂缓压来。

牛乳奶酪富钙质，鱼干降火安神采。

顺气健胃萝卜汤，顺气开胃啤酒在。

清热

辛辣肥甘助火热，脾胃湿热脂肪积。

健脾化痰标本治，清热利湿问中医。

腰酸耳鸣夜盗汗，失眠抑郁人也疲。

性功能差伴腰痛，平衡阴阳中医理。

肾虚

睡眠缺乏口生疮，性欲低下激素差。

脉冲分泌受影响，养心滋阴安神纳。

过激情志火伤阴，思虑过度肝火下。

肝郁肾虚是证候，疏肝解郁优而雅。

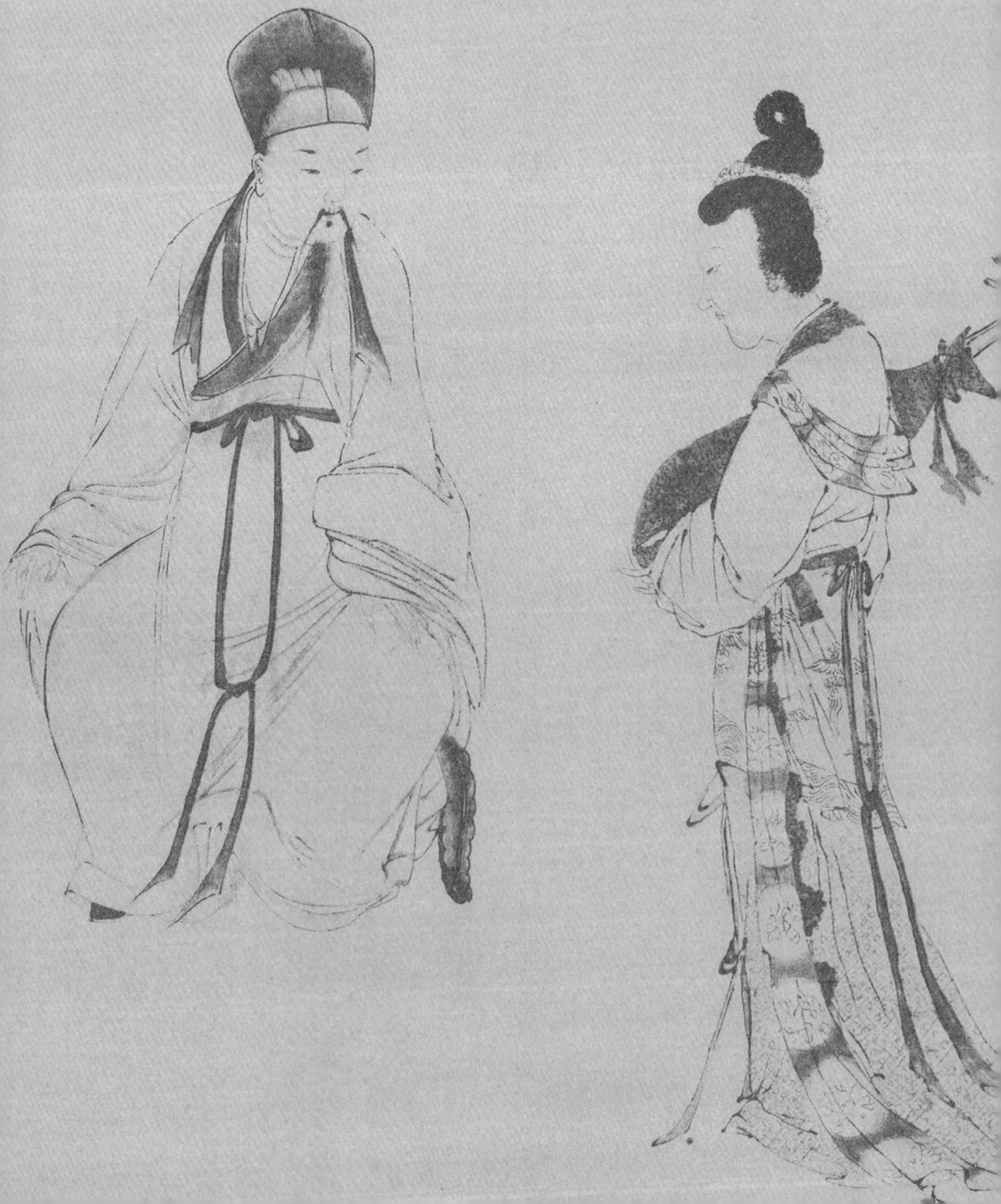

失调

敏感多由神经乱，安定情绪食菜蔬。
蒸鱼兼喝葡萄酒，肠胃蠕动情自舒。
壮阳滋补误用多，肝郁湿热辩征注。
痰浊血瘀也补肾，阴阳失调障碍堵。

心态

适应社会与环境，人格完整心态佳。
情绪平静智能锐，协调同步有良法。
情绪稳定愉悦兼，学习工作智发达。
大千世界能适应，纷繁有余心不杂。

有度

行为协调智正常，稳定情绪适应强。

人际和谐靠自立，耐受力好人无双。

集体争先有个性，张弛有度有理想。

身心愉悦体质健，缔造事业哺家乡。

和蔼

逻辑思维明而健，类比联想效行空。

情感反应不失态，意志坚强有始终。

悲痛欢乐不压抑，乐观和蔼修养重。

公德伦理化大同，学习不衰爱好浓。

自控

了解自己心健康，生活实际目标定。

融入新潮长接触，个性独立和谐景。

学习能力不松弛，情绪自制趣自兴。

满足人生不自矜，老来自持自福幸。

解惑

生活本是艰难曲，一曲一难心自颤。

心理调适自我适，饮食锻炼两相掺。

心胸开阔自陶冶，情绪紧张自我删。

心理咨询来解惑，交互现实疗法参。

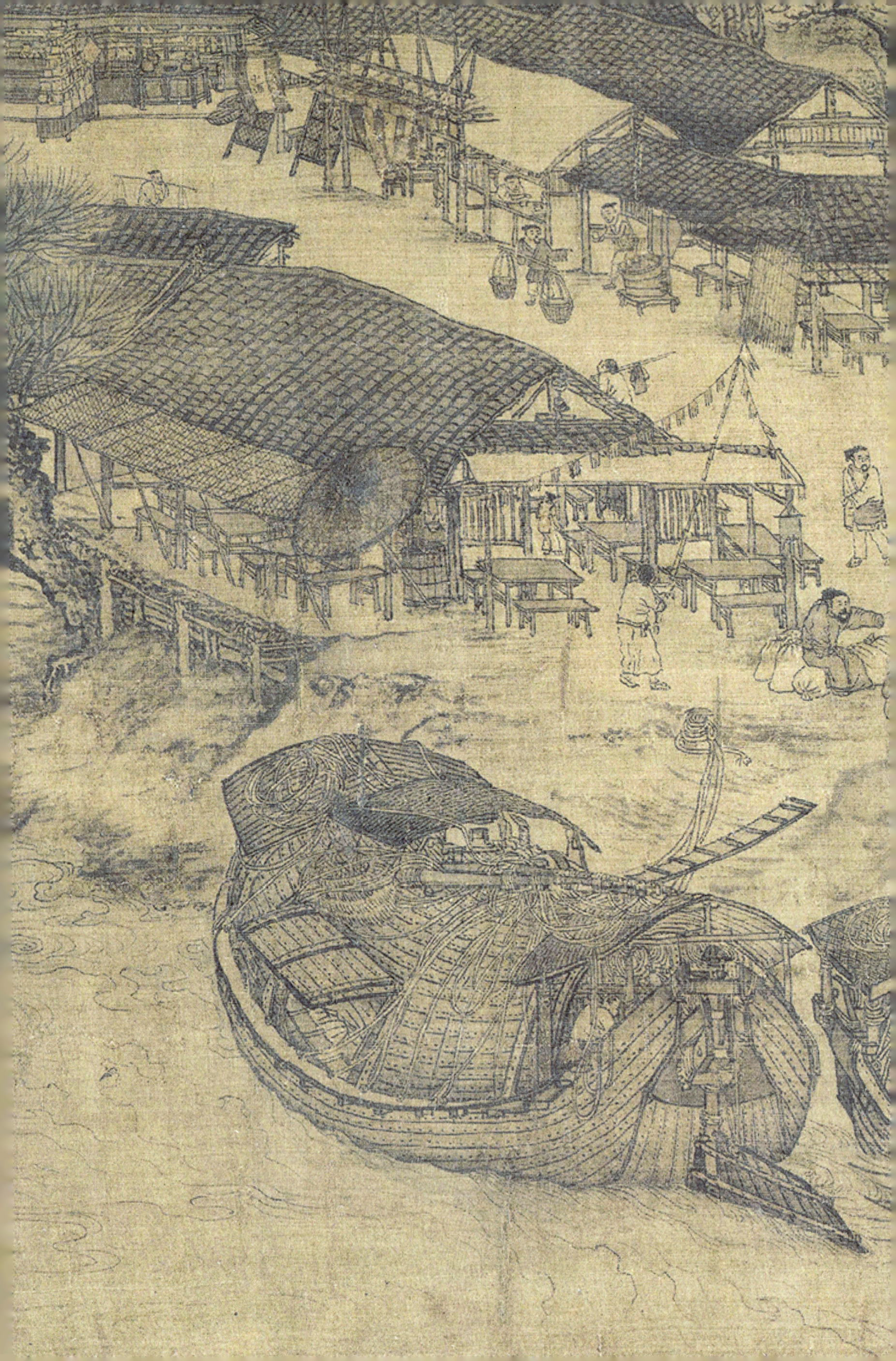

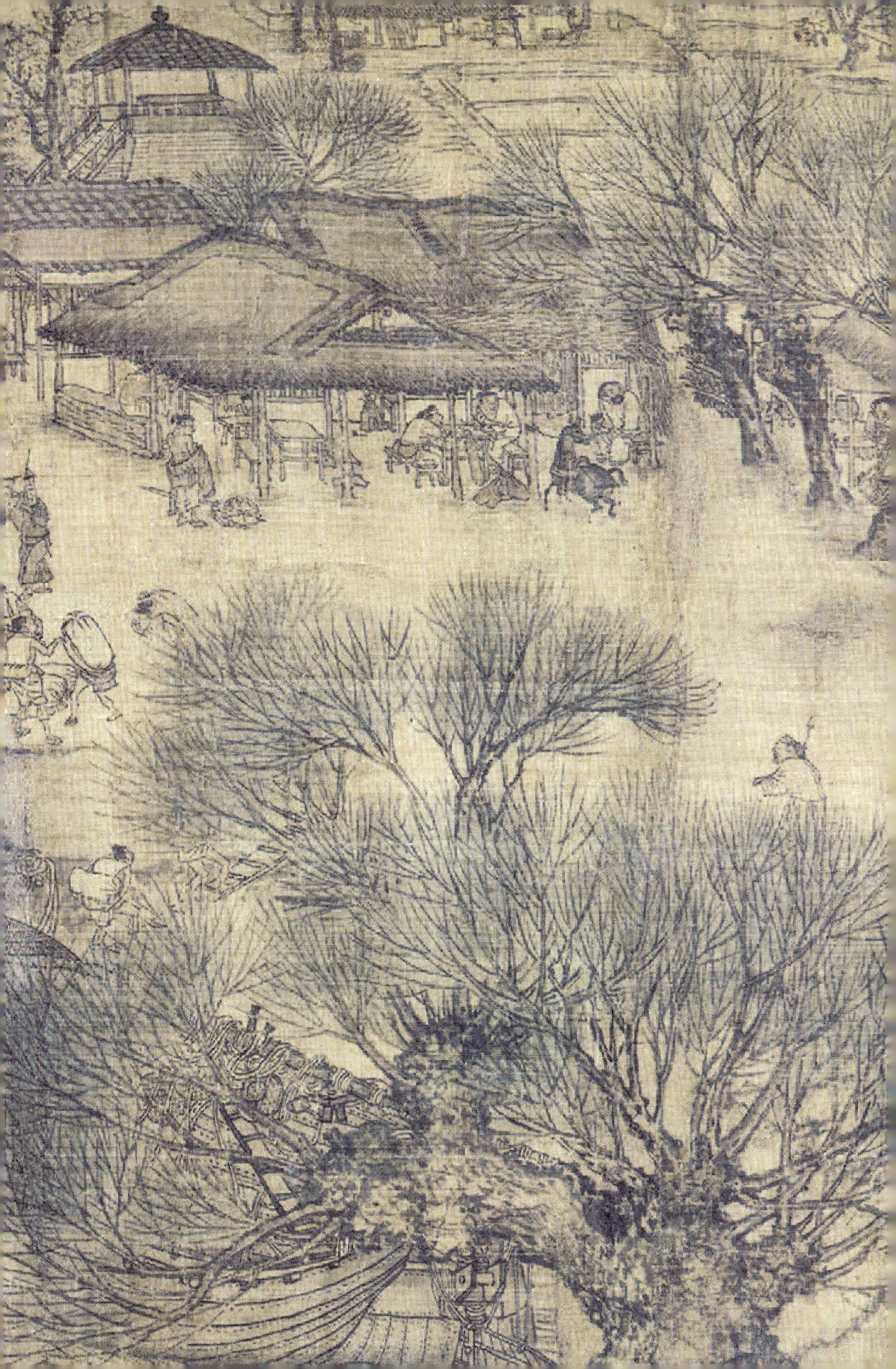

善处

了解悦纳有自我，价值体验要恰当。

自识之明不宜缺，自责好在主客强。

乐于交往善相处，开心快乐自主张。

幻想奢望如画饼，乐观合调心泰祥。

嫉妒

闷闷不乐忧郁生，愁眉苦脸好沉默。

斤斤计较心狭隘，爱钻牛尖爱啰嗦。

嫉妒中伤来发泄，失眠怕暗惊恐多。

喜怒无常敏感质，缺乏自信自备祸。

莫贪

中老年人常聚会，增知教益学习经。

兴平知足和睦处，和谐互助共齐心。

防盗疑人要警惕，莫贪图利不受困。

敲门问清需当心，平安如锁和睦邻。

安胎

十月怀胎步步惊，气虚胎动血如注。

固本安胎宜助气，肝郁痰湿添呕吐。

和脾舒肝解郁湿，通乳生乳血气疏。

扶正气顺孕期慎，健壮宝宝重养护。

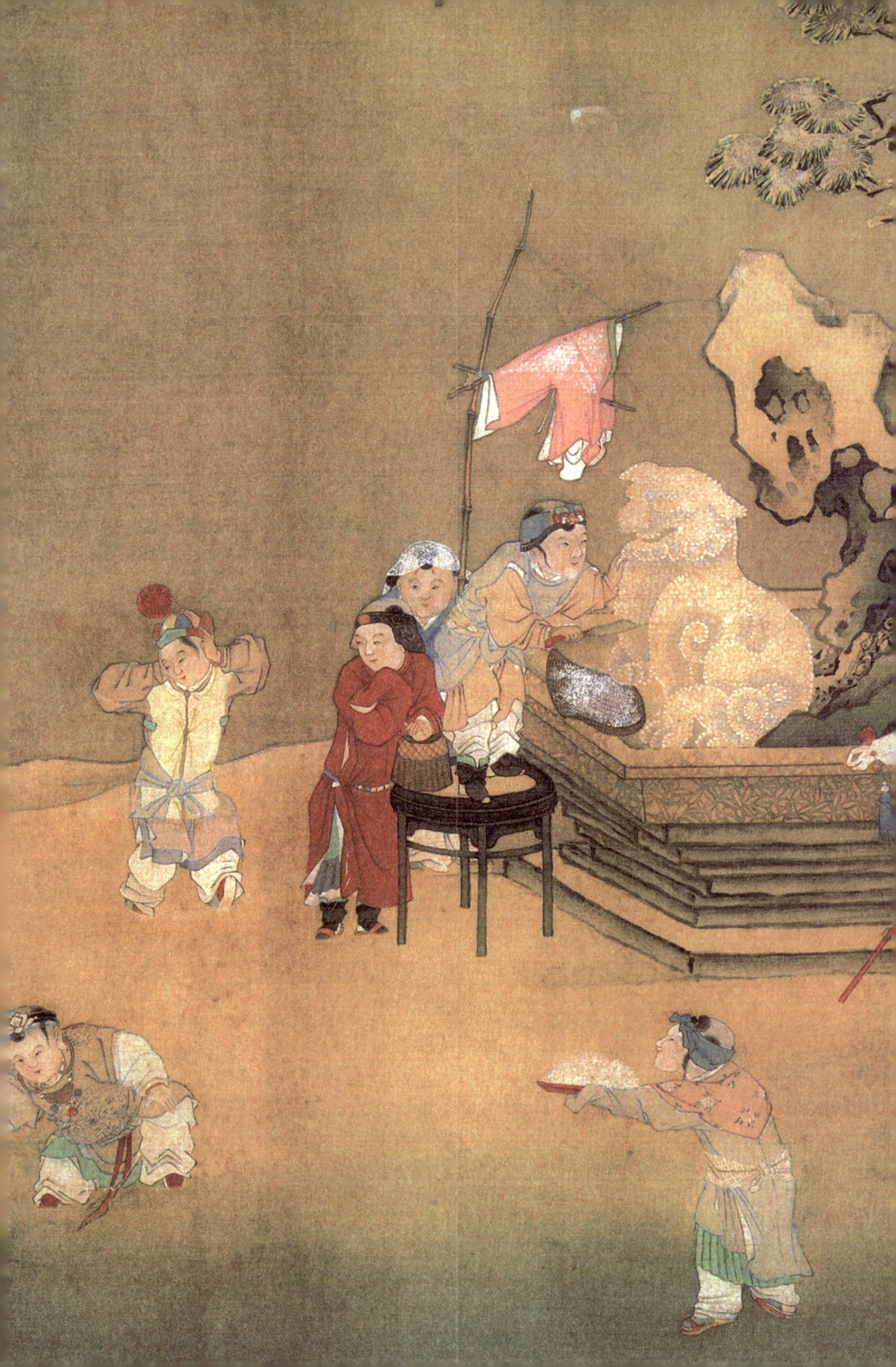

先忧

工作事多太繁忙，竞争激烈待遇优。

个性难以来张扬，便民服务公仆周。

不要凌人盛气狂，悉心孜孜为民忧。

鸿浩之志云水得，先忧后乐德自酬。

谦让

白领高管为业忧，烦恼忧郁压力深。

善交爱好情致扬，锻炼加强才是真。

遇事不躁多谦让，调饮抗抑书报陈。

睡眠有律多用脑，适度游玩宽心神。

防艾

时代巨变大发展，艾滋患者逐年增。

同性恋者多性乱，吸毒献血染病情。

发热皮疹淋巴肿，恶心腹泻盗汗冷。

此病无药可消除，只有自重不染症。

邻里

异地打工异乡缘，邻里和谐胜亲缘。

务工子女莫疏忽，安全避险是首选。

敲门问清来者谁，楼栋盯梢防备先。

来历嫌疑且问明，服务信息救助间。

推捏

中医小儿捏脊柱，营血卫养振阳气。

气血运行推全身，调整阴阳疗病疾。

推捏捻放揉按提，厌食脾寒化疳积。

恶寒食品请勿食，宜养为重食不宜。

防铅

儿童娇嫩受铅害，血铅超标智力低。

身材矮小发育慢，防范重在习惯益。

剪甲洗手指不舔，含铅丹粉与瓷器。

多食洋葱与蒜头，维 B 除铅最相宜。

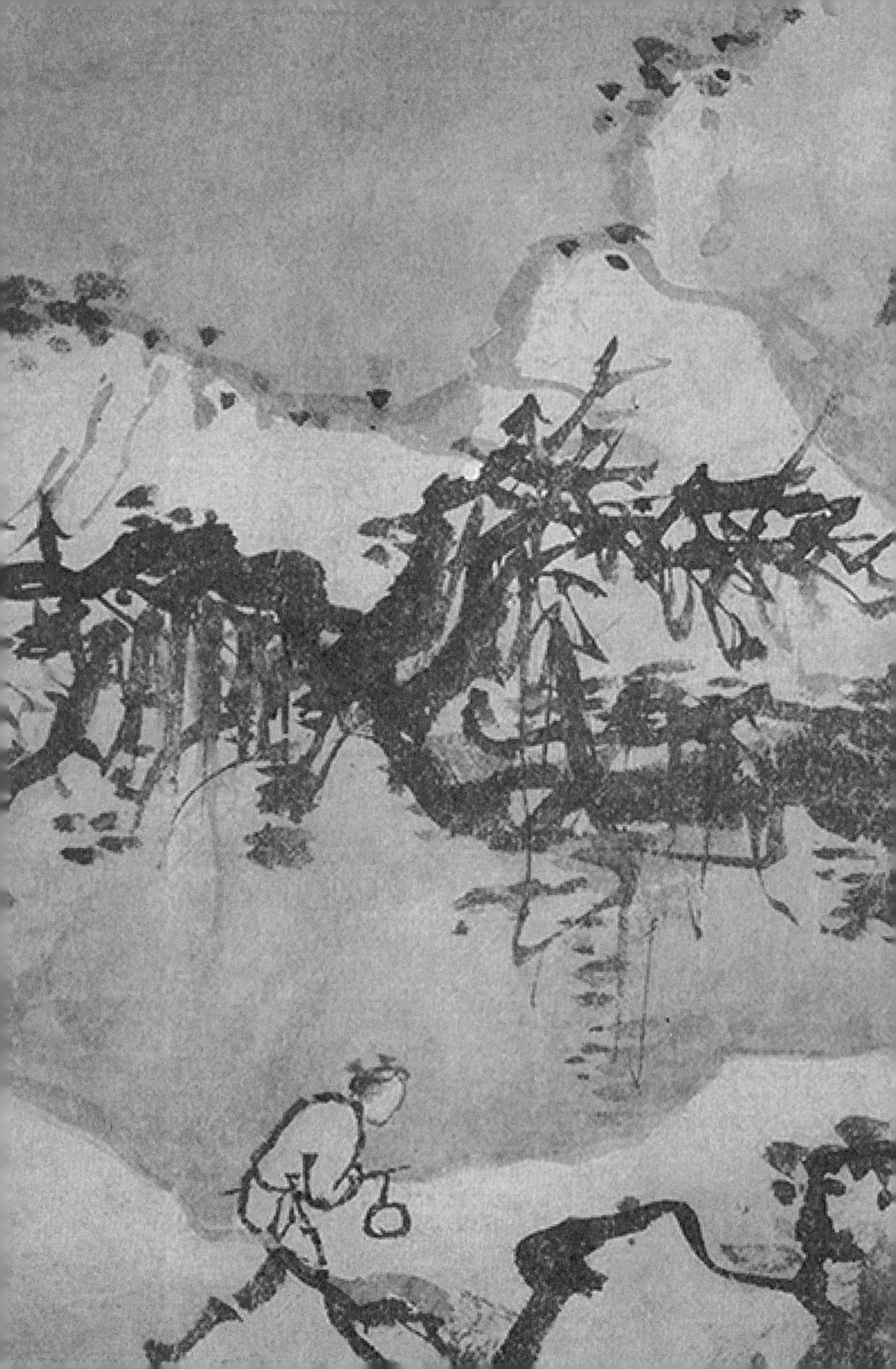

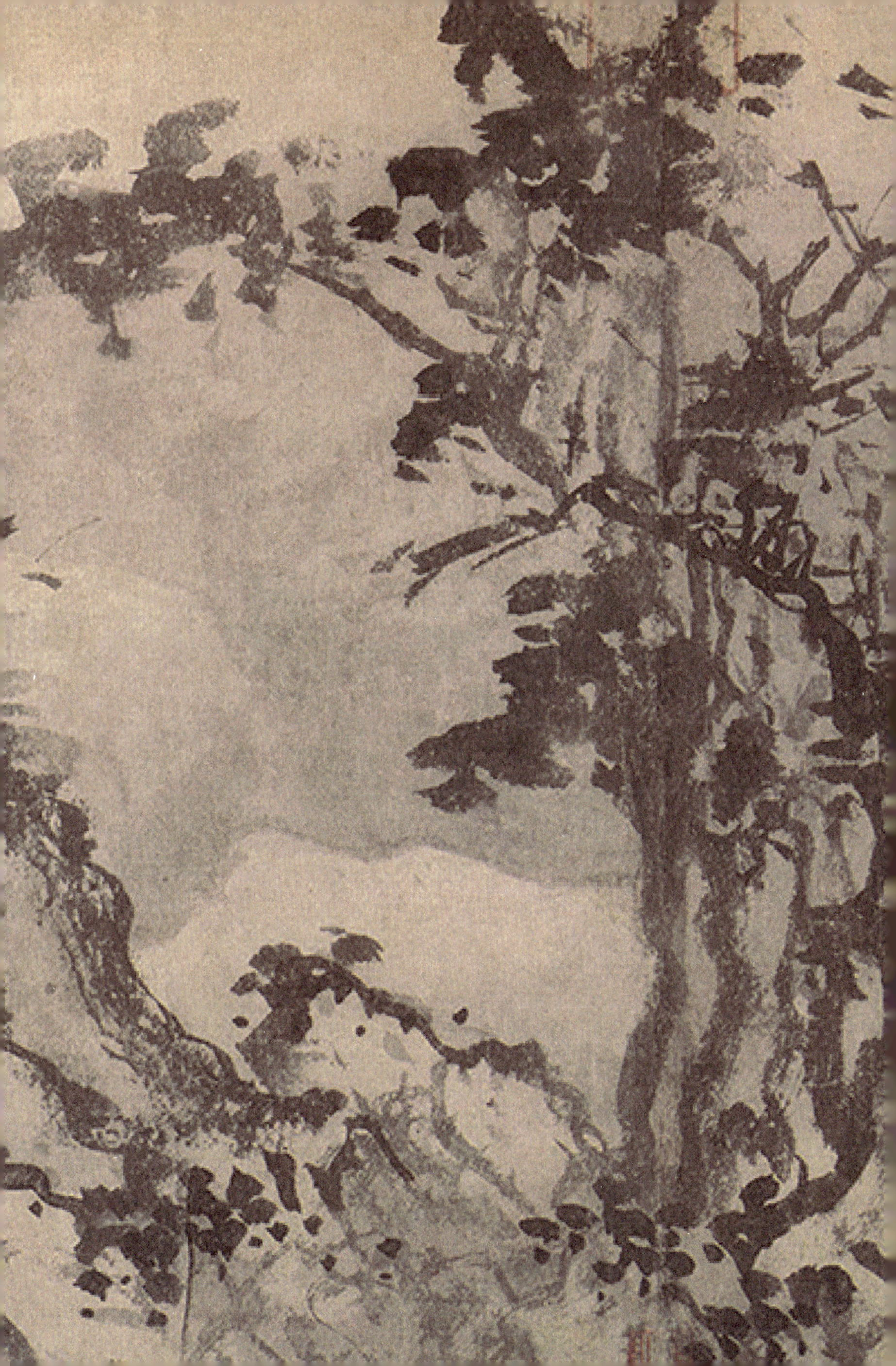

医患

医患本是同命树，奈何反目成弑戮。

医疗资源不均衡，药养检养民无助。

制度统筹若保障，认识死亡观得树。

良善公平为政道，和谐医患蔚然驻。

叩齿

每日清晨睡醒时，上下常来叩牙齿。

食物化为营养素，论功津液是先驱。

按腹

按摩腹部要经常，消化功兼运动肠。

肚胀难堪和便秘，恒施摩腹可疗恙。

增生肥大前列腺，尿急尿频太受伤。

早晨晚上勤按摩，排尿正常心情畅。

掐指

十指归心谚有云，常掐手指健心神。

豪饮饱食厚味重，妄动多言易损心。

多忧郁结情难畅，揉指健行有秒能。

效能可缓人衰老，健脑敏思长寿人。

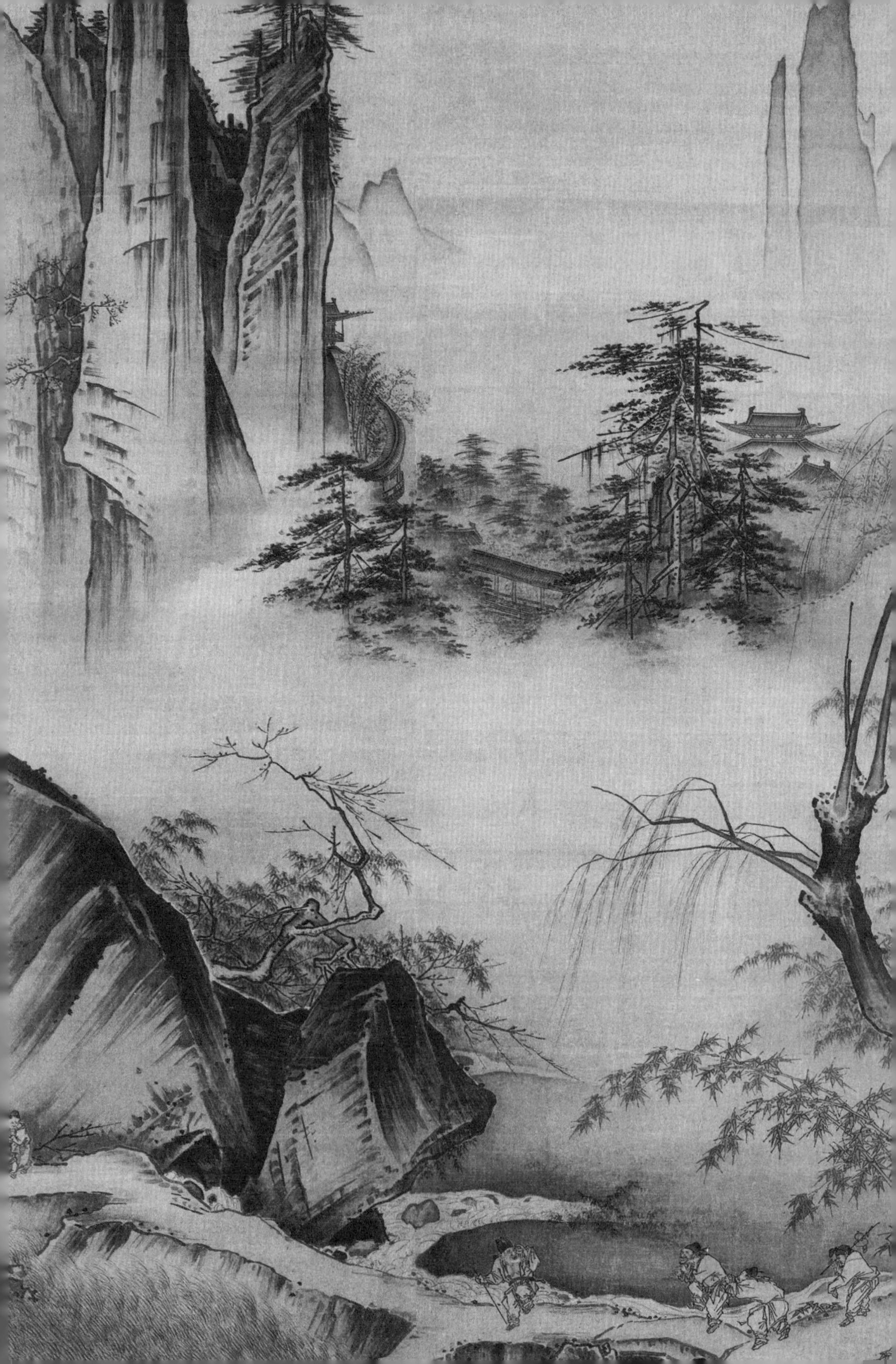

静养

精神乐观笑亦歌，无憾烦恼乐逍遥。
天伦之乐夫妻伴，寡欲静养相关照。
名利小视开口笑，行止快乐偏无嘲。
桑榆景美颂老曲，乐趣尽寻我自高。

谨言

更年心理男女同，烦躁抑郁伴老生。
读书养气莫怠懈，寡欲心胸天地人。
热身莫教风寒受，出言行事唯谨慎。
谦恭养锐冰霜傲，正气豁达畅心神。

童心

离退息休健康寻，心理平衡保健桩。

交友读书孤独却，心境平和见大方。

远离美色三餐量，淡泊虚怀我昂扬。

童心不泯孙绕膝，老来有乐寿而康。

平衡

环境破坏节奏快，竞争压力身心衰。

七种情志七种病，气血脏腑喜怒来。

情绪调和在养护，阴阳平衡山水带。

有氧运动负离子，疗养调息味自开。

生息

健康就是一面镜，照来参去味养生。
头脑清明耳朵灵，有神双目血压衡。
皮肤红润呼吸匀，体态匀称脉形稳。
手脚灵活牙齿硬，底气充盈轻松身。

起居

长寿长生禁忌多，活得自然笑凯歌。
饮食不伤肠胃饱，荤素适配肉兼和。
烟酒害人更害己，作息起居牵生活。
卫养心理平衡态，活动出游不蹉跎。

勿恼

睡眠有律听我说，夏不睡石秋不慌。

早睡早起精神爽，夜梦少因白天忙。

夫妻分床胜吃药，勿恼勿虑梦亦香。

勿仰勿俯蜷睡姿，贪房贪睡添病殃。

缓行

高血压者性子急，脾气冲动受挫起。

体胖腰肥嗜酒肉，精神刺激心情抑。

谁人没有苦衷连，事忙烦扰血流急。

动作抬举勿过力，节欲缓行病患离。

豁达

养生智慧古今传，性蔼谦让心胸间。

交友助人心自乐，生活情趣乐无边。

思想豁达人长泰，处事公道胜败闲。

安然思静度光阴，清幽自得寿康延。

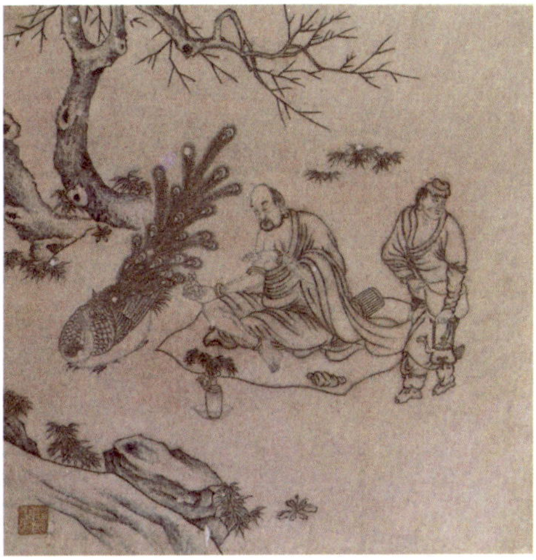

后记

德泰堂长生书院

金繁荣

时维戊戌孟夏，江南草长，群莺翩飞，欣逢盛世新时代，值德泰堂百周年，鉴湖之滨绿水澄碧，会稽山下群贤毕至，几代堂主夙愿，十八载春秋耕耘，德泰堂长生书院喜落成。

人文绍兴、浙地儒风，仁而义重德行天下以赤诚；上虞刘氏，敕匾葆扬德泰堂开抒难救国而流远；浙商善贾，励精勤勉，第一代堂主刘嗣昌创立“德泰堂”字号；披荆斩棘筚路蓝缕，上虞发轫，南北货聚，泸上廊埠，中药玉器，渐成钜业隆行；然时事多蹇，遇抗日烽火，商行被付之一炬，书籍及文物均遭湮灭；于是，重回故里，仗义疏财而助邻友，百货日用兴隆，薄利多销赢得乡梓一片赞誉。新中国建设高潮，公私合营，第二代堂主刘绍恩为传薪火，延续德泰堂之堂训，“上德下德世代积德，天泰地泰三阳开泰”，直至中断。

上世纪末，幸遇改革开放之先机，第三代堂主刘煊苗，政商平步，如沐春风；重振家族之百年基业，以祖先“积跬致远，诚信为本”之族训，锐利进取，果断勇猛，壮大德泰堂之现代企业规模，在投资、地产、健康、电商、文化、农业等七大板块，千帆竞渡、百舸争流，成为一家跨地区、多产业之综合企业集团。发达未敢忘忧国，浙商儒商见淳怀。刘煊苗董事长积几十年研究长生长寿文化之功力，打造传世经典之《长生经》，搜药膳，求秘方；掘古籍，编经文，加以慈善公益，普及防灾避险之常识，研发各类文化产品，免费发送市民，藏书几十万册，打造现代文化长生园；多次在浙地选址，建造梦想中之长生书院，十年铸一剑，卧薪而发奋，投巨资，精装潢，求圣达，问乡贤；其赤子情怀凛然可见，其忠义精神于兹可察。

当今气候灾患频发，防灾减灾国家重视；每年5月12日，书院将大力宣教《平安宝典》，教市民自救一招，救人知识技能，安全防范，身体力行，制作防灾公益视频，避险演练；健康管理，知识讲座，长寿秘笈，美食药膳，防病理疗，慈爱为本，公益为先；专业图书，长生用品，各类防灾避险包、各类应急知识小册，社区市民争相传阅，养生文化活动，在此精彩上演，联合国内国际著名品牌研究机构，以国家鼎力赞助成绍兴专题旅游示范基地，新健康理念打造新文化产业，新阅读让“书香绍兴”美名扬，特色展馆成文化地标；藏经阁、越宝斋、乡贤馆、都市闲情、娱乐消费嘉惠你我，陶然增睿新梦桃源，鉴湖泠泠遗风在，书声朗朗满乾坤；乌篷船里摇出故事，长生书院再创奇迹。

赞曰：馨风朗月恒相伴，赢得豪情志作酬；百年德泰永德堂，万世太平康宁酎。

戊戌新春正月廿五写于深圳德泰堂新世界

本书出品机构·德泰堂长生书院

德泰堂长生书院是德泰堂文化与企业灵魂的核心机构，经政府民政部门依法登记的民办非企业组织，以绍兴为总部，在成都、深圳等地设有分院，以德泰堂《长生经》为核心，涵盖《长寿秘笈》与《平安宝典》两大主体，其中的安全避险教育，在 2014 年第三届中国公益慈善项目大赛中获得年度特别奖。长生书院，主要开展平安避险、长寿养生的知识普及宣传、教育培训、产品研发及项目推广，整合公益文化、慈善基金、公益组织等资源，做创新公益项目的领先者，国际公益的参与者。

本书策划机构·考拉看看

“考拉看看”是创生文化旗下品牌，定位为优质内容运营平台，致力于成为中国领先的内容运作商，中国财经创作与出版知名品牌。目前考拉看看已涉足企业和商业案例研究、优质内容数据挖掘与营销、品牌传播、定制书籍出版、内容运营、内容 IP 孵化、培训课程开发等与优质内容相关的业务。作为中国首屈一指的定制内容运作与文化力打造品牌，考拉看看迄今已服务或研究过内容案例包括腾讯、TCL、华为等，团队核心成员已服务过200余家上市公司，同时服务过多地政府部门项目。

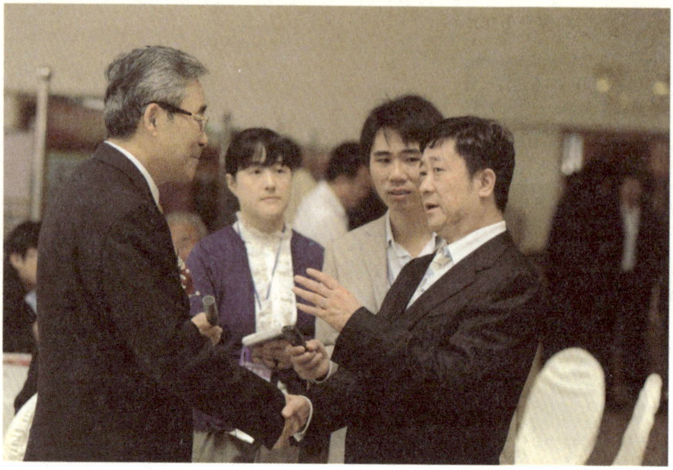

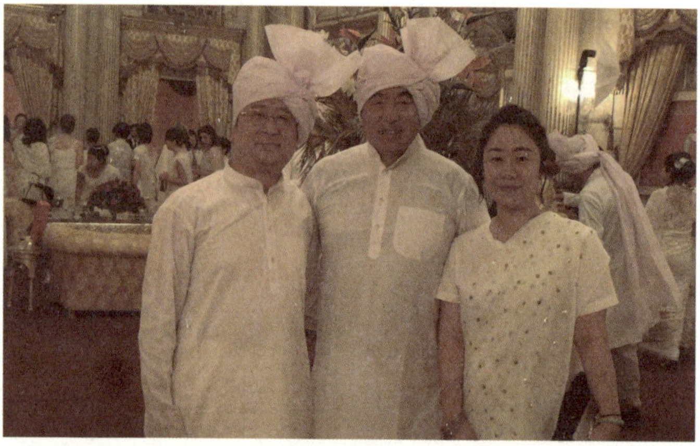

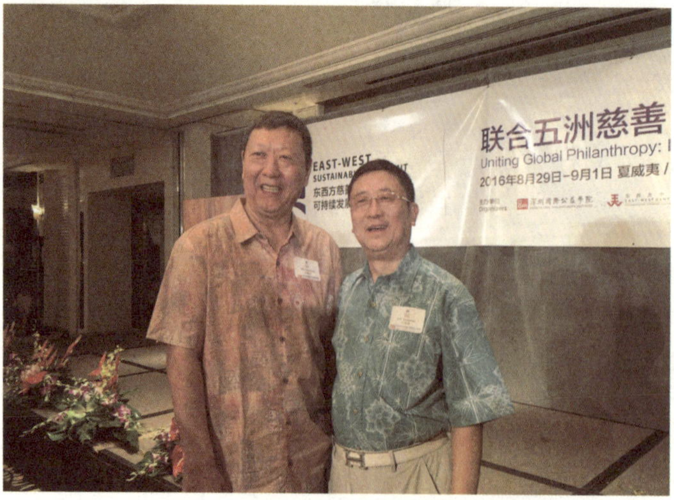

上 / 中华慈善总会会长范宝俊（左）会见作者

中 / 作者、刘侠女士与深圳国际公益学院董事局主席马蔚华在一起

下 / 作者与老牛基金董事局主席牛根生先生在一起

上 / 作者与美国华人基金会主席合影

中 / 作者与联合国教科文组织中文组干事何勇博士合影

下 / 德泰堂长生书院防灾、平安避险知识普及及技能推广荣获第三届中国公益慈善项目大赛年度特别奖

下 / 夏威夷之行，作者与王振耀院长在一起

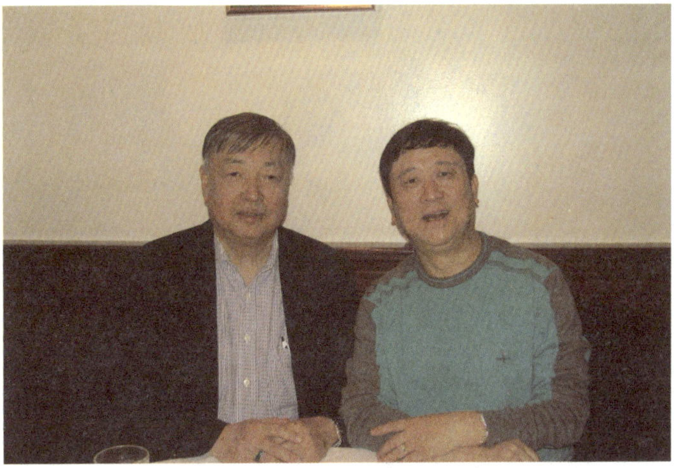

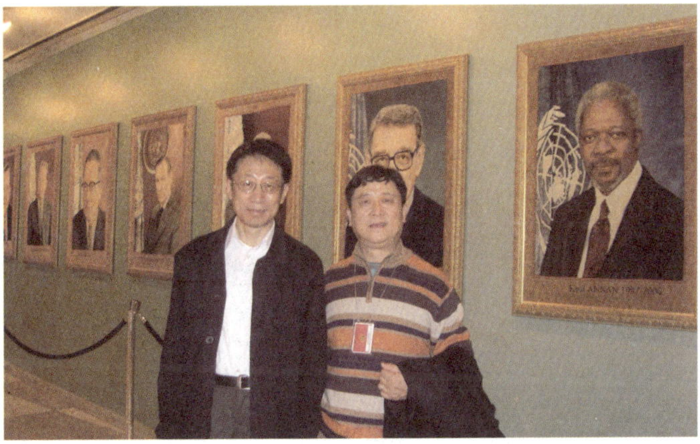

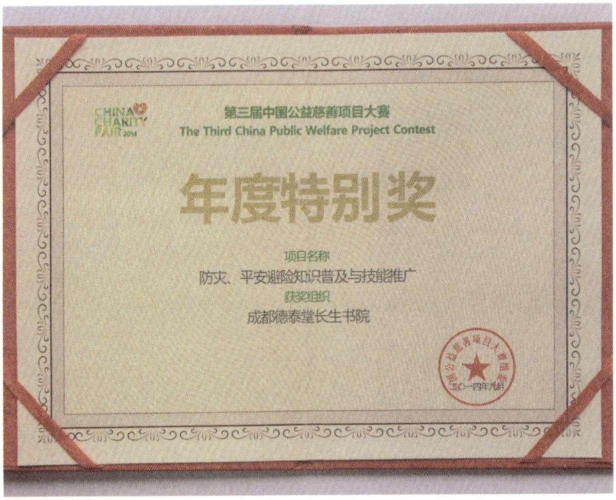

第三届中国公益慈善项目大赛
The Third China Public Welfare Project Contest

年度特别奖

项目名称
防灾、平安避险知识普及与技能推广
获奖组织
成都德泰堂长生书院

二〇一四年九月

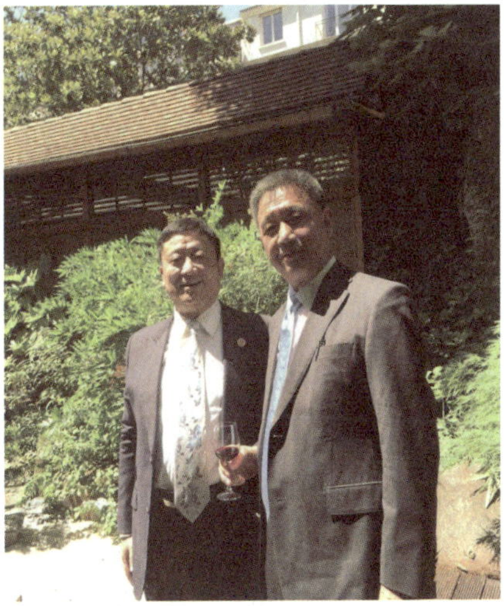

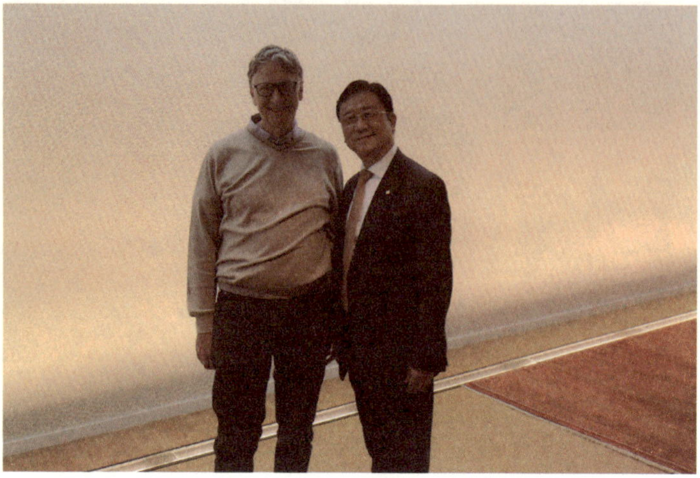

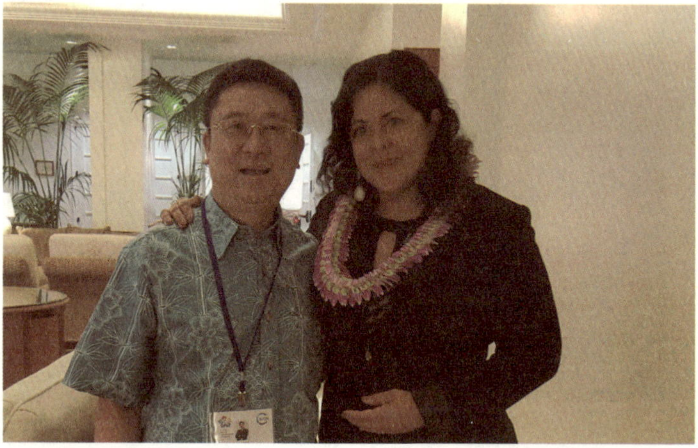

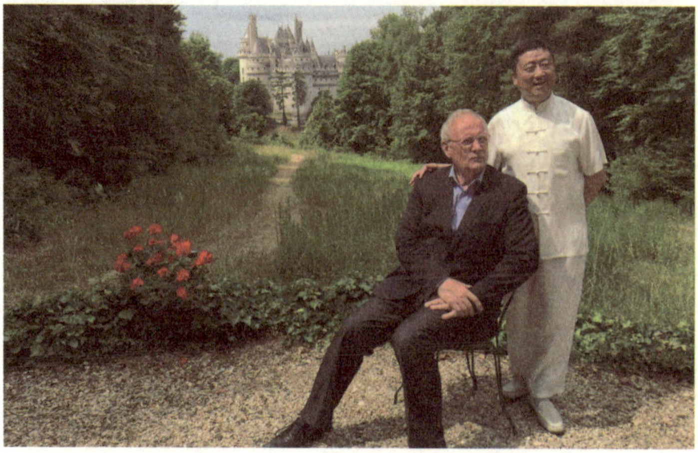

上 / 作者与世界首富比尔·盖茨在一起

中 / 作者与奥巴马妹妹在一起

下 / 作者与欧洲战略与创新学院主席、巴黎俱乐部首席创新官马克·纪杰先生合影

上 / 作者与法国老佛爷集团总裁在一起

中 / 2015 年 7 月法国之行，作者与娇兰集团第六代传人劳伦·白洛合影

下 / 作者在东西方慈善论坛上荣获“最具潜力的慈善领袖”称号

下 / 作者从美国洛克菲勒兄弟基金会总裁史蒂芬·海因茨手中接过“最具潜力慈善领袖”奖牌

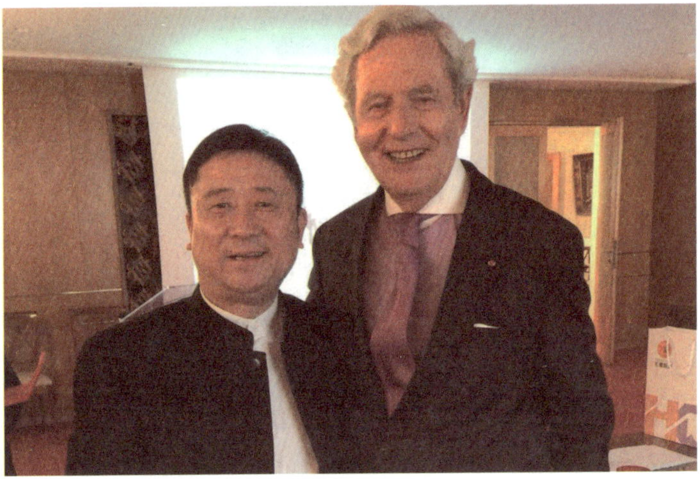

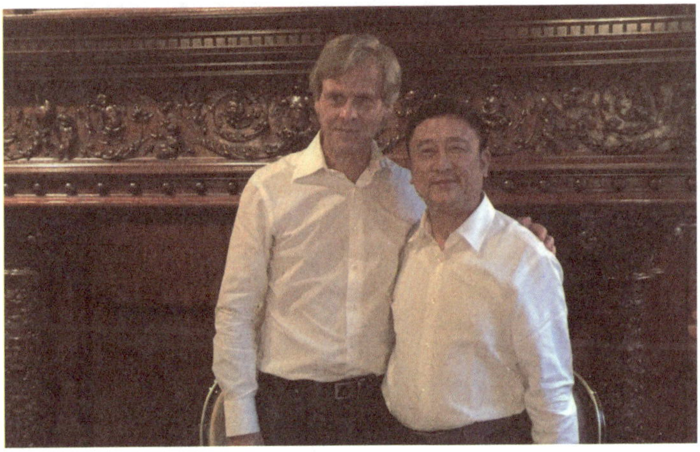

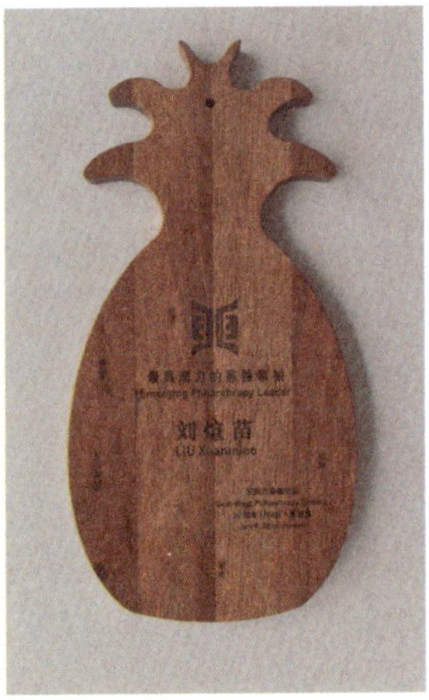

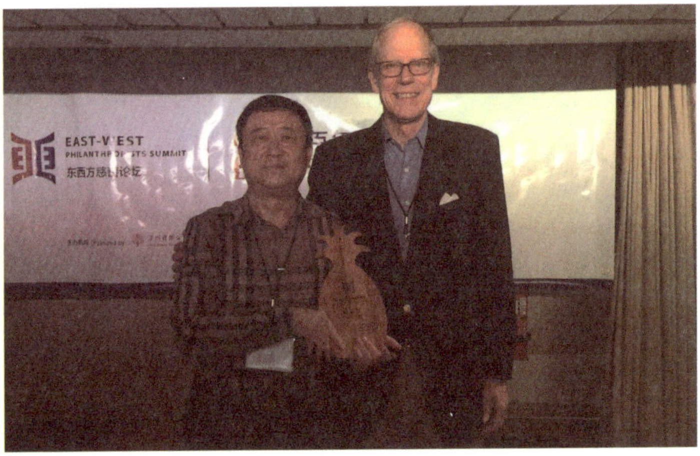

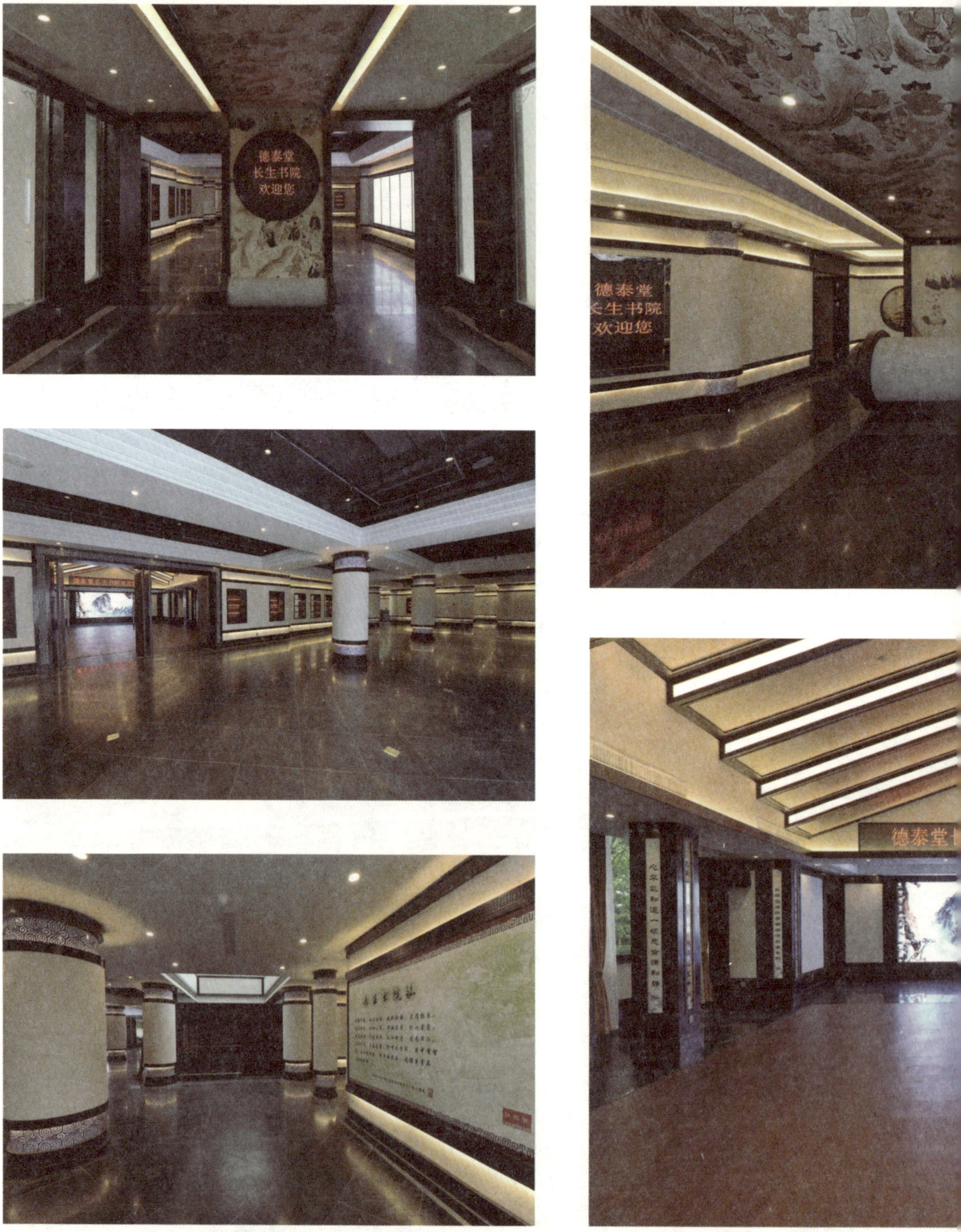

长生书院实景图

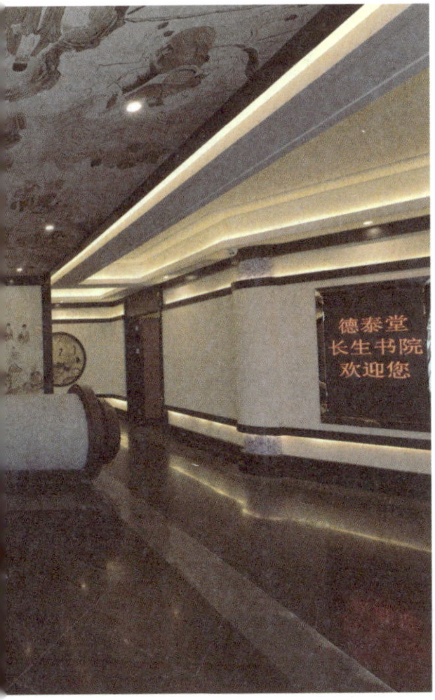
德泰堂
长生书院
欢迎您

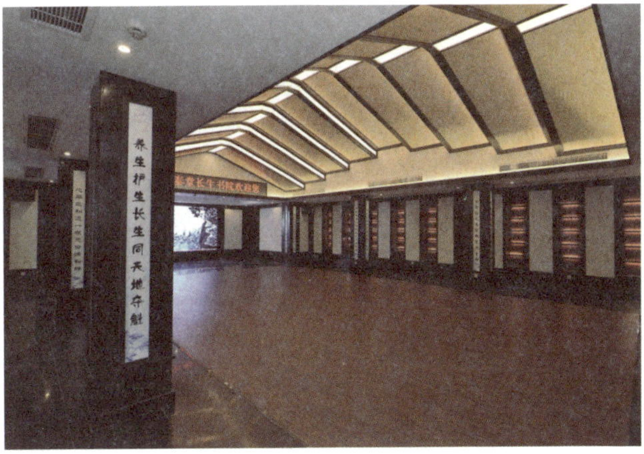
养生护生长生同天地存魁

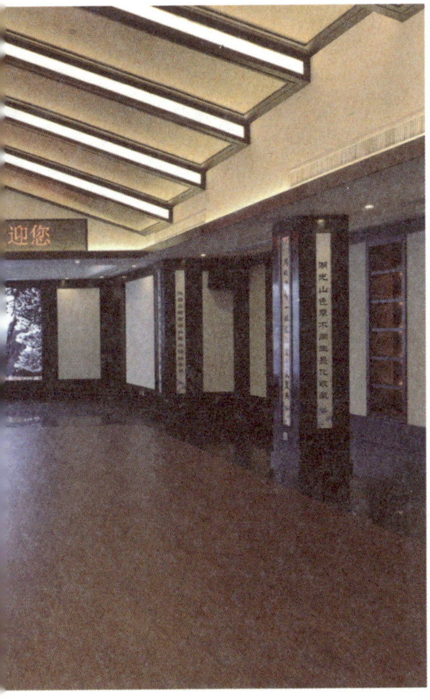
迎您

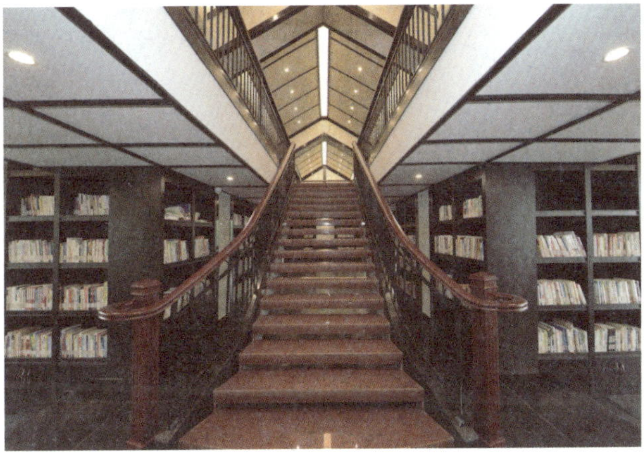

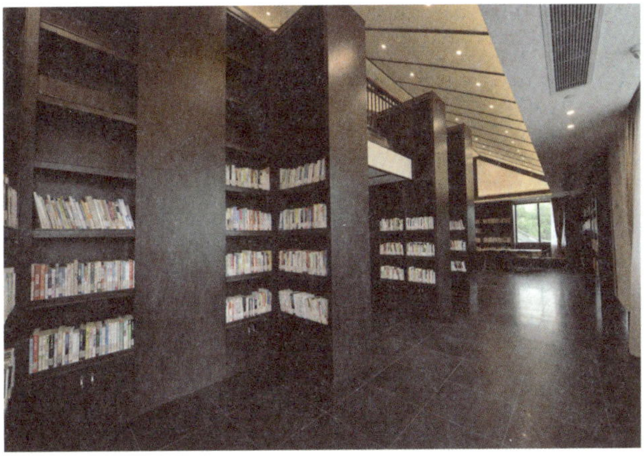

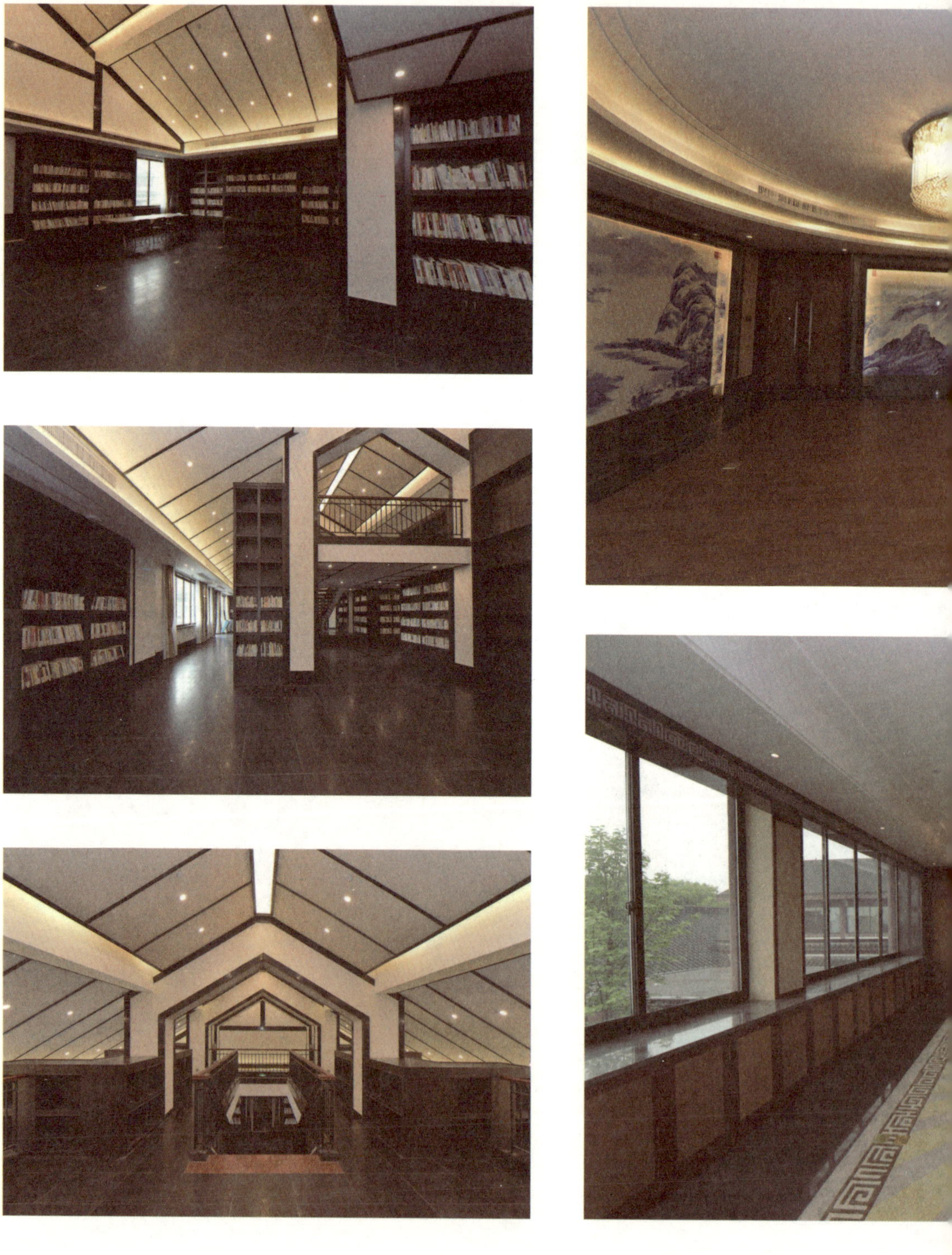

长生书院实景图

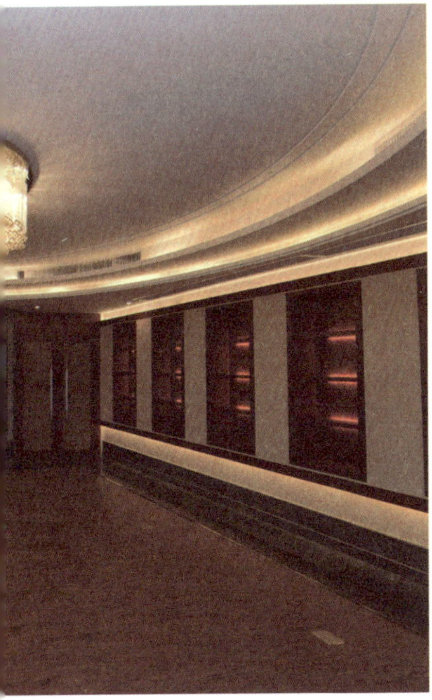
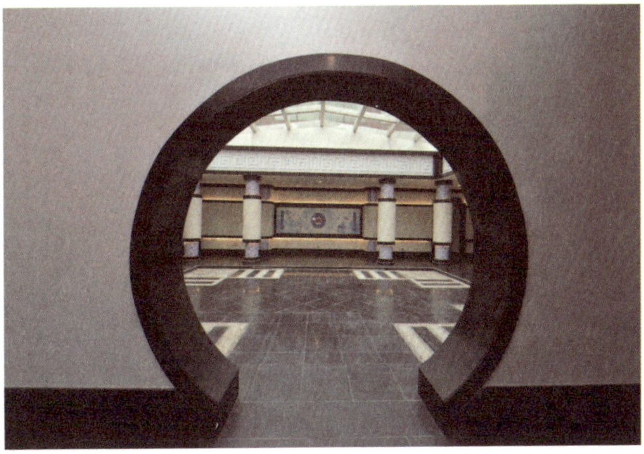
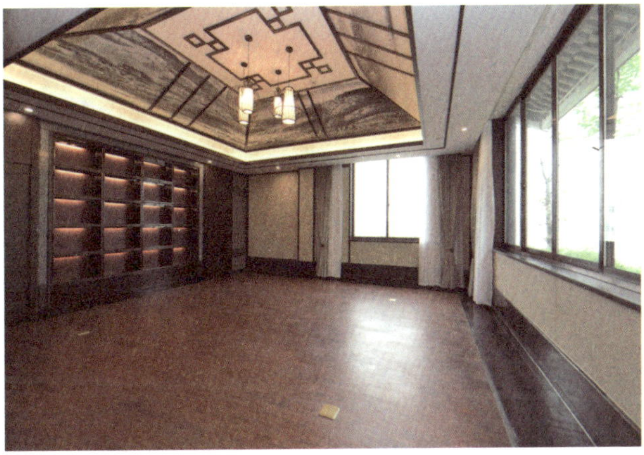
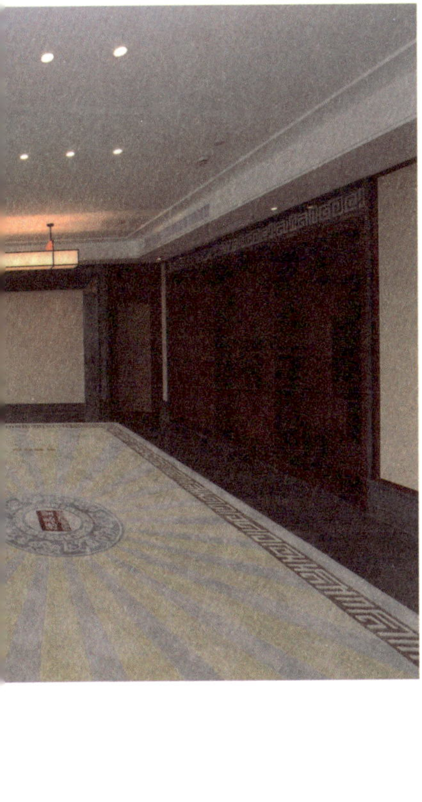
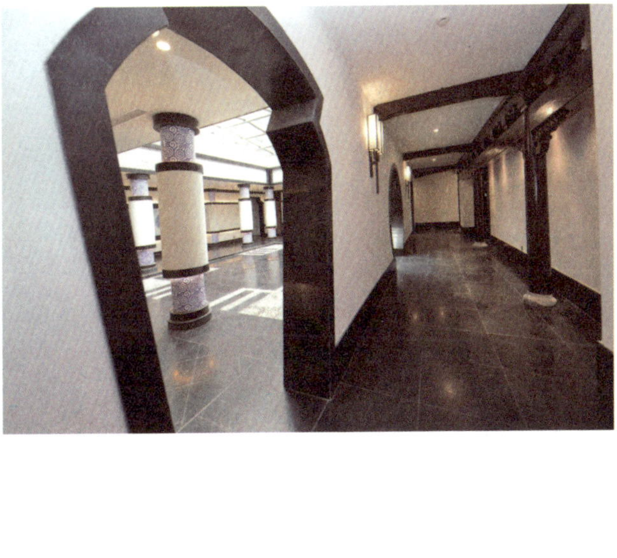

图书在版编目（CIP）数据

长生经 / 刘煊苗编著. -- 北京 : 中医古籍出版社, 2018.3
ISBN 978-7-5152-1699-7

Ⅰ. ①长… Ⅱ. ①刘… Ⅲ. ①养生（中医）—普及读物 ②安全教育—普及读物 Ⅳ. ①R212-49 ②X956-49

中国版本图书馆 CIP 数据核字（2018）第 065422 号

长生经（上下卷）

刘煊苗　编著

责任编辑　赵东升
装帧设计　考拉看看视觉中心
　　　　　成都创生文化传播有限公司
出版发行　中医古籍出版社
社　　址　北京东直门内南小街 16 号（100700）
经　　销　全国各地新华书店
印　　刷　四川新财印务有限公司
开　　本　170mm×239mm　1/16
印　　张　44.75
字　　数　527 千字
版　　次　2018 年 4 月第 1 版　2018 年 4 月第 1 次印刷
书　　号　ISBN 978-7-5152-1699-7
定　　价　99.00 元

長生經

长生经

上卷

长寿秘笈

刘煊苗 编著

中医古籍出版社
Publishing House Of Ancient Chinese Medical Books

学一招德泰堂《长寿秘笈》，做一个跨世纪百岁寿星

闲暇时学一招德泰堂《平安宝典》，危难时捡一条天地间鲜活生命

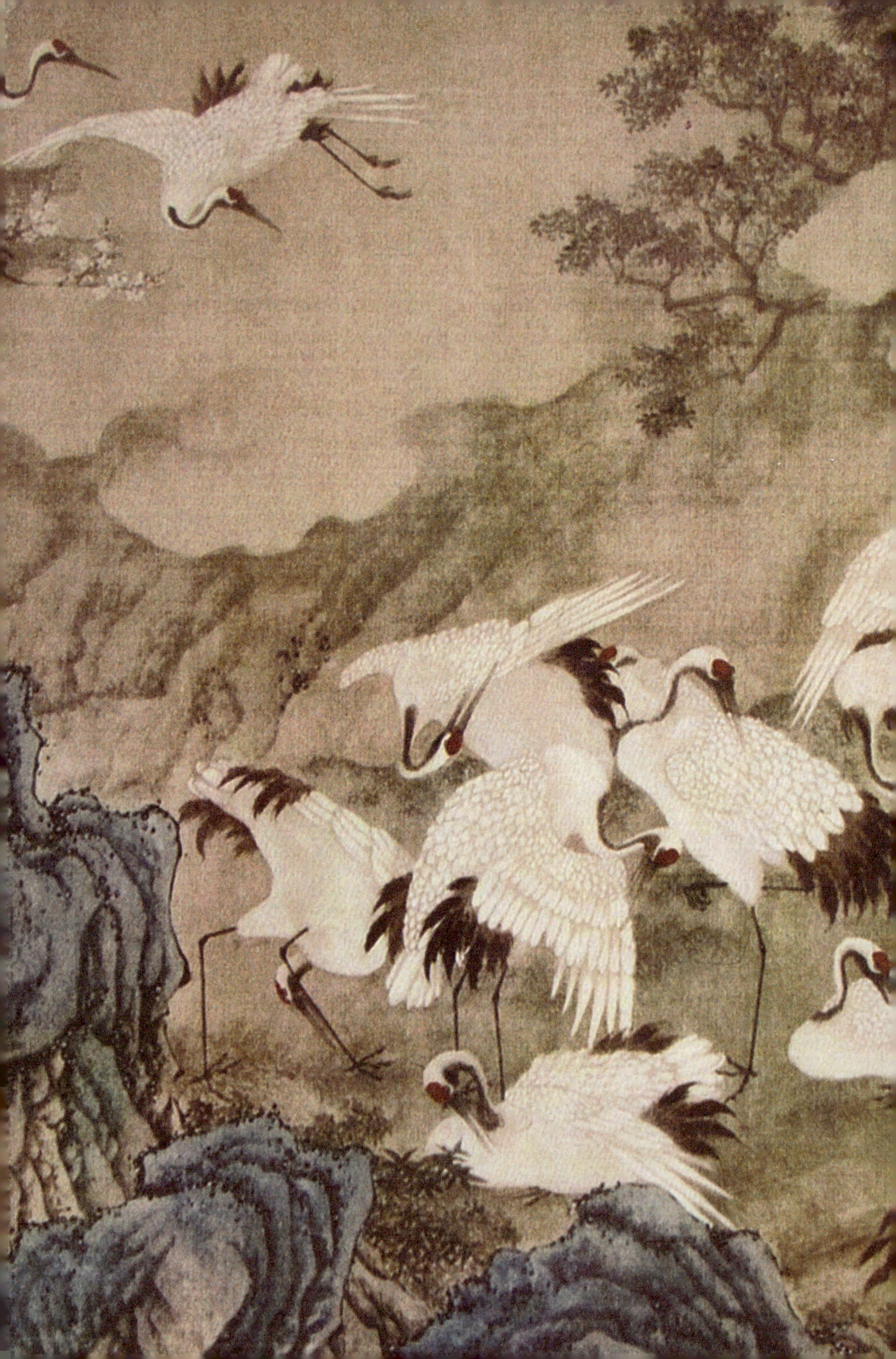

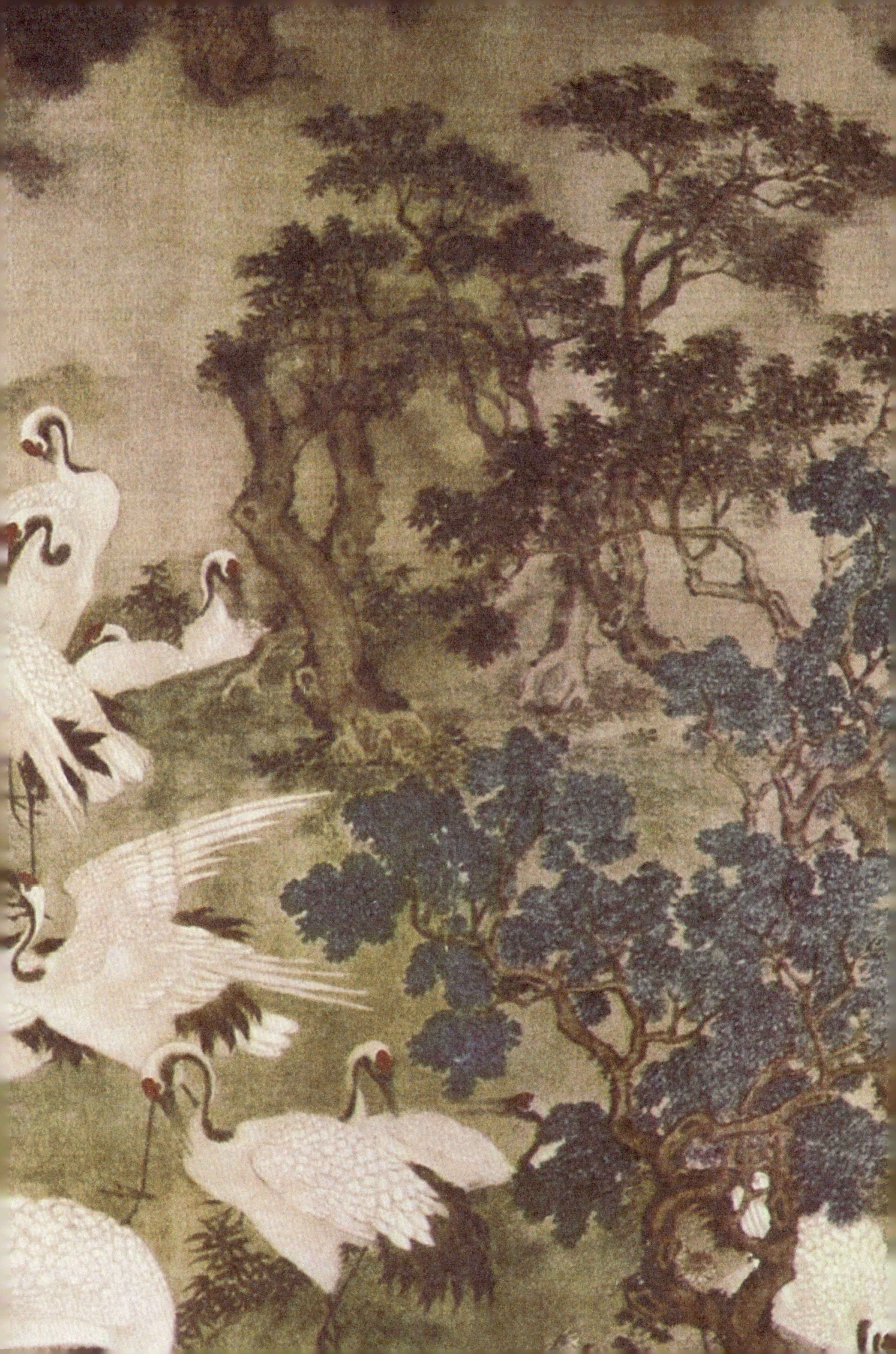

总策划

刘煊苗

总编著

刘煊苗

执行总编辑

杜文和　杜文云　金繁荣

编辑

湛兴旺　刘　侠　孟　妍　王应春　刘　俊

张小军　马　玥　姚茂敦　段　勇　李亦花

吴采薇　汪智昊　陈　兰　王富豪

出品机构

德泰堂长生书院

德泰堂控股有限公司

策划机构

考拉看看·传统文化研究中心

成都创生文化传播有限公司

来信请邮寄到：成都二环路东一段 29 号
考拉看看 图书馆
邮编：610017
电话：028-8452 5271

考拉看看创意中心
2018 年 4 月

德泰堂长生书院与福天下平安专项基金

【德泰堂长生书院】始创于1918年的德泰堂，传承着三代堂主“积跬致远、诚信为本 ”的战略思想。至今下辖数个子公司，涉及金融、地产、农业等多个领域，遍布深圳、成都，浙江等多个地区，国际项目已涉及日本、美国等多个国家，成为实力雄厚的现代化企业集团。

德泰堂长生书院是德泰堂文化与企业灵魂的核心机构，经政府民政部门依法登记的民办非企业组织，以绍兴为总部，在成都、深圳等地设有分院，以德泰堂《长生经》为核心，涵盖《长寿秘笈》与《平安宝典》两大主体，其中的安全避险教育，在 2014 年第三届中国公益慈善项目大赛中获得年度特别奖。

长生书院，主要开展平安避险、长寿养生的知识普及宣传、教育培训、产品研发及项目推广，整合公益文化、慈善基金、公益组织等资源，做创新公益项目的领先者，国际公益的参与者。

【福天下平安专项基金】福天下平安专项基金 2016 年 12 月由德泰堂控股有限公司、福天下电子商务有限公司董事长刘煊苗先生发起，旨在通过开展平安避险科普知识推广、基本技能培训，提高中国少年儿童的安全避险防护意识。救助范围包括：平安避险项目的资助，平安避险科普知识的推广、基本技能的培训和相关宣传活动的举办，平安避险产品的研发和推广，平安避险实验基地的建设、运营和维护，少年儿童自强自立奋进奖励，少年儿童村项目资助等。

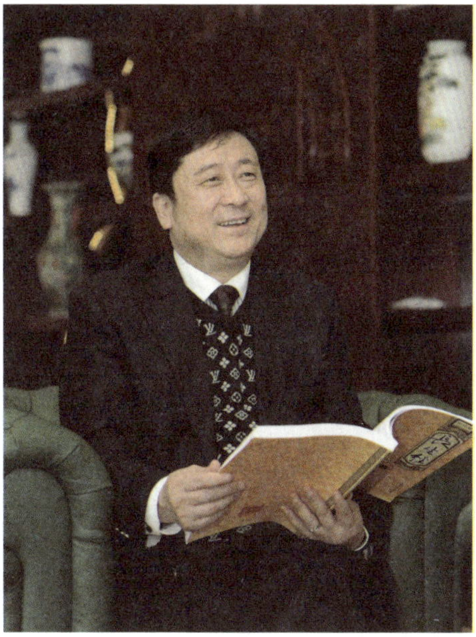

刘煊苗

德泰堂控股有限公司董事长　德泰堂长生书院院长　中国西部杂志社原社长

刘煊苗现任德泰堂控股有限公司董事长，高级经济师。自1993年起经商，继承家族于1918年创建的百年老号“德泰堂”。如今，德泰堂控股有限公司已发展成为涉及金融、房地产、文化、农业、商业运营，健康服务、电子商务等多领域的综合性集团公司。集团总部位于深圳，拥有独资公司9家、投资参股公司16家、NGO组织3家，地域辐射香港、四川、山东、江西、浙江、湖南及西部12省市自治区。

刘煊苗先生积极投身于慈善公益事业，曾投资运营《中国西部》杂志，对“中国慈善事业如何与国际慈善事业接轨”课题进行连续、深度的报道，受到民政部及中华慈善总会的高度赞扬。刘煊苗先生个人及旗下企业已资助上千名贫困儿童，抚养多名地震灾区贫困学生。2009年，刘煊苗先生作为国内唯一的民营企业家代表，应邀参加在美国纽约哥伦比亚大学举办的“世界防治艾滋病日”高峰会议，并代表德泰堂企业集团捐款。刘煊苗先生积极履行企业家社会责任，先后成立民办非企业单位长生书院、健康管理职业技能培训中心，为社会提供更多更好的公益服务。德泰堂长生书院推出的“防灾、平安避险知识普及与技能推广”项目荣获了2014年第三届中国公益慈善项目交流展示会“年度特别奖”。

2015年，刘煊苗先生荣获联合国工业发展组织咨商机构全球中小企业联盟颁发的“杰出企业家”奖杯，2016年1月9日于美国夏威夷在东西方慈善论坛上荣获“最具潜力的慈善领袖”称号，同年，成为中央电视台《品牌影响力》栏目评选的“2016年度最具品牌影响力杰出人物”，被人民日报中国自主品牌峰会组委会评为“2016中国自主品牌创新榜样”，2017年起，担任中国生产力学会创新推进委员会副理事长。

序一

精心制作为社会所需

文／王振耀

当今社会，来自人体内部的疾病和外部的灾难对人们生命的威胁越来越大。面对这种风险，人们往往因为知识和技能的缺乏而束手无策。掌握必要的养生知识，学会必要的避险技能，能大幅度减少疾病和灾难对人类的伤害。德泰堂《长生经》正是基于这样一种考虑的产物。

我与德泰堂控股有限公司董事长刘煊苗有多年交往，知道他一直在弘扬民族文化方面有所作为。德泰堂《长生经》成书，可以说是千年传承，百年积累，廿年准备，十年创作。千年传承，是指继承了浙江绍兴名门望族“义门刘家”近千年来所传承的中华长生文化精髓；百年积累，是指运用了百年老店德泰堂成立以来，特别是抗战前期在上海文化市场所收集的长生文化精品；廿年准备，是指德泰堂控股有限公司董事长刘煊苗在本世纪初成立两家文化公司，为发扬光大长生文化所进行的具体准备；十年创作，是指德泰堂集中了数十位专家，用了十年的时间，以诗歌的形式，创作出了长篇长生经。

在我看来，这是一部硕果累累的文化专著。长期以来，“义门刘家”收集、保存、整理、传承了大量中华养生文化的各种知识和偏方秘方，到了刘家33代孙刘煊苗时，这种文化遗产已经十分丰富。二十一世纪初，刘煊苗成立了德泰堂深圳文化公司和成都文化公司，研究整理中华长生文化，并学习掌握国外先进的养生文化理念和知识。刘煊苗提出了“两个划分”的理论观点。他认为，长生文化应该由针对人体内部疾病的养生和应对外部对人体危害的避险两个部分组成。特别是平安避险在人们生活中越发重要。根据“两个划分”，最终形成了由上卷《长寿秘笈》和下卷《平安宝典》组成的德泰堂《长生经》，并申请了德泰堂公司知识产权。

这是一部内容详实的科普读物。德泰堂《长生经》涉及到人们生活的日常起居、环境养生、卫生保健、养性颐年、科技养生、各类人群保健、家居安全、饮食安全、地震避险、火灾避险、用电安全、气象灾害防范、空袭爆炸、核辐射化学泄漏，人群防病病理等二十一大类，近五百条具体内容。这部书对人们生活和工作中可能会遇到的各种养生和避险问题，都予以了比较详尽的解答，同时提供了科学具体的应对方法。

这是一部形式生动的创新作品。德泰堂《长生经》采取诗歌的表现形式，全书由近千首诗歌构成，而每首诗歌又相对独立地回答了一个长生文化的具体问题。读一首诗，可了解一个养生的知识；记一首歌，可掌握一个避险的方法。中国古代，用诗歌形式展现养生文化的作品，偶有出现，但收集成册的较为罕见。德泰堂《长生经》从不同角度解答了近千个人们生活中可能遇到的长生问题，篇幅宏伟，生动创新。

这是一部通俗实用的生活宝典。全书通俗易懂，好记实用，核心目标和宗旨就是要给人们提供一个一读就懂，一学就会的生活助手。“学一招德泰堂《长寿秘笈》，做一个跨世界百岁寿星；闲暇时学一招德泰堂《平安宝典》，危难时捡一条天地间鲜活生命”。这是刘煊苗先生长生文化观中一句有名的格言，也是德泰堂《长生经》的愿景所在。

古时人们有“想成仙”的美好愿望，随着社会发展和进步，人们生活的提高，长生理念依然是人类社会发展的永恒之题，不分国界、宗教、民族、党派，一直贯穿人类社会发展始终。特别是随着我国老龄社会的到来，德泰堂《长生经》将会对老年朋友产生更大影响，书中对老人在养生和避险中可能遇到的问题，进行了具体分析，提出了科学可行的应对方法。我相信，这部包含着对老人一片爱心的书籍，一定会成为老年朋友的良师益友。

德泰堂《长生经·长寿秘笈》传播着人们正确的生活方式，指导着人们养成健康的生活习惯；德泰堂《长生经·平安宝典》让大家了解平安避险的科普知识，更是让大家掌握平安避险的基本技能。这部精心之作，体现了作者的社会责任感，也为当代社会所需要。我相信，这部著作的问世，必将对人类的幸福平安健康长寿起到积极的作用。

王振耀

王振耀

- 东西方慈善论坛秘书长
- 深圳国际公益学院院长
- 北京师范大学教授

序二

一片冰心在玉壶

文／何志尧

刘煊苗先生编著的德泰堂长生文化系列丛书之德泰堂《长生经》（分为上卷《长寿秘笈》下卷《平安宝典》）终于面世了。

这是一部集中国传统养生文化和现代科学知识于一体的长生文化经典作品，是刘煊苗和数十位专家学者的智慧结晶。

身为德泰堂控股有限公司董事长的刘煊苗，管理着旗下九大公司，主营房地产、金融、期货、农业、商业等多种项目，工作很忙，压力很大。但他却投入了大量的时间、精力和财力，编著出版了并不一定具有经济效益的长生文化丛书，这常常为一般人所不能理解。

我与刘煊苗相识多年，相知甚多，以我对他的了解，他的这种所作所为，则完全符合他的性格和价值观。

刘煊苗对长生文化有独到的见解，并形成了独特的理论体系。他认为，长生文化包括养生和平安两个方面：平安是指成功应对身体外部的伤害，养生是指有效实现身体本身的和谐，人们的健康长寿离不开这两个支点。

近些年，洪水、地震、泥石流、海啸等自然灾害频频发生，车辆、煤气中毒、淹亡等事件也时有发生。由于人们的生活工作环境发生了变化，应对这些灾难的难度也在加大。如何提高人们的避险意识和能力，最大限度地减少灾难对人类的伤害，成为摆在人类面前一个十分紧迫的课题，也成了刘煊苗十分关注的一个重大问题，多年来，他和他的团队为此做了不懈的努力，进行了大量的研究和开发，取得了明显的成效，其中部分研究成果已经体现在德泰堂《长生经》

之中。书中一些看似简单平凡的内容，其实倾注了刘煊苗等人大量的心血。

在德泰堂《长生经》正式出版的三年前，书稿已基本成形，为使该书更有实用性，权威性，德泰堂公司在社会各界广泛征求意见并在社会上尝试推广工作。

刘煊苗常说："学一招德泰堂《长寿秘笈》，做一个跨世纪百岁寿星；闲暇时学一招德泰堂《平安宝典》，危难时捡一条天地间鲜活生命"。大量的实践证明，德泰堂《长生经》确实起到了帮助人们健康长寿的作用。

数十年来，刘煊苗秉承"义门刘家"厚德泰民的观念，坚持为人类增寿延年的追求，不断继承光大中华民族的养生文化，不断吸收人类健康的最新研究成果，建立并形成了具有特色的德泰堂长生文化，而德泰堂《长生经》正是这种文化的代表作之一。

2009 年 12 月，刘煊苗受邀，作为中国唯一的民营企业家，出席了在美国纽约哥伦比亚大学举行的"世界防治艾滋病日"会议。刘煊苗代表德泰堂，现场向基金会捐款，并介绍了德泰堂慈善事业与长生文化的情况，得到与会者的一致赞扬。

刘煊苗拥有仁爱之心，并把这种爱心通过长生文化献给民众。他不计个人得失，追求功德圆满。而长生文化系列丛书之德泰堂《长生经》，正是他奉献给人类的一份厚礼。

如今的刘煊苗事业有成，家大业大，但他钟情于长生文化的痴心不变。最近，他决定把健康产品作为德泰堂公司今后发展的重点，并把长生文化渗透到房地产、绿色农业等项目之中。对他来说，赚钱倒在其次，能为人类的健康长寿出力，才是最重要的，这也体现了刘煊苗的人生价值观的核心。

这就是我对刘煊苗热衷长生文化的浅显理解，是为序。

何志尧

· 四川省政协第九届副主席

序三

黄金时代的美好生活

文／钱卫东

刘煊苗先生编著的《长生经》终于要付印了，请我作序。首先要祝贺他，经过长时间的准备，这部巨著终于要和更多人见面了；我也由衷感到高兴，这是天下人之福，这是一部可以帮助更多人实现美好生活的作品。

作为一个从事服务民营经济发展20多年的推动者和研究者，我认识刘煊苗先生以后，越往后深入了解，越发佩服。在刘煊苗先生的公司和朋友圈，很多人称他福哥，在他身上，我看到真正的企业家精神和企业家对于我们这个社会的价值，所以我也是一位“福粉”。

刘煊苗先生是改革开放以后成长起来的一位知名企业家，他出生在浙江大户人家“义门刘家”。刘家人历代信奉孔孟之道，讲究忠孝仁义。在刘家家谱记载的近千年中，有上千位刘家人任过二品至七品官吏，在这些人中，从来未出现过一个贪官污吏，尽显刘家忠孝仁义的品德。历代先后有六位皇帝赐匾“义门刘家”，以示对刘家的充分肯定。刘家还十分信奉中华民族传统文化，重视养生健身。长期以来，积累了丰富的养生经验，收集保存了大量养生秘方，是远近闻名的长寿之家。

刘家代代均有百岁老人。刘煊苗先生的父亲、第二代德泰堂掌门人刘绍恩如今已经九十多岁，仍然思维清晰，身体健康。可以说，“义门刘家”是一个具有浓郁中国文化传统特色的家族。刘煊苗出生在这样的家庭，从小就信奉孔孟之道，崇尚仁者爱人，传统文化的影响对他来说是刻骨铭心，助人为乐，行善积德，讲究功德，因果报应的价值观从小就深深地埋进了刘煊苗的心灵之中。

上世纪五十年代中期，刘煊苗先生进入社会，他在工厂当过工人、销售科长、车间主任、厂长，在国家机关当过办公室主任，在乡镇当过书记。在社会生活中，刘煊苗先生耳闻目睹了许许多多天灾人祸，不少他所熟悉的人受到伤害。他年轻时就很有头脑，遇事总喜欢分析总结。这类事情遇多了，他总是在想：如果具有必要防护知识和掌握正确的方法，不少的灾难和疾病是完全可以避免或减少的。他在当工人时起，就开始收集养生和避难方面的知识。他常对人讲，他有一个理想，那就是让人们活得更长些，更健康些，而长生文化正是人们走向健康长寿的良师益友。

1993年，他辞职下海。2000年，重建家传百年老店德泰堂，他从金融、地产起家，经过十余年的努力，已经形成了拥有九大子公司的德泰堂控股有限公司。生意越做越大，赚钱越来越多，而他积德行善，救助于民的愿望也越来越强。

让人钦佩的是，刘煊苗先生始终坚持奉行德泰堂的宗旨：上德下德世代积德，天泰地泰三阳开泰。从1998年开始，为研究推广长生文化，他分别在深圳和成都成立了文化公司，组织专家学者进行长生文化的研究，并开发创建了德泰堂长生文化四大系列产品：德泰堂长生文化丛书系列、德泰堂长生文化用品系列、德泰堂平安避险产品系列、德泰堂养生益身产品系列。按照这四大系列，十几年中，德泰堂先后投资上千万元，开发推广了上百种长生文化产品，尽管经济效益不明显，但却产生很好的社会效益。这些产品大多采取赠送的形式向社会推广，如今很多地区，特别是四川汶川、雅安等灾区，不少群众手中都有德泰堂的文化产品，并发挥了积极的作用。

刘煊苗先生在成都建立了德泰堂长生书院，这是国内第一座专门收集长生书籍和音像作品的民间博物馆。该博物馆收藏的各类长生文化书籍和音像资料为国内最齐全、最权威、数量也最多。长生书籍涉及古今中外，音像作品可以连续播放五年。长生书院由长寿博物馆、长生藏书楼、长生教育中心、长生产品研发中心、平安避险拓展训练基地五大部分组成，免费供人们参观使用。

这些年，从中央省市领导到普通市民，到长生书院参观学习的人络绎不绝，不少人参观以后，感受颇深，都对刘煊苗这样一位民营企业家为长生文化做的努力而感到敬佩。

刘煊苗先生不仅把推广长生文化作为一种兴趣，而且更是一种责任，他还计划在全国东西南北四个相关省市区分别建立起这样的长生书院。

培根说过，黄金时代不在我们身后，而在我们面前。随着《长生经》的出版，我相信它定会帮助更多人实现美好生活的愿望。

《长生经》即将出版，此为祝贺亦为序。

钱卫东

- 四川省工商联第九届副主席
- 民营经济发展的研究者和推动者
- 《做一个受尊敬的企业家》作者
- 9020 健康生活倡导者

序四

德泰归来

文／马竞

2014年5月16日，德泰堂长生书院总部落户绍兴论证会在浙江省绍兴市招商局会议室举行。绍兴市委、市政府有关领导和来自全国各地的专家学者三十余人参加论证会。与会领导和专家达成共识，德泰堂长生书院总部落户绍兴，是一个利国利民、功德无量、顺应潮流、切实可行的好项目。

5月18日，德泰堂绍兴文化公司注册登记。

5月26日，德泰堂有限公司与有关部门和单位签订了在绍兴京杭大运河畔修建德泰堂长生书院的合同。

5月30日，建筑设计单位进入现场。

至此，投资三千万元的德泰堂长生书院总部回归绍兴建设工程拉开序幕。

归子之心

这是百年德泰堂的第二次回归。

“义门刘家”是江南地区的名门望族。一直信奉仁、义、礼、智、信。据刘氏家族家谱记载，几百年来，有上千位刘家人任过七品至二品官员，这些人为官勤奋廉洁，忠心报国，没有出过一个贪官污吏。刘家为人勤劳善良，淳朴正直。助人为乐，积德积善是刘家相承千年的传统。明清时代，先后有六位皇帝赐匾“义门刘家”，以示对刘家忠君爱民的肯定。

1918年，刘家31代孙刘嗣昌在绍兴上虞创办了德泰堂。分别在上虞城的东西两个城门口设立分店，以此向农村辐射，为农民提供物美价廉的日用百货。德泰堂秉行以德为先，薄利多销的经商原则，不仅惠及民众，自身也得到了迅猛发展。

1928年，刘嗣昌将德泰堂移师上海，在大上海最繁华的四马路上开店兴业。德泰堂并从此更名为德泰商行，主营珠宝玉器和古玩书画。在此期间，刘嗣昌提出了“上德下德世代积德，天泰地泰三阳开泰”的德泰堂堂训。短短几年，德泰堂发展成为大上海闻名的文化产业公司。

可惜好景不长，日寇进犯上海，淞沪会战爆发。刘嗣昌变卖了德泰堂在上海的产业，把大部分钱财捐给抗日将士。上海沦陷后，刘嗣昌不愿为日本人服务，返回故乡。

德泰堂第一次回归故里，是在饱受外来者欺凌之后，回到生我养我的故土怀抱，渴望一份安抚和宁静。

身负国仇家恨的刘嗣昌一病不起，回到家乡后不久就饮恨去世。

1939年，年仅18岁的刘家32代孙刘绍恩接手德泰堂，成为第二代德泰堂堂主。刘绍恩主持德泰堂16年，他遵循父亲的遗志，全身心地为家乡人民服务。1956年，公私合营，德泰堂成为当地供销社的一部分。

1993年，时任上虞市驻深圳办事处主任的刘煊苗辞职下海。身为“义门刘家”33代孙的刘煊苗，从小就梦想着重振祖业德泰堂。

经过几年的打拼和筹备，2000年，刘煊苗重建德泰堂。十几年中，德泰堂从深圳起家，发展到江西、山东、湖南、四川、香港等地，由单一金融投资公司发展到金融、文化、房地产、农业，商业等九家子公司。

刘煊苗在外闯荡二十多年，但他始终不忘自己是绍兴人，不忘回报家乡，感恩乡亲。长期以来，他十分关注家乡的经济发展，一直在选择合适的项目，希望能够造福于家乡人民。

2014年，刘煊苗终于等到这个机会了。绍兴市政府为改善民生，改善环境，投入巨资打造了京杭大运河两岸新环境，为民众提供了休闲娱乐的河边公园。同时修建了具有江南特色的的河边会所，向社会招商。

这样的环境，这样的氛围，与刘煊苗梦中的长生书院不谋而合。刘煊苗很快决定，投资三千万元，让德泰堂长生书院总部回归绍兴。这件事在公司内部引起了不同反映，不少同事认为，长生书院免费对公众开放，属公益事业，很难见到效益，如此巨大的投资，值不值？面对这样的疑问，刘煊苗痴心不改，他说，我搞长生书院，根本就没想到要赚钱，只是对故乡，对乡亲的一种回报。家乡现在经济发展了，人们有钱了，不愁生活了，但健康长寿的欲望更强烈了，能在这方面帮助他们，对我来说，这就是财富，这就是幸福。

自第二届越商大会起，刘煊苗提出了优秀越商应有的“五商”品质：“财富越商、智慧越商、健康越商、功德越商、幸福越商”。创造财富只是越商最基础的本分；一个优秀的越商要有智慧、要看眼光，这是做大做强的保证；越商的心灵和身体应该是健康的，不能为了赚钱使人异化；越商要有社会责任心，积德行善是越商的最高境界；艰苦努力，创造财富，身心健康，造福社会，这是一个越商的幸福观。刘煊苗认为，只有这“五商”具备，越商才有品味。而这次德泰堂回归，正是刘煊苗提出的“五商”思想的具体践行。

如何让生命力更长久

这是一个很平常的命题，但它却蕴藏着难以把握的规律。

5月16日，在德泰堂长生书院总部落户绍兴论证会上，刘煊苗代表德泰堂提出，要投资三千万元人民币，在绍兴市京杭大运河河畔，兴建非盈利的公益性德泰堂长生书院，为家乡人民献上一片爱心。

来自全国各地的领导干部和专家学者纷纷发言，从不同的角度进行进行论证。大家不约而同地认为，长生书院是一个具有深远社会意义的好项目。对刘煊苗富裕不忘民众，发展不忘故乡的品德予以高度扬。

同时，大家也表现出一种担忧，书院修建起来容易，平时管理难，一次性投资容易，长期维持高额的管理费用难。长生书院主体工程和附属工程分布在京杭大运河畔长达八公里的范围，摊子铺得很大。建成以后，每年新增设备和资料及管理费用需要两三百万元。这个问题如果不解决好，这个利国利民的好书院很难长久维持下去。

对此，刘煊苗的回答很给力："我经商这么多年，赚的钱用于家人生活足够了，又没有别的用处，每年支付书院管理费用没有任何问题。"

2007年底，刘煊苗任中国西部首家大型区域性综合类经济杂志《中国西部》杂志社社长。2008年发生了"5.12"汶川大地震。刘煊苗率杂志社和德泰堂同事从灾区救灾返回后，开始思考慈善事业的研究推广。

从2008年底开始，刘煊苗主持《中国西部》杂志，进行了三年的慈善理论研究。

2009年，刘煊苗主持了"首届中国慈善事业与国际接轨高峰论坛”。12月，刘煊苗受邀，在纽约哥伦比亚大学参加了世界防治艾滋病论坛。

在这三年中，刘煊苗先后提出了十几个慈善理论观点，产生了一定的影响，时任民政部救灾司司长王振耀，称他是中国民营企业家中研究慈善理论的第一人。刘煊苗所提出的慈善理论观点之一，就是慈善需要成本和经营。慈善需要制度和社会成本。如果不讲成本，不讲经营，慈善难以维持。

与会的领导和专家一方面对刘煊苗的爱乡之情予以肯定，另一方面从不同角度积极出主意，想办法，要保证持续运营下去，不仅要输血，而且要建立造血功能。

最后，大家提出了一个建立基金的想法。

这是一个合情合理，切实可行的好想法，如果实行，可以让长生书院这个公益项目的生命力更加长久。

绍兴文化的一支新军

绍兴文化博大精深，人杰地灵。德泰堂长生文化同样根植在这块肥沃的土地上。

受刘家的影响，刘煊苗从小就喜欢养生文化。他重建德泰堂不久，便在深圳和成都分别组建了文化公司，专门研究长生文化。经过十几年的努力，德泰堂长生文化已经初步形成，有理论、有内容、有场所、有实践、有成就。

德泰堂长生文化有理论。刘煊苗提出了一系列理论观点，核心是“两个划分”，即把长生文化划为养生和避险两个部分。随着时代发展，由自然界和人为原因造成的各种意外伤害，占影响人类长寿因素的比例越来越大。只有把长生文化这两个要素都处理好，才能保证人类的健康长寿。

德泰堂长生文化内容上分为四大系列：图文出版系列、文化用品系列、养生产品系列、避险产品系列。十几年中，德泰堂已投资上千万元，生产和推广两百多种长生文化产品。

德泰堂长生文化在推广上有六大平台：长生书院、媒介网络、慈善公益、社会团体、房地产业和各类活动。

德泰堂长生文化的核心体现在德泰堂《长生经》上。这是一部集中华养生文化和当代科技知识于一体的长生文化专著。《长生经》分为《长寿秘笈》和《平安宝典》两部分，采用诗歌民谣的形式，帮助人们了解在长生中可能会遇到各种问题。如《长寿秘笈》侧重于生活方式和生活规律，帮助人们正常养生。而《平安宝典》则从科普知识，基本技能的角度，帮助人们在危难之时善于自保。刘煊苗常讲一句话，就是：学一招德泰堂《长寿秘笈》，做一个跨世纪百岁寿星；闲暇时学一招德泰堂《平安宝典》，危难时捡一条天地间鲜活生命。

这次，刘煊苗计划在绍兴德泰堂长生书院的总项目中，沿大运河岸边八公里，分别建立《长寿秘笈》和《平安宝典》碑林，由著名书法家把德泰堂《长生经》中近千首诗歌写成书法作品，刻成碑林，让民众长期受益。

这些年，德泰堂长生文化为社会做出了很多贡献，特别是在西部地区。在许多农村、社区、学校、医院等都能见到德泰堂的文化产品，每逢节假日，都能看到德泰堂组织的长生文化活动。

如今，这些成果都将回归到绍兴故乡。

这支千年沉淀，百年积累，十年打造的文化新军将重新回到绍兴文化的怀抱，为故乡民众服务。让父老乡亲享受到中华文化与现代科技相融合的德泰堂长生文化，既是德泰堂的宗旨，也是刘煊苗的梦想。

自序

为民众造福

文／刘煊苗

德泰堂《长生经》是德泰堂长生书院倾力打造的一部关于长生文化的科普作品。全书分为上卷《长寿秘笈》和下卷《平安宝典》。该书把长生文化用诗歌民谣的形式表现出来，自创和收集整理近千首诗歌，涉及五百多个方面，广泛普及长生文化。此书的宗旨是帮助民众增长长生知识，掌握养生方法，增强避险能力。

百年积累 十年创作

德泰堂是“义门刘家”31代孙刘嗣昌于1918年创立的百年老牌公司。浙江上虞的“义门刘家”是江南的名门望族。历史上，刘家坚持忠孝仁义，先后被六位皇帝赐匾“义门刘家”。长期以来，刘家注重中华传统，注重积德行善，注重养生文化。不仅积德积善而且积寿，刘家每一代都有百岁老人。德泰堂建立后，继承了刘家的传统，收集整理了大量祖传及现代养生之道和平安避险科普知识。

我作为“义门刘家”33代孙，于2000年重建德泰堂，成为第三代掌门人。我把长生文化和慈善事业作为公司发展的根本。为传承和弘扬华夏传统文化，还专门成立了德泰堂长生书院，专门从事平安避险、健康养生文化的研究和传承。

德泰堂长生书院经过十几年的潜心研究，初步形成了有理论、有产品、有载体、有实践的德泰堂长生文化。在继承了德泰堂百年文化积累和十年准备的基础上，2000年，我们开始搜集材料，组织了数十名专家学者，开始编写创作德泰堂《长生经》。十年的创作过程经历了三个阶段：一是汇编阶段。初期只是收集养生的名人名句和民间的歌谣，加以选择后汇编成册。二是汇编与自创并重阶段。在编辑过程中发现，传统的养生诗歌不够全面，许多领域都没有涉及到，专家学者针对这些不足，进行了一些弥补式的自创。三是完全自创阶段。随着创作的深入，编委会感到传统的东西在时代发展和科技进步面前存在着先天不足，必须加以重新审视。从2012年开始，德泰堂长生书院组织专家学者依据国内外长生文化和科技的最新成果，结合中国实际，重新进行创作。现在保留的近千首诗歌，属于德泰堂《长生经》编委会创作组凝聚集体智慧、九易其稿的作品。

精心打造 结构合理

德泰堂《长生经》由上卷《长寿秘笈》和下卷《平安宝典》组成，涉及人们生活的日常起居、环境养生、卫生保健、养性颐年、科技养生、家居安全、饮食安全、地震避险、火灾避险、用电安全、交通安全、气象灾害防范、核辐化学泄露、人群防病调理等二十大类，五百多个具体内容。这部巨著，对人们在生活和工作中可能会遇到的各种养生和避险问题，都予以了比较详尽的解答，并提供了科学和可操作性的方法和技能。

《长寿秘笈》由日常起居、环境养生、卫生保健、养性颐年、科技养生、人群保健等十五个篇章，共几百余首诗歌民谣组成。涉及衣、食、住、行、娱乐、旅游、购物、作息、性爱、卫生保健、心理、养生之道等各个方面。《平安宝典》由家居安全、饮食安全、地震避险、火灾避险、用电安全、交通安全、气象灾害防范、空袭爆炸、核辐化学泄露、人群防病调理等十四个篇章，300多首诗歌民谣组成。涉及疾病、溺水、触电、灼伤、煤气中毒；意外伤包扎、防止各类过敏、乘电梯防意外、食品安全、饮水安全、食物中毒、地震、泥石流、水灾、用电安全、防止火灾、燃放烟花安全、矿井意外防护、电气安全、交通安全、乘飞机轮船安全、酒驾危害等各个方面。

简单易记 科学实用

坚持科学性。在创作过程中，注重科学依据。德泰堂先后请了数十位各行业的专家，对创作产品用科学的标准加以衡量鉴别。符合科学规律的保留，否则放弃。同时，在《长生经》中坚持引用最新的科学观念、科学方法和科学成果。

坚持全面性。尽可能全面地为民众提供长生方面的知识、方法和技能。特别是对当前社会发展过程中出现的影响人们健康长寿的新因素，加以深入研究，提出防范方法和手段。该书对传统养生的范围进行了突破，特别是平安避险方面，增强了许多过去所没有的东西，涉及到人们生活和工作的方方面面。

坚持普及性。《长生经》采用诗歌民谣的形式，力求通俗易懂，便于记忆和传播，要让一般民众都看得懂，学得会，用得上。

坚持操作性。每一首诗歌所表达的内容，都具有可操作性。让民众读后，不仅有增强防范意识的作用，还可掌握可行的方法和技能。

我非常希望，这部作品可以造福更多人！

2017 年 10 月 成都

现代长生经总诗序

德泰堂

德行天下五千载，中华文明浪淘沙。

泰达四海人为尊，延年益寿有良法。

堂训谨记悟本道，老骥伏枥孕新芽。

诚心苦寻长寿诀，献与众生心愿达。

信诺千金不含糊，感恩在心把恶拔。

为民觅得不老谣，奇效远比人参佳。

本草纲目乃圭臬，后辈绝学实不差。

积善去糜心胸广，药王舒眉抚须夸。

德名远播非虚言，六腑清爽传佳话。

开眼环视时代潮，跬步致远虎步跨。

泰安平和精气足，顺遂如意乐自发。

总联句

德泰堂

长寿乐，平安福。

长寿平安最舒服。

知身体，明事理。

《长生经》里有诀秘。

学一招德泰堂《长寿秘笈》，

做一个跨世纪百岁寿星。

闲暇时学一招德泰堂《平安宝典》，

危难时捡一条天地间鲜活生命。

目录

39 41~69

卷一·心

修行	心静	安神	欢喜	制怒
养神	慎独	自省	平衡	
中庸	不惊	斋心	看淡	
从容	泰然	自得	知足	
喜悦	戒气	坦荡	心阔	
苦恼	和气	长命	知节	
宽容	戒怒	大度	忌过	
智慧	嗔怒	八要	无妄	
伤气	戒怨	仁厚	忍辱	
怡养	中和	不老	若水	
闲看	退让	知止	长寿	
寡欲	静思	禅悟	修德	

目录

目录

目录

目录

本书配图均选自中国古代名画

卷一·心

节嗜欲以养精，节烦恼以养神，节愤怒以养肝，节辛勤 以养力，节思虑以养心，节悲哀以养肺。

——汪绮石《理虚元鉴》

养心在修德，静气善恶辨；寡欲精神爽，思久血气减。佛家以"明心见性"为宗旨，道家讲究的是"修心炼性"，阳明心学究其本，心即理、致良知、知行合一。欲长寿，先养心，故长生经先从心经缘起。

修行

鸡鸣即起扫门庭，悦目净心除纤尘。

竹枝涤得天地宽，地洁人爽味清纯。

舒筋健腰壮如牛，灵步移转万象生。

得道自愉与他喜，福慧增来去贪嗔。

养神

养生重养神，精气乃根本。

和顺心地正，气顺华发生。

修炼真性情，养神有本真。

欲望以节制，静思知天命。

中庸

欲要命长生，肠中须常清。

欲得不老方，得失应分明。

平衡加中正，做个明白人。

养生靠中庸，自悟就能行。

从容

寿星如鹤众慕寻，养生秘笈源自心。

饮食清淡不劳累，劳逸结合律可循。

咸甜杂进不择食，太极八卦人精神。

心静如斯且从容，万法自然随缘生。

喜悦

心喜无忧乐开颜，诚心诚意结善缘。

言由心生志气在，笑容满面再少年。

苦恼

愁眉苦脸伤害大，烦恼多疑如自杀。

人生不过百年时，凡事想开精神佳。

宽容

心有他人天地宽，让人三尺是训传。

严于律己体自胖，弥勒大肚福气添。

智慧

人生一世讲智慧，心静少言无怨怼。

进退自如有道循，斗天斗地人自毁。

一时之恨虽畅快，恶果来袭再后悔。

涵养自律靠自身，心中有锁始成规。

伤气

怒甚偏伤气，思多太伤神。

神虚心易役，气弱病相因。

勿使悲欢极，当令饮食均。

起居要由常，生活有规循。

运动要适量，饮酒莫过频。

勿汲汲所求，勿悄悄愤恨。

安神宜欢悦，惜气保纯真。

寿夭不在天，养怡在个人。

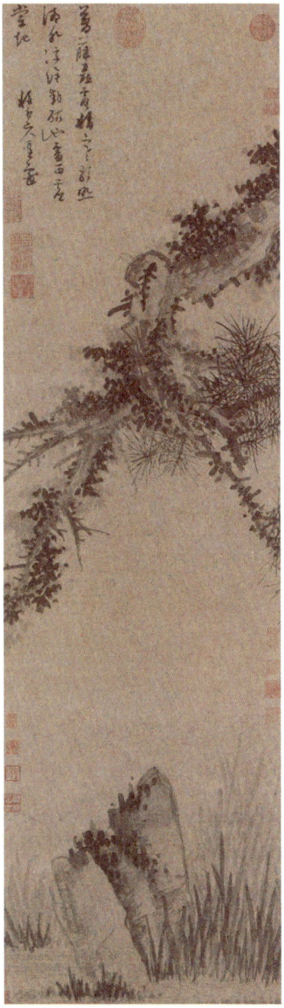

怡养

大千世界乱纷纷，我自安坐静我心。

云展云舒随风意，花开花谢任风勤。

不似世人忙里老，得来闲暇养精神。

勤于纸上寻欢乐，年逾古稀有童心。

闲看

闲云野鹤犹自在，轻舞飞扬夕阳来。

百鸟归林夜寂静，雾霾散尽云自开。

寡欲

欲不可绝亦不纵，烦恼忧愁须自通。

清心寡欲实为本，节制善处无病痛。

心静

自身有病自心知，心病还得心药治。

心态宁静身也静，心生疾病身也病。

养我心，静我性，养心静性常安定。

养心寡欲是良药，静性无虑心康宁。

名利权势皆朝露，莫将嗜欲累心病。

知朝露，即知命，行止快乐无偏病。

慎独

自处应享慎独身，吾将烦恼何所依。

应绝嗜欲断食痴，莫把神明暗里欺。

不惊

花开花落时，福祸相辅依。

荣辱不惊慌，得失顺天意。

泰然

心胸太狭隘，命运难久长。

宽宏又大度，性格宜开朗。

处世更泰然，我心亦不狂。

凡事敞开心，长寿更健康。

戒气

他人来气我不气，气出病来没人替。

若要气病谁如意，中了他人诡奸计。

请来医生把病治，反说气病治非易。

气恼自己倒事小，家人担忧更无益。

和气

气之贵在和，用情贵于淡。

唯有淡与和，乃得其关键。

戒怒

怒气缠上身，心肺易受损。

气血倘淤积，伤脑又塞心。

戒怒极必要，对待应认真。

血脂一变稠，空误好时辰。

嗔怒

忧郁嗔怒百病生，诸事看开人精神。

内伤七情戒嗔怒，神清气爽有乾坤。

戒怨

怨气太过危害大，深陷烦恼难自拔。

隐忍谦让好涵养，知书达理人人夸。

中和

中存无体天下大，虚而灵静应无穷。

诚致中和百事顺，万物得道脉自通。

退让

清静退让方为道，凡事最好别争吵。

知足常乐享清闲，心宽体健年岁高。

静思

烦恼忧愁悄然来，痛苦低潮口撕开。

冷静细思五分钟，人不发火门不迈。

静心剥开迷幻带，自身症结自己解。

祛病强身不宜迟，找准病因乐开怀。

安神

养心有八要，慈爱心要诚。

好肚肠两寸，正气伴三分。

宽容泡四钱，五成加孝顺。

回报不必想，奉献老实人。

自省

心态宜安宁，防病更治病。

人身处逆境，遭遇不治症。

断定有死期，不惧亦不惊。

自省加配合，奇迹靠精神。

激战胜病魔，起死又回生。

恢复健康态，惊醒梦中人。

静坐以收心，收心而凝神。

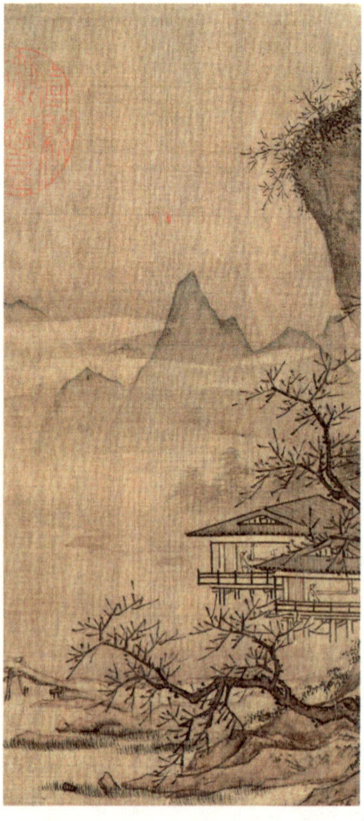

斋心

寡酒色清心，清心可养神。

去嗜欲养心，养心能安神。

记古训警心，警心可醒神。

悟至理明心，明心能宁神。

淡名利宁心，宁心可蓄神。

顺自然宽心，宽心能怡神。

保健康欢心，欢心而悦神。

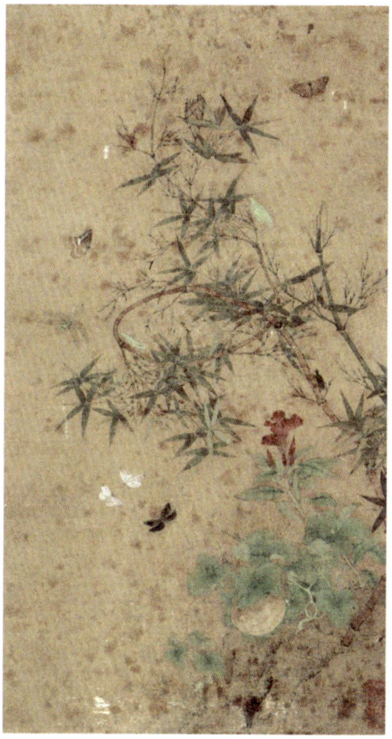

自得

人生乐趣多，每日有欢乐。

花卉怡养性，钓鱼很快活。

书画得真趣，林泉唱山歌。

游山练筋骨，品茶可润德。

坦荡

大道不称不张扬，大辩不言不荒唐。

大仁不仁不偏爱，大廉不谦不谦让。

长命

积知乃成智，至智终成圣。

积炼乃成健，至健终长命。

积乐乃成癖，至癖终成仙。

积善乃成德，至德终成神。

大度

对己不苛求，对人少怨恨。

情绪要疏导，难免遇逆境。

处事宜大度，是非须分清。

常做善良事，夜半不心惊。

八要

延缓人衰老，的确有诀窍。

几项基本法，劝君要做到。

身常三分凉，长寿不怕老。

心静自然凉，遇事不脱逃。

处事要稳当，脏话别乱飙。

进食七分饱，终生疾病少。

海喝易中招，体胖血压高。

慈爱留心间，落难援手到。

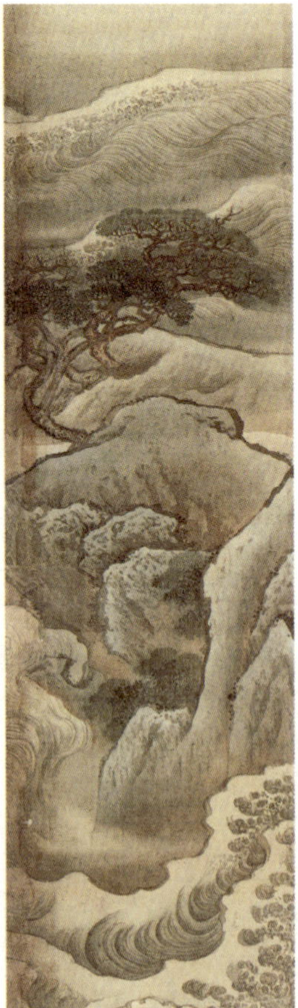

仁厚

乐者喜无忧，开心解千愁。

百事一笑过，病去康且寿。

眼量放更长，牢骚不可有。

仁厚得回报，慈善德泰修。

不老

长寿不老有良法，崎岖坦途皆可达。

仙方只在一念间，杂思不除乱如麻。

强身多动食且杂，宅心仁厚人自夸。

心态决定命和运，无欲无求乐开花。

知止

心情要愉快，健康就常在。

心境要开朗，身边终有爱。

知足亦知止，福寿自然来。

名利不计较，一生永康泰。

禅悟

人生乐活须禅悟，是非曲直想清楚。

家庭老小应照顾，个人得失乃小事。

取长补短是关键，放低身段觅知识。

人生不过三万天，否极泰来犹可知。

欢喜

趣味抗衰老，做人别太狂。

常怀欢喜心，行事不张扬。

冥想好处多，心宽有名堂。

常把美好看，快乐且寿长。

平衡

心理活动重平衡，嬉笑怒骂过一生。

情绪稳定身轻松，体健颜欢康且宁。

顺其自然乐趣多，遇事不乱最洒脱。

人生得意不跋扈，烦恼离身唱赞歌。

艰辛必有曲折伴，逆境不屈有欢乐。

物随心转平常事，寄情山水名可夺。

看淡

人生立世有得失，看淡世俗得本真。

逐荣慕权易狂躁，为儿为女钱财囤。

饱读诗书友谊贵，宜藏宜珍想分明。

健康才是至尊宝，心静如水乐永恒。

知足

人生得意靠打拼，慷慨大方共前行。

助人为乐声名播，知足不贪享太平。

苦尽甘来后乐己，亲朋挚友感德名。

温良恭让不可失，与众同乐不伶仃。

心阔

心胸开阔天帮忙，不老神话添福寿。

乐观奉献众称赞，勤动手脚脑力足。

神清目明看得远，重担在肩不忧愁。

豪气荡得霉气开，敢把日月弯成钩。

知节

言语有知节，过失少沾身。

举动如知节，一生少悔恨。

爱慕有知节，情专传美名。

欢乐知有度，疾病无踪影。

忌过

人生情感宜平和，嬉笑怒骂勿娇枉。

喜极攻心怒灼肝，过犹不及恐内伤。

生津养脾好处多，悲欢离合须度量。

闭门思过不可少，互助互爱多承让。

无妄

养老之要在保健，无妄时刻记心间。

耳无妄闻目妄观，身不妄动口妄言。

脑无妄思心妄念，慎行慎为福康安。

内不欺己不欺人，上不欺天日子甜。

忍辱

古今能忍有大成，气定神闲人中精。

百辱难耐思韩信，乐活一生不染尘。

若水

立世德为先，如水心怡然。

冷暖一杆秤，百步食宜缓。

扫庭沐春风，弯身拾火钳。

狂风摧落叶，愿把幸福献。

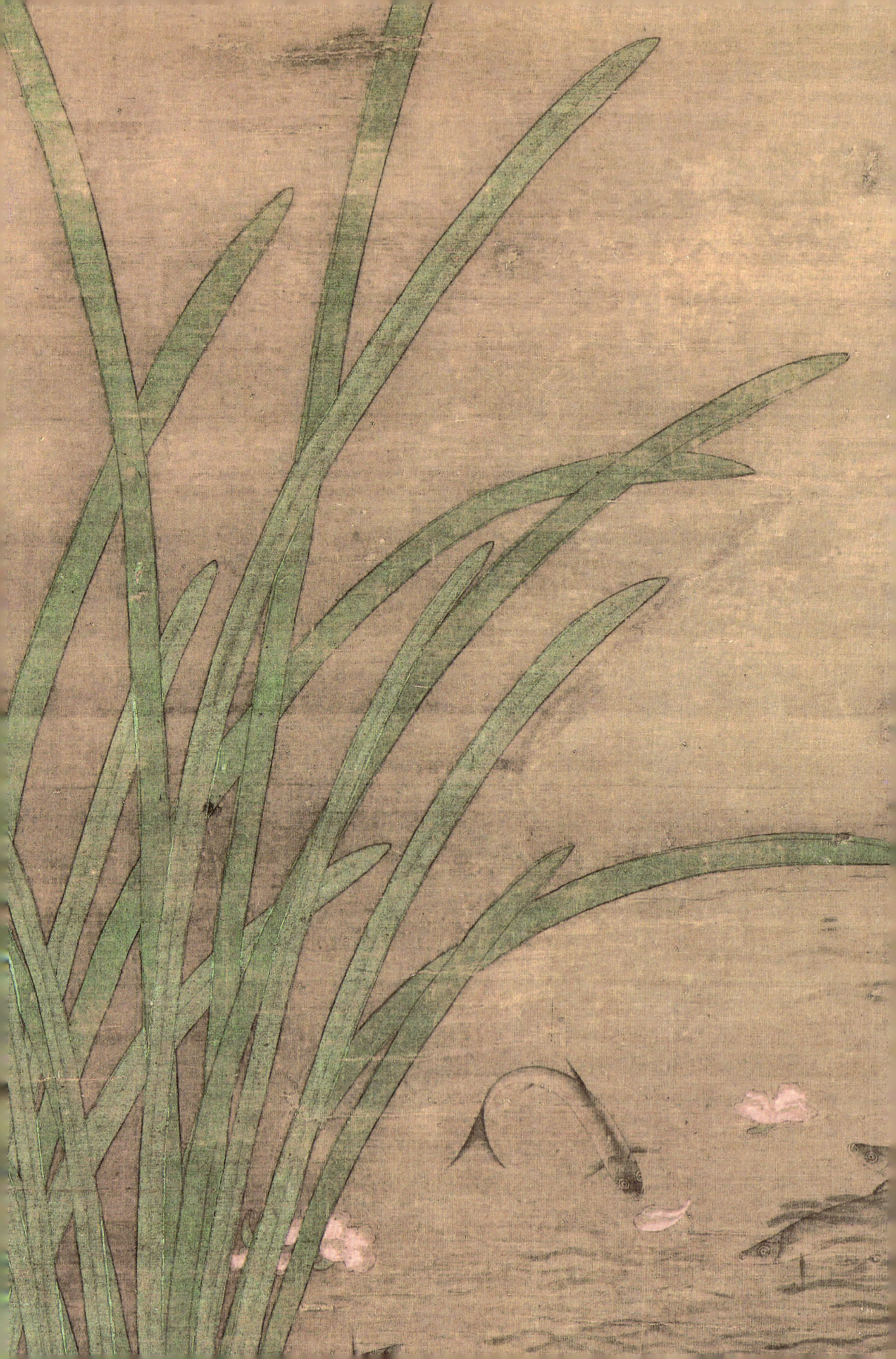

长寿

一日笑三笑，精神做体操。

心情宜舒畅，青春可永葆。

唱歌又跳舞，心畅无烦恼。

血液循环好，益智更健脑。

劳逸须结合，睡眠质量高。

荤素巧搭配，长寿无绝招。

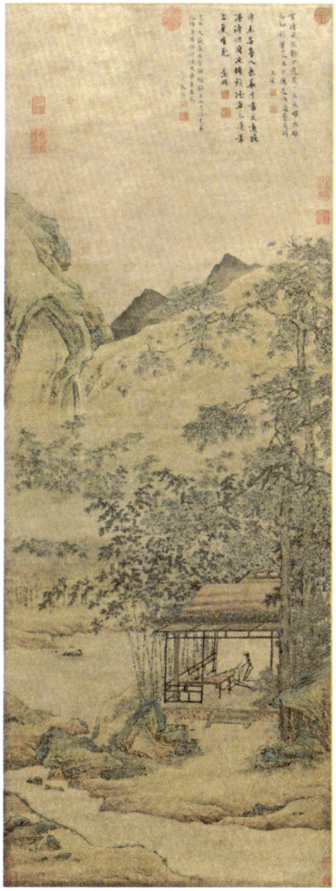

修德

养心在修德，静气善恶辨。

寡欲精神爽，思久血气減。

酒沾不乱性，忍让福气添。

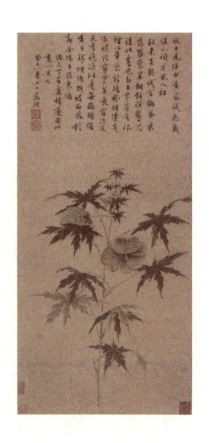

恭让终益己，暴戾招损颠。

安分身无累，莽撞是非连。

财自勤中得，祥从俭中现。

行善多君子，恶毒讨人嫌。

得闲觅百味，灾退心自安。

制怒

人生在世多操劳，得息养性时间少。

制怒之方何其多，学得几招实在妙。

忙里偷闲怨恨泄，垂钓练拳乐逍遥。

吹拉弹唱精力旺，散步对弈气自消。

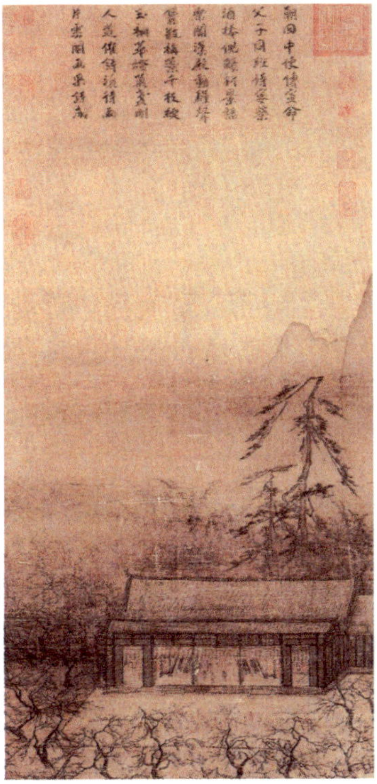

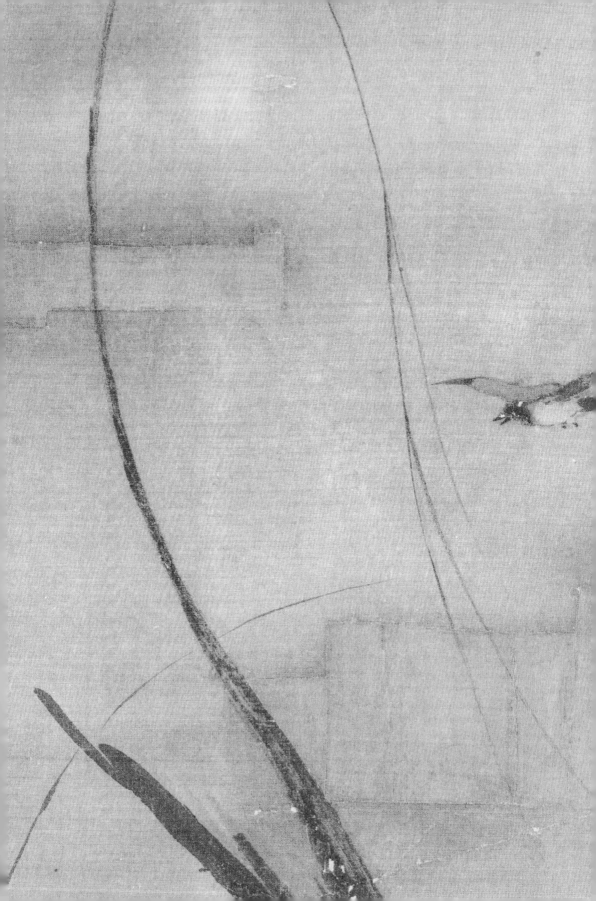

卷二·天

善养生者：食不过饱，饮不过多；冬不极温，夏不极凉。

——东晋医学家、道教学者、炼丹家 葛洪

夏季炎热阳须抑，瓜果蔬菜神效奇。荷塘潺流孕清凉，蔽之爽可比蜂蜜。《黄帝内经·灵枢》载言："故智者之养生也，必顺四时而适寒暑，和喜怒而安居处，节阴阳而调刚柔。如是则辟邪不至，长生久视。"即一个聪明的人是一个懂得养生的人，其养生首要是顺应春夏秋冬气候变化，又注意调节情绪，性格平和，刚柔自如，邪气无从侵入，从而健康长寿。

夏养

夏季温度高，睡眠不宜少。

头晕无食欲，苦味解烦恼。

冬阴

春夏养阳秋冬阴，藏收生长孕可律。

气调神养保机体，阴平阳秘至之毓。

心静食淡自多味，颐养功夫日月须。

正气调和不外邪，泄阳宜禁寒暖疏。

春令

春之为令阳气盈，阴阳和欲得肆经。

天地交欢忌有度，求畅得畅自在行。

食饮不饱春有吟，健步域外筝飞鸣。

养精蓄锐节房事，冰雪霜后净聪明。

夏阳

夏季炎热阳须抑，瓜果蔬菜神效奇。

荷塘潺流孕清凉，蔽之爽可比蜂蜜。

热毒须防饮甘泉，苦瓜一根藏玄机。

酷暑难耐高招多，平心静气有菩提。

秋光

恋秋赏秋光，景色自在吟。

收实品佳果，琳琅且丰盈。

远足与登临，凌云自天经。

黄花饮秋蟹，行乐享太平。

冬藏

冬凌苍苍宜收藏，节令止止安且闲。

雪水煮茗扬轻沸，围炉晏坐饮自欢。

拍马冲寒围猎泽，交欢适可止馋涎。

寒尽春来万物苏，我劝养生式常间。

踏青

当春阳生踏青忙，保体春捂肝不伤。

晨早晚睡多泡脚，起居有律疫害防。

乍暖乍寒自将息，养阳制怒心情畅。

怡情自在放纸鸢，避风寡欲各舒张。

雨水

春风骀荡暖南天，乍寒多捂导引健。

粥疗食甘少酸辣，调摄心脾胃养兼。

燕自回时墒湿沛，植树远足润心田。

精气平和摄正道，杏春蔚然勤宜先。

惊蛰

夜雨闻雷虫豸惊，防疫重在养肝经。

阴阳和护静功练，稳步多甘少辣辛。

荠菜野菜食防毒，香梨养脾利肺清。

晴日何妨郊外去，跳跃多动结石净。

春分

日夜平分阴阳调，晚睡早起头梳要。

和胃保肝疫多防，房事在节情志调。

春游芳草身心健，防痛深扰起居操。

干姜炖汤温补上，乐观葱郁度逍遥。

清明

气清景明农事紧，祭祖扫墓孝道行。

春捂护背疫瘟避，散步踏青八段锦。

发物慎食以养肝，哮喘花粉防过敏。

养心怡性节房事，食荠药补健可欣。

谷雨

谷雨时节栽种忙，养生旧病须先防。

花粉过敏通窗气，抑郁心情户外扬。

少酸宜甜忌冷腻，肝脾调达湿祛攘。

薏豆食甚滋养目，太极门球抒心愫。

立夏

夏来燥热思凉风，养阳护心调息中。

凝神守静子午觉，清热祛湿有氧动。

粥食豆蔬气血畅，粗粮纤维大便通。

增酸减苦补肝肾，利欲看淡声如钟。

小满

入夏渐热雨水丰，湿邪自避防且冲。

邪盛须清热解毒，和胃兼利尿消肿。

补阳强体绪消畅，避风食疗清淡宠。

汗淋伤阴宜缓动，未病先防在暑中。

芒种

溽暑雨沛温蒸酷，减酸增苦脾胃调。

天热午觉好休憩，汗出补上水盐料。

果蔬吃鲜坚果忌，夏衣勤换多洗澡。

清淡益气津止渴，艾灸理疗健身操。

夏至

夏至昼长宜调息，午眠养畅正时一。

心静防暑勿懈怠，饮食过寒苦切忌。

神清气和避痹证，解渴消暑少肥腻。

空调露宿克邪入，防晒凉装身可颐。

小暑

湿热因循小暑来，静和稍动心平开。

防暑自在防晒起，果蔬苦瓜粥食材。

祛湿清热消暑去，游泳瑜伽太极摆。

午休眠睡情绪律，笑看阶庭绿满苔。

大暑

酷热当头难熬天，乘凉避暑静当先。

阵雨雷暴痢毒泛，冬病夏治滋补全。

苦夏健体慢运动，风湿痹证健脾前。

熏艾防蚊避夏疫，粥疗食补瓜果鲜。

立秋

气爽天高桂飘香，虎秋烈烈暑热防。

护肝润肺好食梨，阳消阴长情志伤。

乳酸菠萝护胃肾，葱姜辛辣要少尝。

散步太极除秋乏，强身自护逸相彰。

处暑

秋冬增衣适收秋，早起早睡阴阳调。

生津食梨可润燥，消热通便作息巧。

安神温补食美膳，滋阴百合健身操。

养阴护阳脾肾补，生物钟眠衡为要。

白露

身露冻凉自神伤，滋阴益气防躁狂。

菊藕秋果桂花香，精气神敛宁亦爽。

六欲适度慎房事，宜肺化痰防流感。

独卧守真身自健，益气宽中心肺畅。

秋分

秋气萧瑟郁愁多，登高廓胸健自可。

心肺常护食梨藕，益津润燥志安果。

增酸果蔬甘收敛，补髓益阴吐纳歌。

山药百合胃养阴，起居合律高寿多。

寒露

天凉露重寒劲来，肃杀惆怅倍伤怀。

足底多泡腿健动，防燥润肠肺养材。

蜂蜜乳品温补上，少食辛辣健脾脍。

阳敛阴藏秋收则，登高怡神养阳裁。

霜降

露凝霜降百草枯，腰护强腿壮筋骨。

阴晴寒暖须衣添，果柿润肺赖平补。

秋燥病端必防疫，时鲜霜打味美蔬。

固表培元应腑脏，冬近秋肃等闲度。

立冬

阳极阴聚立冬来，温伸寒曲阳藏在。

摄寐动服起居律，天人相应肾慎裁。

沐浴阳光太极健，清补温甘暖心怀。

揉耳增肾阴邪避，寒曰灸助活络陔。

小雪

循冬养阴晒太阳，情绪温和肾气养。

七情六欲莫过激，御寒保暖疾病防。

六淫侵袭忧郁致，爽志悦神安腑脏。

温补益肾栗腰果，丹参山楂心脑强。

大雪

冰封千里雪飞舞，凋零景象情志枯。

避寒保暖宜情畅，精护养阴调摄固。

食忌生冷腻粘硬，调膳易动犹适补。

阳养健身勿过偏，恰到好处自适度。

冬至

阴极阳升冬至节，昼短夜长起居协。

少虑神定欲不纵，休眠藏精讲科学。

食宜多样温补上，戒燥戒寒肾胃谐。

提水固虚龟息炼，欣然如沐春风阙。

小寒

寒凝大地冷至深，雁迁阳升宜养心。

闲时慢跑踢羽毽，乐观畅达人精神。

温补食补在三九，首乌阿胶归芪参。

滋阴潜阳养肝血，羊肉入口固心精。

大寒

阴尽寒至阳萌发，腰脚颈鼻肺防寒。

腑脏关节暖自葆，保阴潜阳精力藏。

沐阳多睡寡欲欢，切忌生冷黏腻肠。

户外锻炼心胸廓，竹节松柏知岁寒。

半夜

戌时心包心脏护，读书减压心畅融。

亥时性爱百脉通，养身守心养娇容。

子时入夜宜睡足，眼圈不黑耳不聋。

丑时肝藏不晚睡，脸不长斑气血通。

晨起

寅时肺旺宜熟睡，面色红润精气足。

卯时大肠蠕动快，排出渣滓清肠毒。

辰时胃经重早餐，一顿早饱粥麦舒。

巳时脾经当旺令，造血开窍身不虚。

午后

午时若能一小憩，养精气安神补阳。

未时小肠滤清浊，饮水清肠虚火降。

申时津生茶可饮，养阴体舒调膀胱。

酉时泄火肾藏精，吸纳元气心自畅。

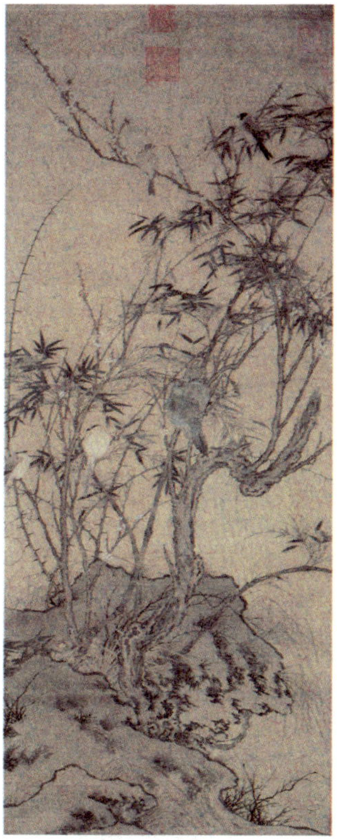

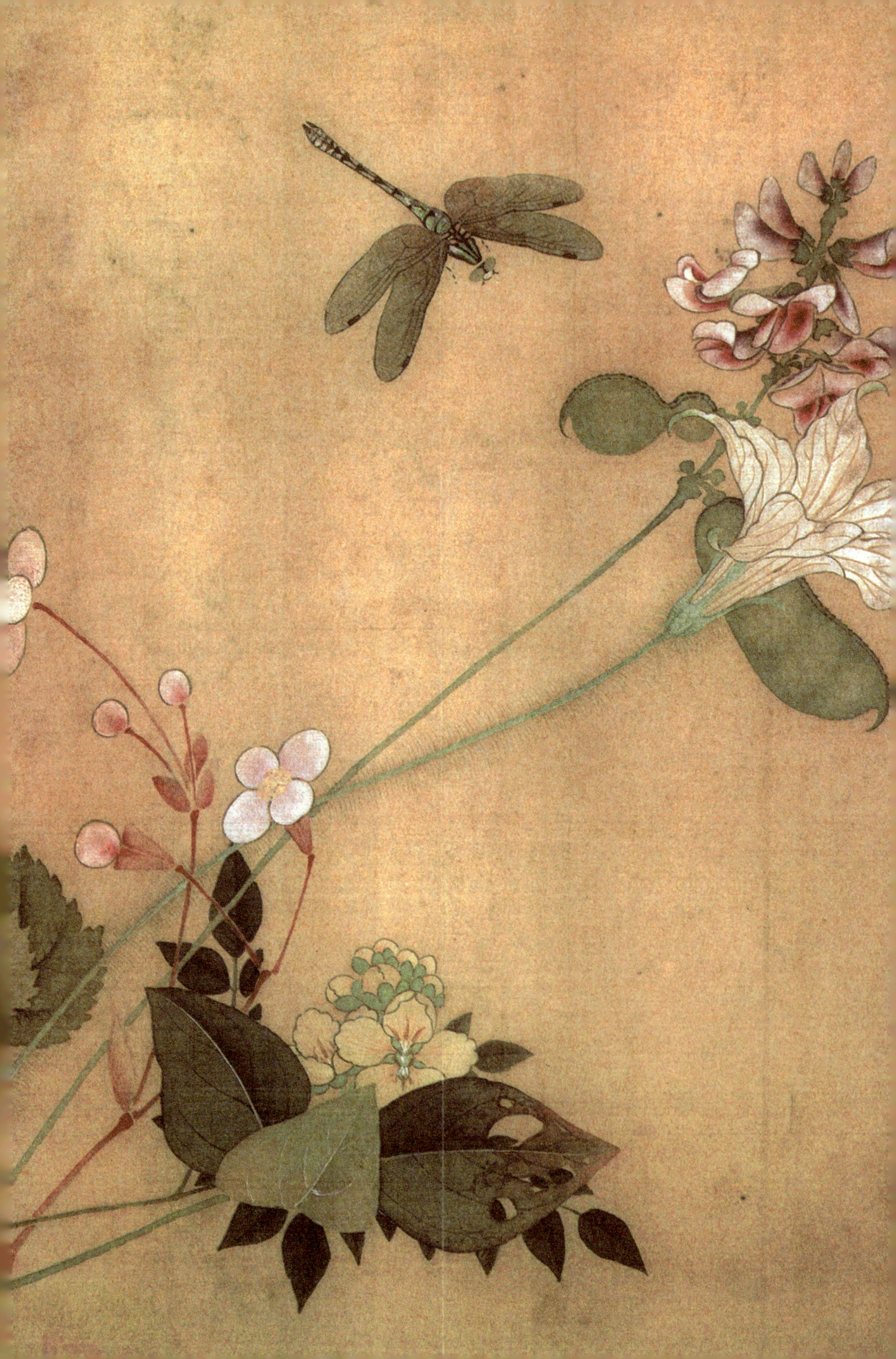

经络

子时阴胆瞳髎窍，丑时大敦期门肝。

寅刻中府少商肺，卯刻商阳大迎香。

辰时承泣厉兑胃，巳辰隐白大包脾。

午时极泉少冲心，未刻少泽听宫小。

申刻睛明至阴膀，酉时涌泉俞府肾。

戌时天池中冲包，亥刻关冲丝空焦。

培元补气养活水，经络敲打按摩好。

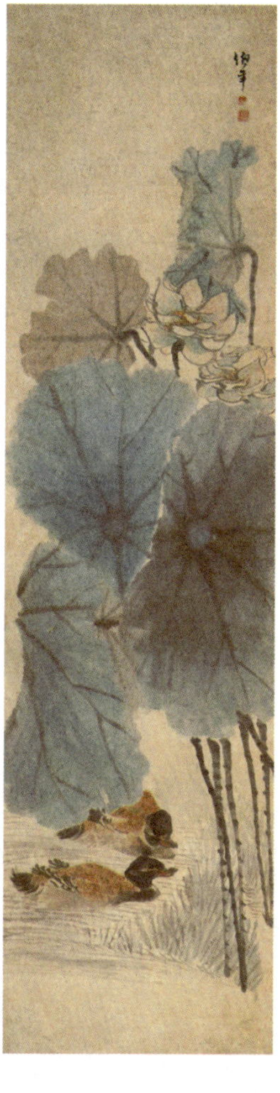

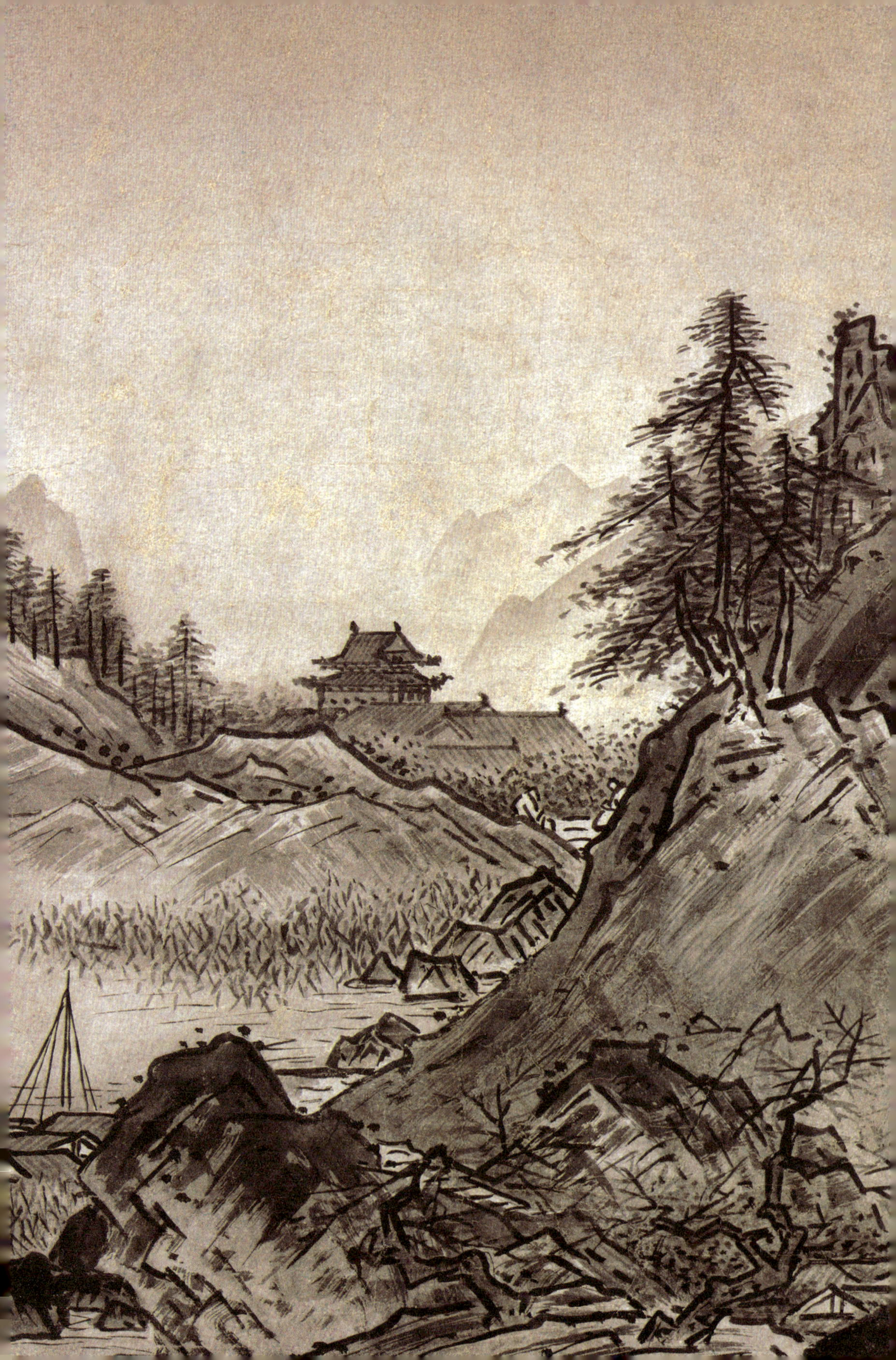

卷三·地

一州之气，生化寿夭不同，其故何也？岐伯曰：高下之理，地势使然，崇高则阴气治之，污下则阳气治之。阳胜者先天，阴胜者后天，此地理之常，生化之道也……高者其气寿，下者其气夭，地之小大异也，小者小异，大者大异。

——《皇帝内经·素问·五常政大论》

科技传统相益彰，乐在其中不拜佛。天下风水何处寻？心无杂念最快活。凡具备某些环境条件的地方，乃养生宝地，善出长寿之人。地理环境对养生防病的积极作用，得到历代医家和养生家公认，其中不少人还提出了择地养生法。坤卦养生之道亦曰：接纳地气，有益健康；择地而居，地吉人荣。

风水

藏风聚气堪舆学，人宅两存通天地。

地善苗秀宅吉荣，天地人和谐合一。

能量场论实不虚，阴阳调和见生机。

阳宅风水住与作，富贵贫贱寿所系。

家居

不良情绪积危房，烦恼忧虑郁衷肠。

家居风水解其困，光线宜明气流畅。

壁色宜柔米黄色，屋增绿植生意涨。

视野开阔心敞亮，郁结情绪得释放。

水质

水是生命源，质量最关键。

清澈为佳泉，口感较新鲜。

河水遭污染，禁饮为最先。

喝水非小事，不可心茫然。

酸碱

弱碱水保健，中和余毒酸。

清除血垃圾，降压脂降粘。

多余脂肪糖，改善微循环。

健康水补能，衰老自延缓。

办公

离卦设施徽象理，明堂宽阔不宜窄。

室前不宜有冲煞，疾怪官非不入宅。

座位不空有靠山，人事稳定向心台。

不犯白虎左高右，万事顺遂吉祥来。

楼宇

选地悠静清新中，视野宽阔赛明宫。

生旺之象聚人气，交通便利物流通。

运旺兼命逢三合，吉山吉向形煞冲。

楼内布局须合理，坐山之位静安融。

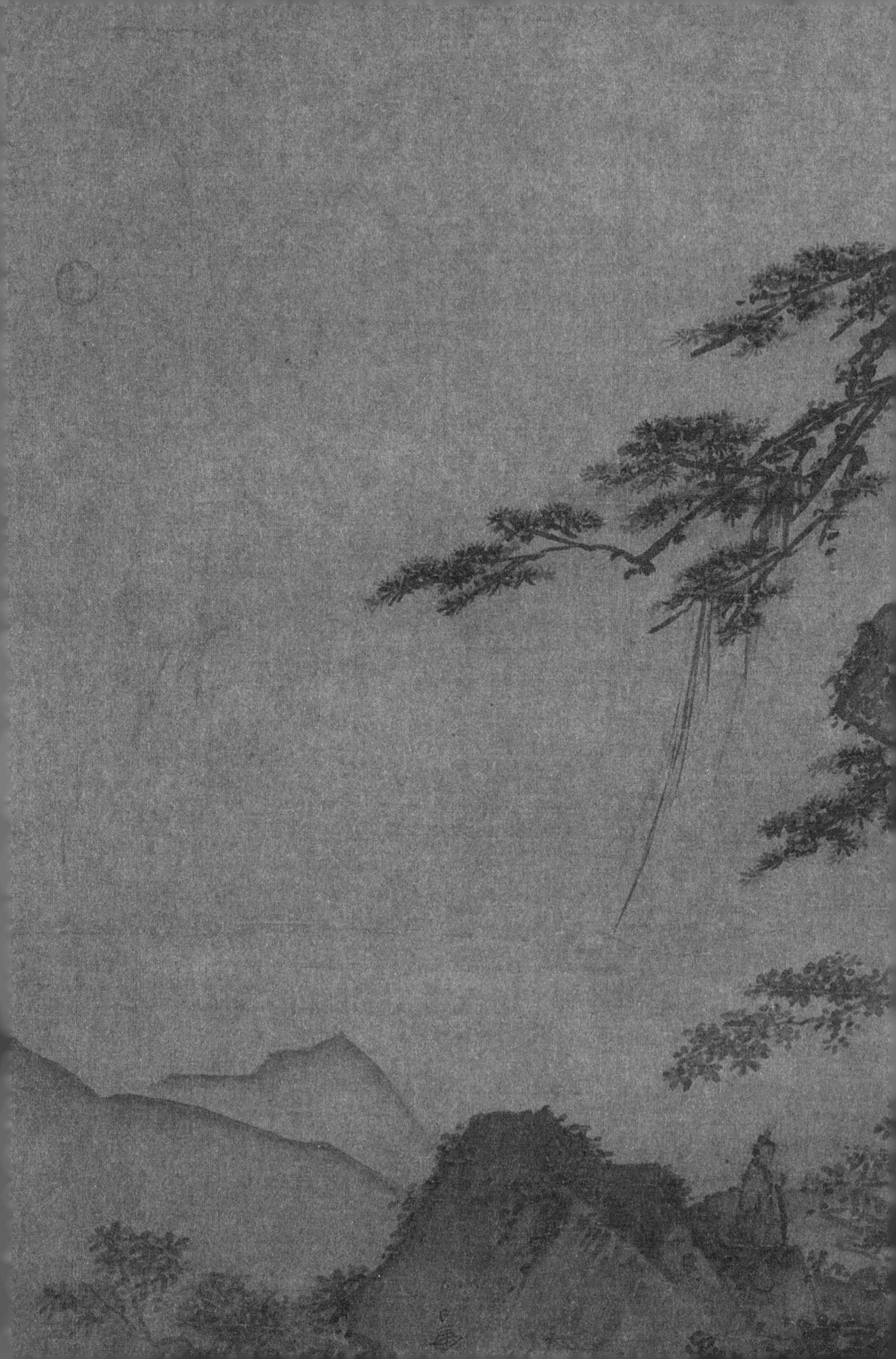

寿地

环境优美万物活，空气清新海天阔。

山幽水净小径别，逍遥常唱无忧歌。

科技传统相益彰，乐在其中不拜佛。

天下风水何处寻？心无杂念最快活。

田园

长寿圣地风光奇，山水旖旎富甲硒。

绿色休闲身心沃，果蔬芬芳田园宜。

生态平衡富氧离，静养客人心淡寂。

内心清净定闲气，安享天然性自怡。

太阳

活动周期十一轮，辐射偏离磁极层。

峰年显现阳黑子，太阳耀斑能量增。

干扰电波电离层，地震火山爆发频。

地球磁场多变异，瘟疫海啸多逞能。

变暖

海水升温平面升，飓风频添冰山降。

物种灭绝气候暖，厄尔尼诺更疯狂。

洪涝干旱生态恶，粮食减产民遭殃。

细胞受损病毒虐，癌患增多免疫丧。

负氧

山居空气清，负氧离子寄。

富氧好维生，心旷促神怡。

调节脑皮层，振神除心疲。

防止多疗效，镇咳平喘息。

山清

贫困石山巴马县，长寿现象世称奇。

山水清秀气清新，温润怡人花果怡。

盘阳河水特奇异，巴马灵石育化稀。

培育阴离自由基，天然育水养生益。

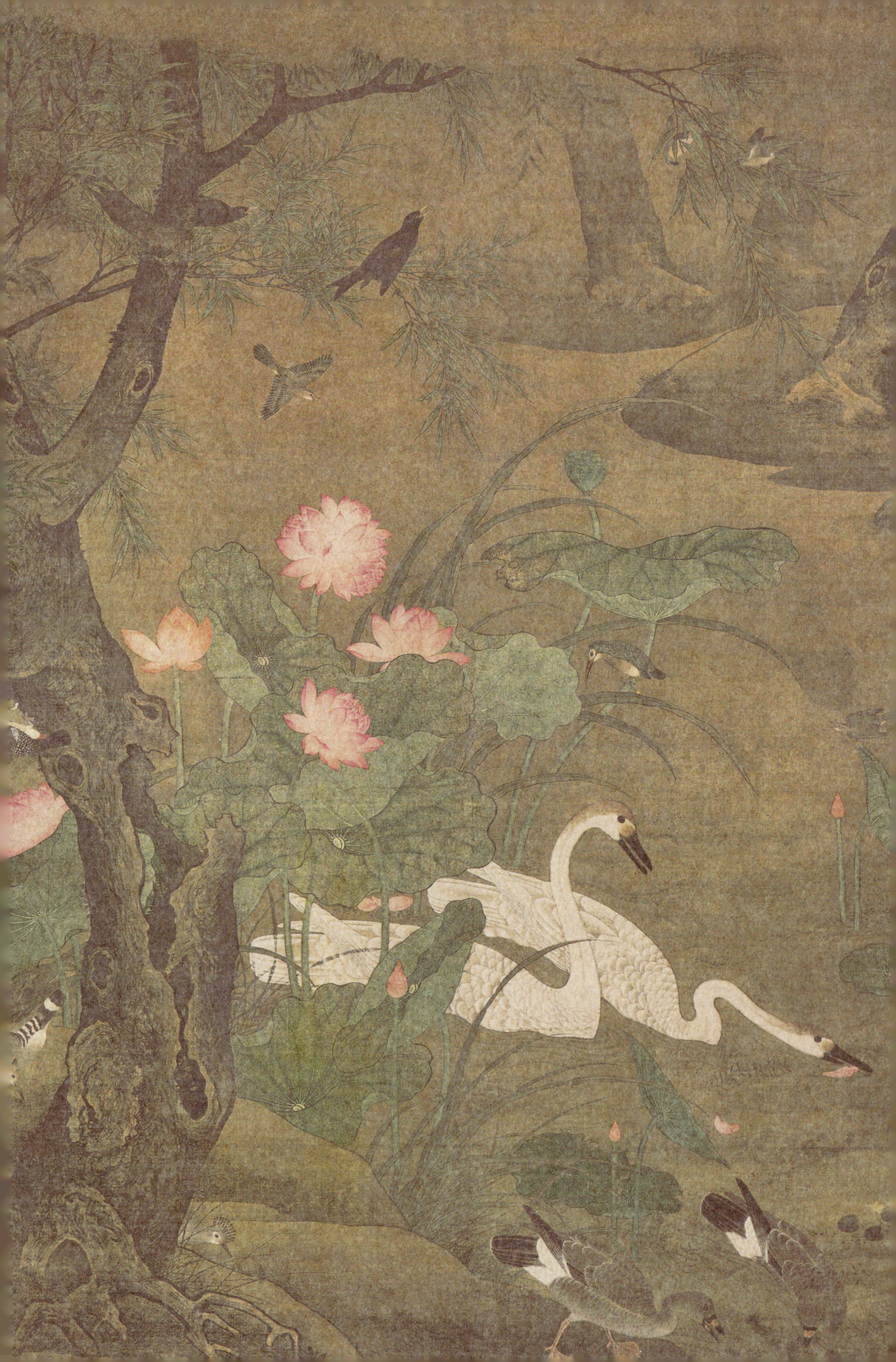

探因

一方水土一方人，塑人品性与天真。

黏膜感染通外界，皮肤红痒夜不停。

菌群相依和平出，人体道场维平衡。

物流来往人匆忙，人马疲乏病患生。

过敏

爬山涉水天下行，机体菌群易失调。

身心不适又失眠，腹泻乏力精力糟。

皮肤瘙痒且腹胀，肠道紊乱食欲消。

头晕脑胀荨麻疹，口舌苔苦心绪焦。

应对

孩童无忧玩耍忙，水土不服很寻常。

水疱窜出心烦乱，胃口不佳腹泻胀。

藿香正气口服下，水磨豆腐可先尝。

恶心呕吐皮疹起，粥类流食片儿汤。

皮肤不适息斯敏，黄连素药治胃肠。

水土不服心莫急，三天五天即通畅。

防范

外地初来乍到时，身体或遇不舒适。

茶水常喝补微素，睡前饮蜜气可补。

特色小吃要适量，多喝酸奶肠道舒。

若遇严重不适症，立刻就医快康复。

腹泻

旅途奔波忙，肌体抵抗弱。

胃肠如紊乱，腹泻跑不脱。

恶心伴腹痛，米汤益处多。

调节肠道菌，乐观对生活。

经乱

地域环境多变化，身体不适女尤显。

特殊体质敏感期，水土不服令人厌。

食欲不振精神疲，腹胀腹痛需消解。

心慌胸闷皮肤痒，红斑脓包频出现。

失眠消瘦过敏症，月经不调防范严。

护肤乳剂宜少用，避免花粉过敏源。

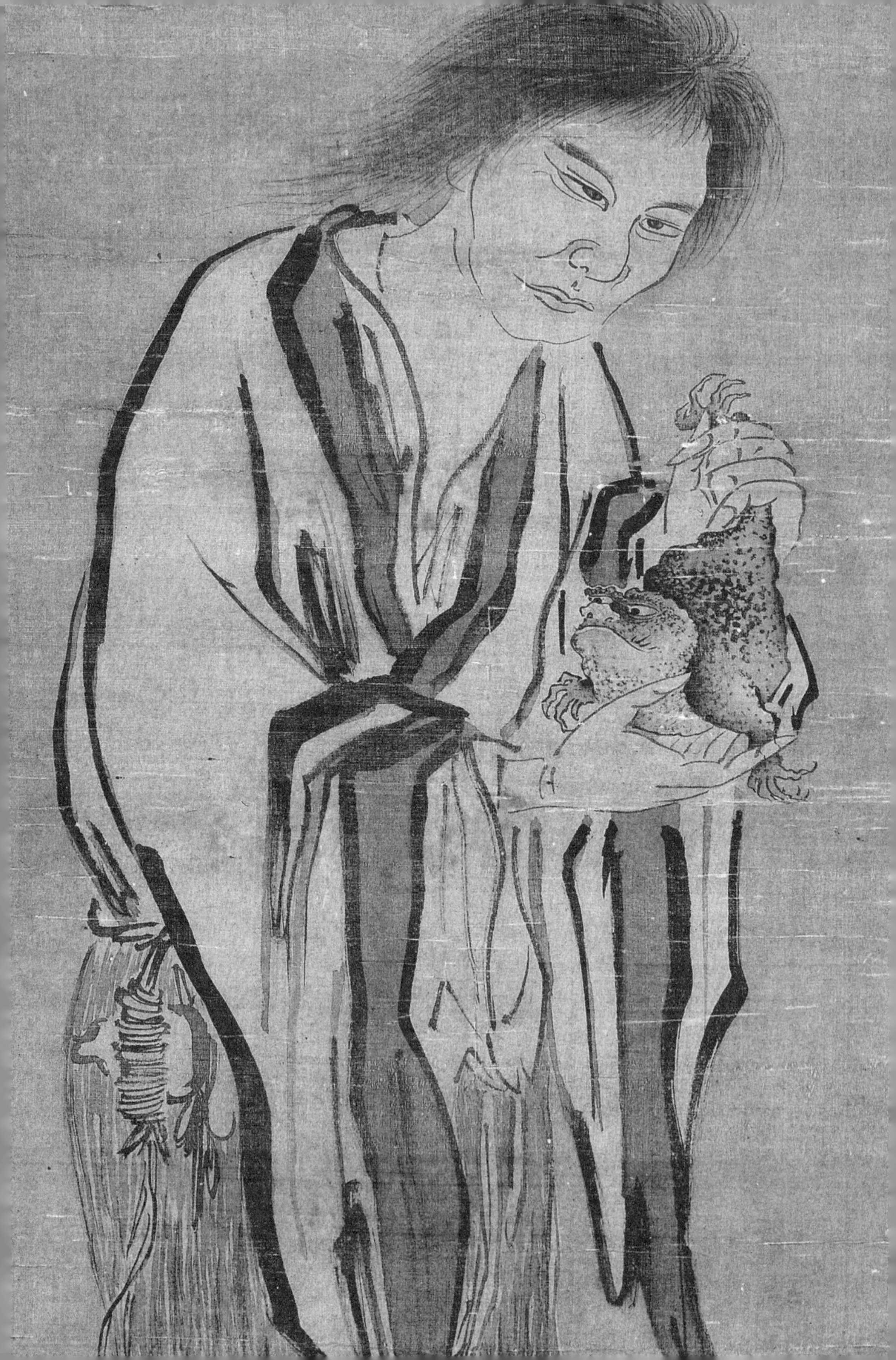

卷四·身

心藏神，肺藏魄，肝藏魂，脾藏意，肾藏志。心主脉，肺主皮，肝主筋，脾主肉，肾主骨。

——《皇帝内经·素问》

养生有依归，七伤病情危。过饱易伤脾，长忧心憔悴。身体乃人之本，如无健康的体魄，长寿可谓奢谈。迄今，中华文明中涉及身体各部位养生的名言不胜枚举。：节食欲，忌怒气，发常梳，面多擦，舌甜腭，齿数叩，呵浊气，咽津三，目运转，耳常弹，脊背暖，胸宜护，腹自揉，谷道托，肢节摇，足心搓，便禁言，净体肤：便流传甚广。

早起

日出早起忙，振衣洗漱良。

日高始就食，食亦非膏粱。

上班学习勤，生活有主张。

把脉作息律，糟蹋是在妄。

调节

情绪调节情趣多，舞蹈唱歌是妙方。

知识海洋兴趣在，看报记忆读华章。

挚友相见吐衷肠，抑郁之气皆扫光。

美好环境心情畅，观花闻卉有芬芳。

阳光和柔暖心房，舒适安详喜气洋。

空气清新润肺腑，郊外散心焦虑张。

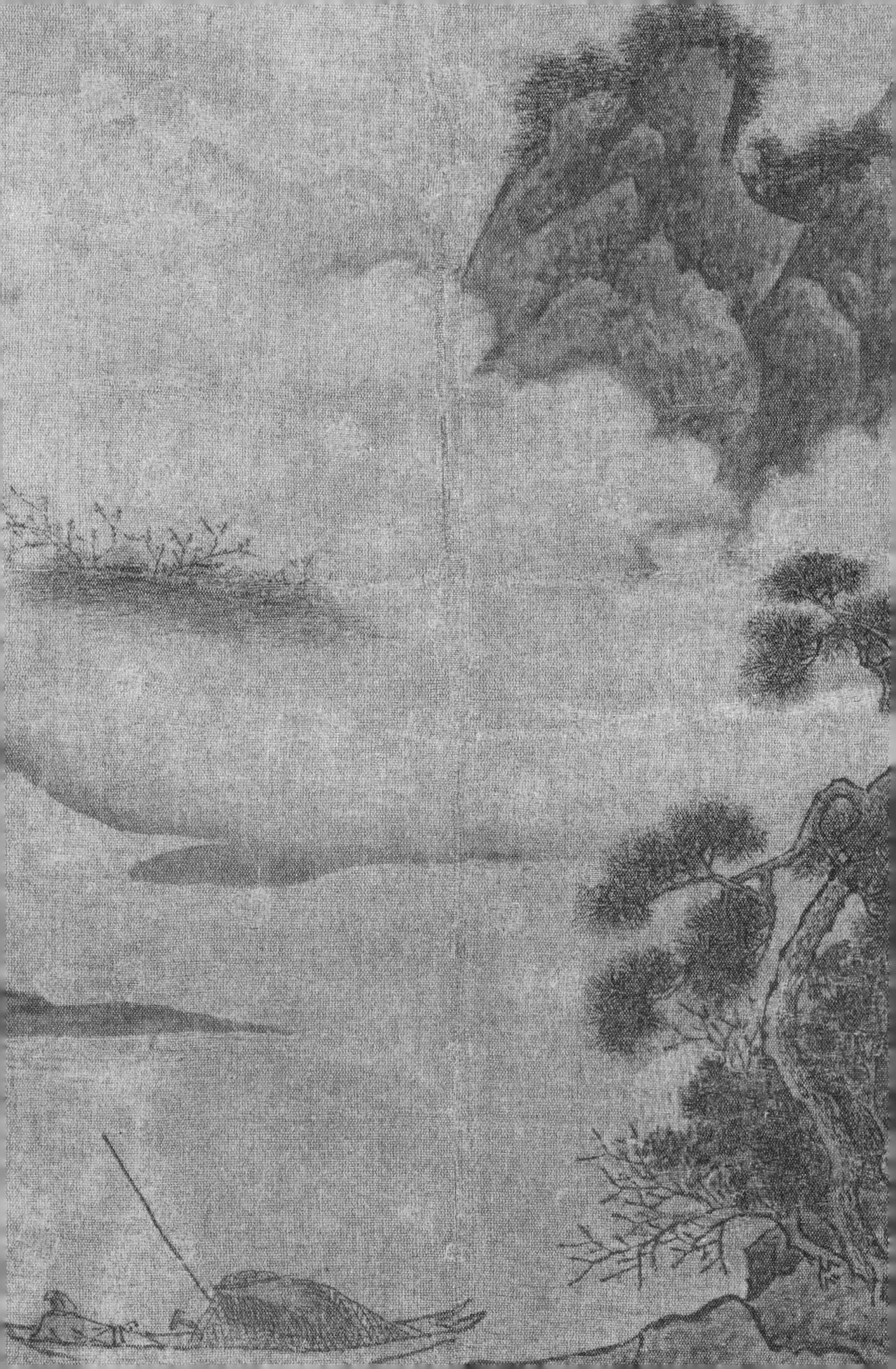

五妄

心之妄曰思，肾之妄曰欲。

五妄如侵入，身心无宁日。

正心为其本，静心看得失。

荣辱心中过，人生何来苦？

七伤

养生有依规，七伤病情危。

过饱易伤脾，长忧心憔悴。

房事亏精血，肾衰缘劳累。

身寒经重视，肺竭苦自追。

三适

日起理鬓间，午窗坐拥眠。

夜卧汤濯足，有功德好贤。

足适可忘履，身适忘衣闲。

况今心且适，三适称美翩。

通泰

心神宜静胸怀开，人生如意健康在。

情感柔顺禁锢硬，无病无痛乐自来。

脊如铁打肠胃净，血脉通畅人通泰。

耳清目明精神爽，堂前屋后花儿开。

修性

勤学苦练强身体，意志刚强夺第一。

真知灼见实践出，人生至理无秘密。

修身养性成习惯，气定神闲可通脾。

赏花戏水犹难得，无病无灾乐自怡。

起居

起居要由常，生活有规循。

运动要适量，饮酒莫过频。

安神宜欢悦，惜气保纯真。

寿夭不在天，养怡在个人。

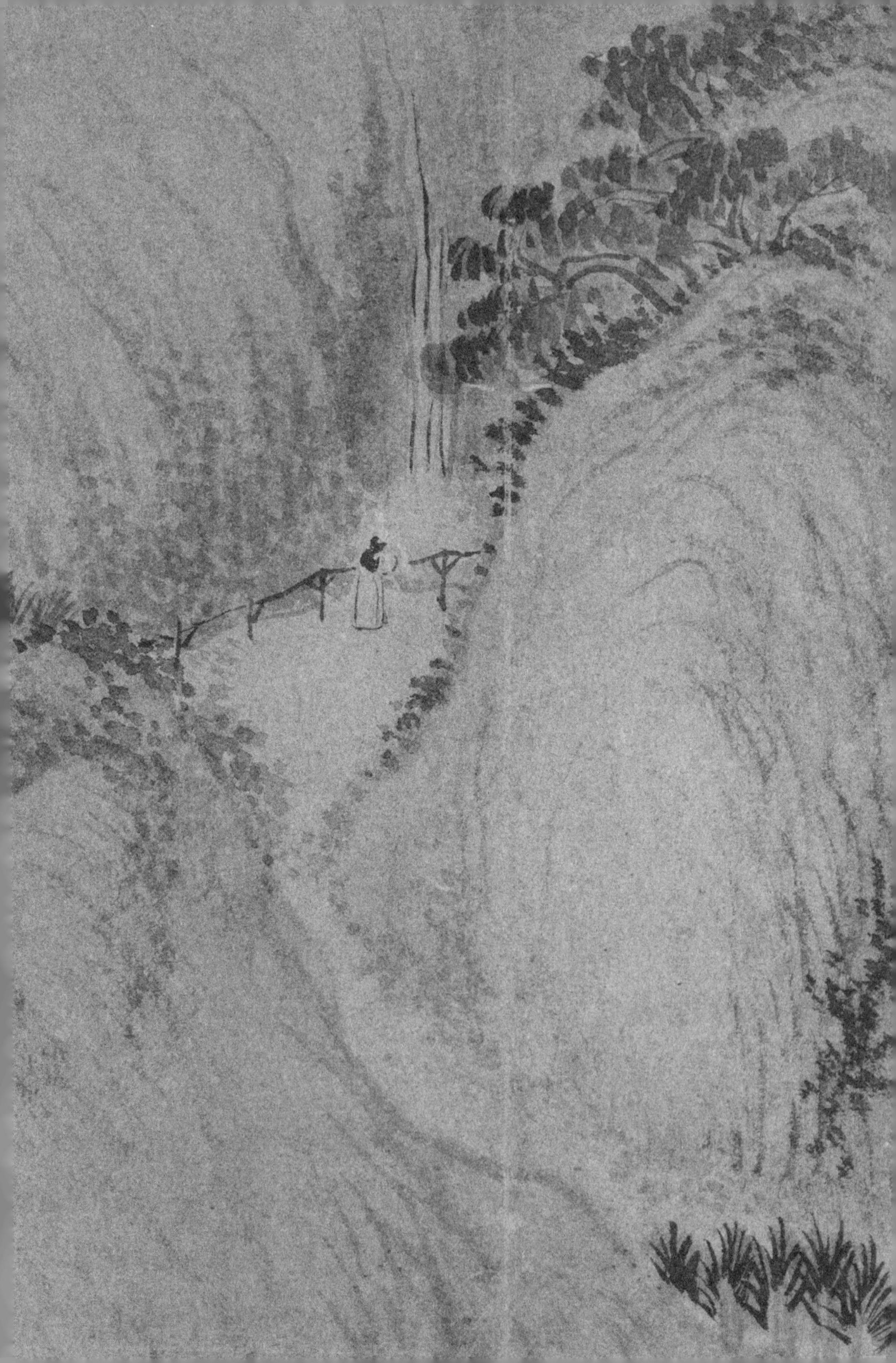

休养

肌体乃本章，休养在律常。

日午窗下眠，养足精神长。

日西自休止，饭后睡有床。

一日分五时，作息率有常，

津生

虚境独处松，养生悟此功。

舌抵上下颚，津生溢咽中。

以侯神水至，再漱生津龙。

如此三度毕，九次神水充。

九窍自畅通，百脉自调宫。

行动无间断，百病化灰空。

五脏

荣辱不惊动静定，心火不旺肝木宁。

调息轻言饮食书，脾肺自和肾水行。

睡眠

颜妍渥睡是妙方，睡出健康与优游。

压力早释抑郁却，皮质醇低脏器修。

十点入眠时为恰，器官排毒精复休。

养颜之密何处得，女人睡经秘妙求。

美眠

食补莫如药来补，药不莫如睡去补。

心里紊乱失衡时，起居规律养成处。

身心修复靠睡眠，美颜养生百病除。

有常神形尽皆在，尽享天年人自娱。

闲眠

寂静人声里，午睡独自眠。

暖床斜日卧，无病乐终年。

神清力蓄足，无恙更无闲。

睡眠亦修行，七养三分间。

熬夜

当今年轻人，熬夜平常事。

球赛加网络，疯狂难自制。

熬夜有技巧，德泰堂提示。

晚餐吃含铁，补能防钙失。

夜间敷面膜，防辐射润补。

夜忌凉水澡，感冒要吃苦。

护眼多按摩，多喝蔬菜汁。

熬夜非好事，尽量规避之。

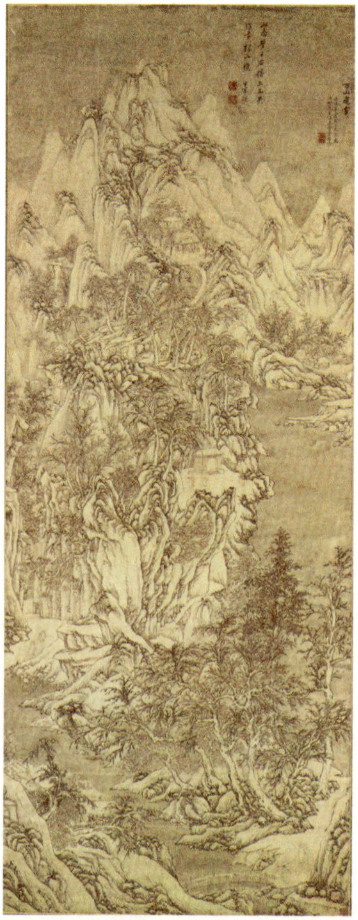

晨漱

晨醒鼓漱水，咽津多反复。

闭目叩齿响，牙齿美且固。

针灸

保健针灸称“上工”，邪去复征好预防。

针药不及加针砭，《扁鹊心书》养生章。

穴位

毫刺穴位经络通，艾灸灼出寒邪除。

刺泄风门背无痈，刺足三里肠胃助。

针三阴交泌尿调，熏灸温气补虚处。

风门肺俞呼吸畅，气郁刺中脘天枢。

和气调络好代谢，颐养肺腑自益主。

回阳救逆补中益，营卫和利淤可疏。

燃香

身倦燃香自有道，辟邪安神心不躁。

凝神聚气祛恍惚，坐禅入定乐逍遥。

桑拿

浴来桑拿祛风尘，洁肤疗疾垢不生。

放松关节缓疼痛，气血两舒解疲冷。

汗蒸

精油负离汗蒸方，解疲排毒睡眠香。

活化卵石调代谢，增免疫防亚健康。

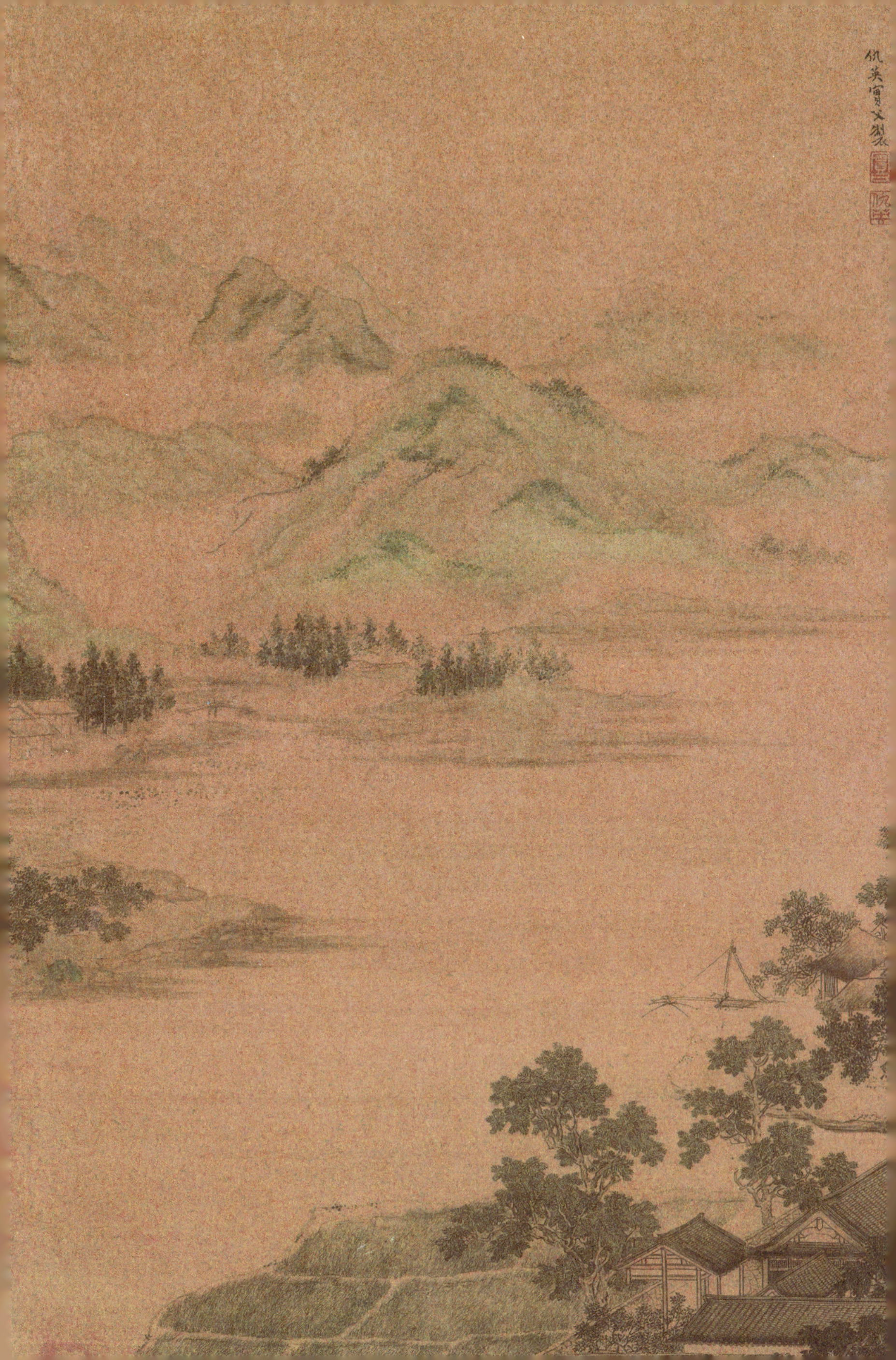
仇英實父製

情绪

唱歌听乐人具光，情绪调节是良方。

多与故交促膝谈，小酒一杯吐衷肠。

和光柔线心房暖，忧愁烦闷一扫光。

散步不停多阅读，悦心健体志昂扬。

搓脸

保健有良方，搓脸帮大忙。

顺逆三十六，呵气加抚掌。

老来发新芽，童颜最时尚。

搓脸坚持做，面润无斑藏。

梳头

东坡养生惯梳头，指理秀发如泛舟。

十指梳来头皮舒，消疲醒脑少忧愁。

功效岂止防秃顶，白发迟来是功酬。

彭山也许得此法，八百春秋一笑休。

掩耳

晨起双手耳按压，轻叩耳鼓响窾闼。

神气清爽贵坚持，耳聪目明杂念刹。

运目

当年目虱成轮功，更添炼目金睛颂。

清新在眼水常沃，神光炯炯入见空。

勿忘两眼球长转，意念在前开境眬。

霎时闭眼忽睁大，醒目清肝养眸中。

气功

晨起窗开练功夫，衣宽松服便尽除。

口漱抵颚鼻微吸，浊吐眼垂笑姑苏。

听而不闻沉丹田，无思无虑意念芜。

摩腹虚肩脚踏地，身柱擎天病灶无。

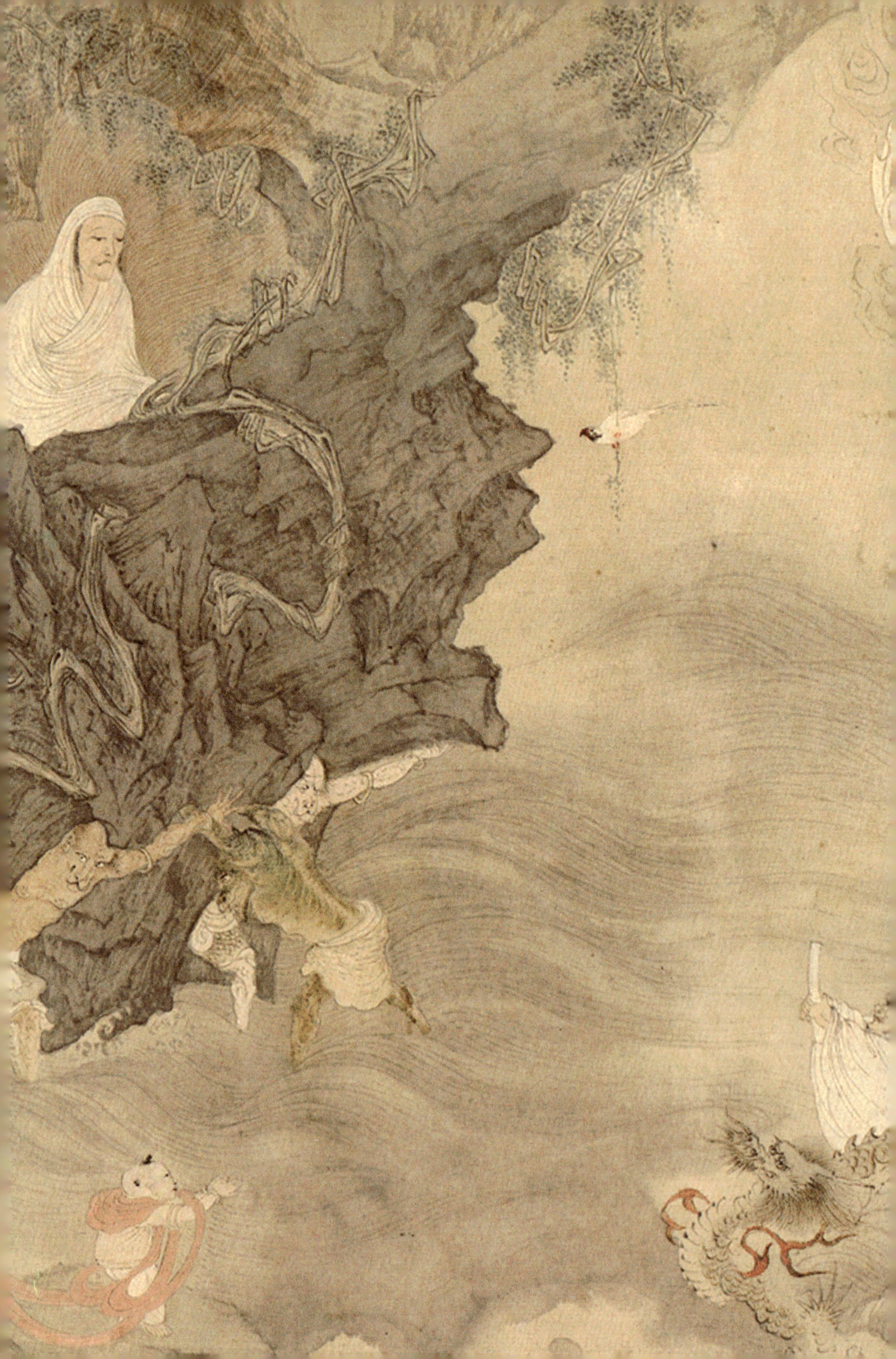

卷五·观

行宽心和为一药，不好阴私为一药，动静有礼为一药，起居有节为一药，近德远色为一药，灾病不干为一药，心静意定为一药，内修孝悌为一药，恬淡宽舒为一药，不争是非为一药……

——《玄都律文》

养生重养神，精气乃根本。和顺心地正，养气华发生。佛家的寿命普遍超过帝王将相，其实事出有因，除开慈悲为怀的立世理念，长期奉行素食主义，平日喜好禅茶一味，起居遵循晨钟暮鼓，心中空无一物等亦为群体特有秘密。

道教

素重引导功，长生图寿益。

调营消谷水，排风祛血异。

抗病促消化，阴阳调内体。

生命重质量，出行着美衣。

入世

道中华而经藏，法自然而颐养。

服食行气导引，房中存思坐忘。

机体潜能无限，辟谷胎息气畅。

健筋静坐存思，疏络防病图壮。

佛家

晨起未更衣，静坐一香中。

穿着衣带毕，必先走晨功。

睡不超过时，食余半腹空。

接客如独处，独处佛祖同。

道家

养生重养神，精气是根本。

和顺心地正，气顺华发生。

修炼真性情，养神有本真。

欲望宜节制，静思知天命。

儒家

欲得命长生，肠中须常清。

欲得不死方，得失应分明。

平衡加中正，做个明白人。

养生靠中庸，自悟就能行。

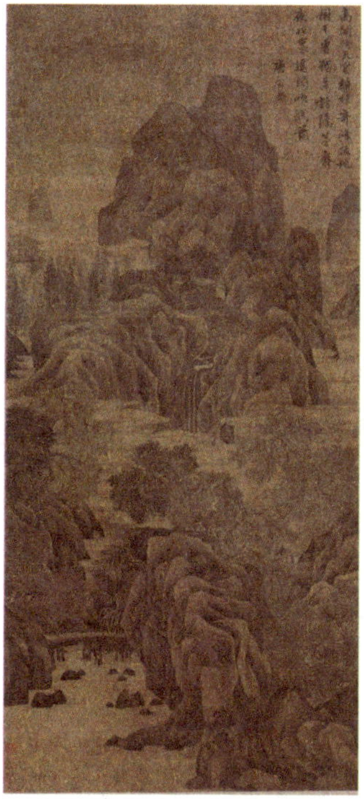

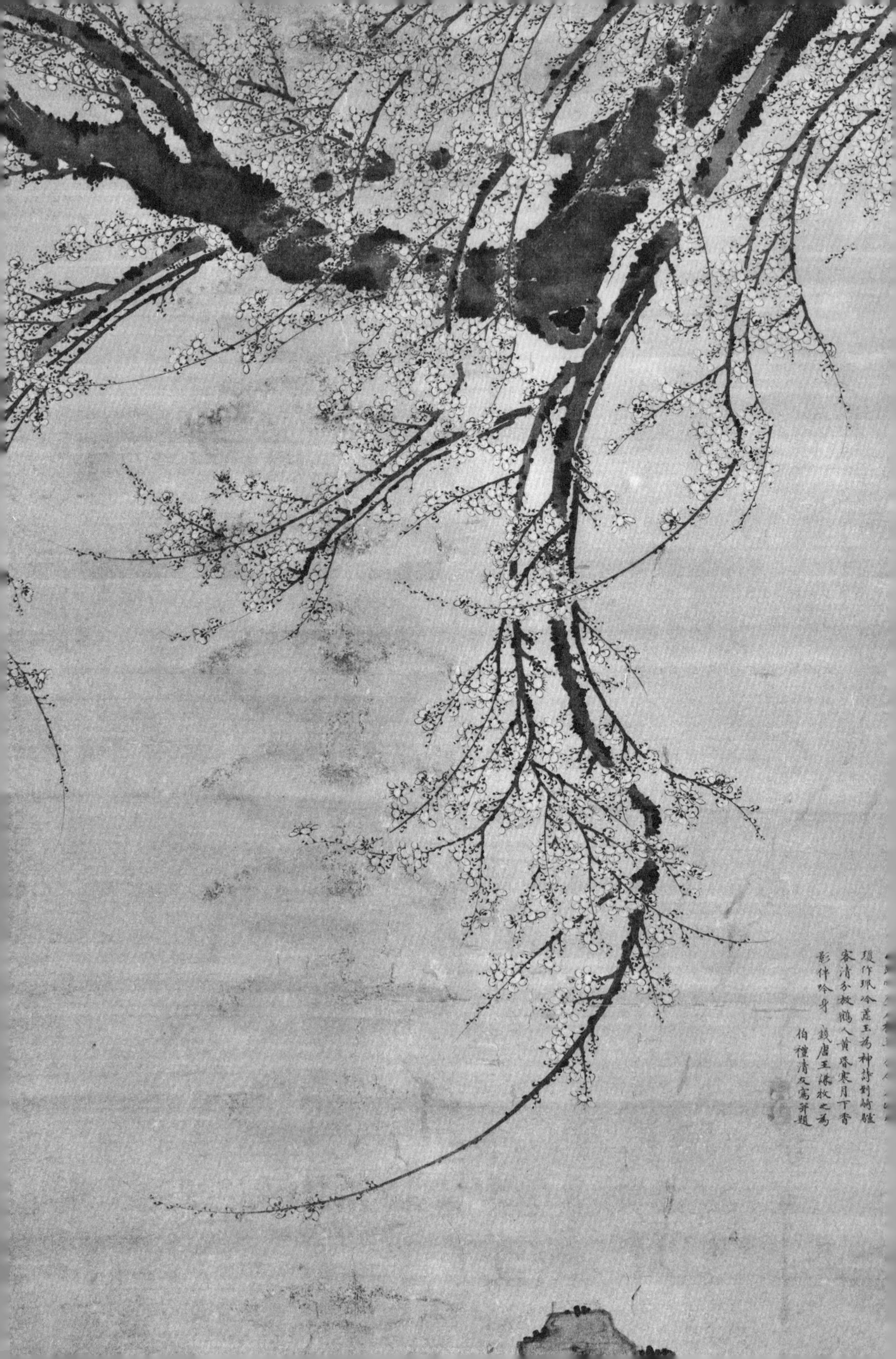
瓊作珮冷蕊玉為神詩到騎驢
客清分放鶴人黄昏寒月下香
影伴吟身 錢唐王謙牧之為
伯禮清友寫并題

卷六・静

夫精神气志者，静而日充者以壮，躁而日耗者以老。

——《淮南子・原道训》

人人求长寿，其实非空想。两手揉肚腹，豆芽配清汤。生命在于运动，动是常态，静是异态，而生命在运行过程中，动与静亦时常转换。老子曰："致虚极，守静笃"；《黄帝内经》亦说："恬淡虚无，真气从之，精神内守，病安从来"，故养生关键，实应将动静养生有机结合更有奇效。

习静

养生先养心，养心先习静。

张弛方合道，寿域登仙境。

多动

预防百病有方助，动后血通气自舒。

气行神爽祛诸病，康体养气精亦足。

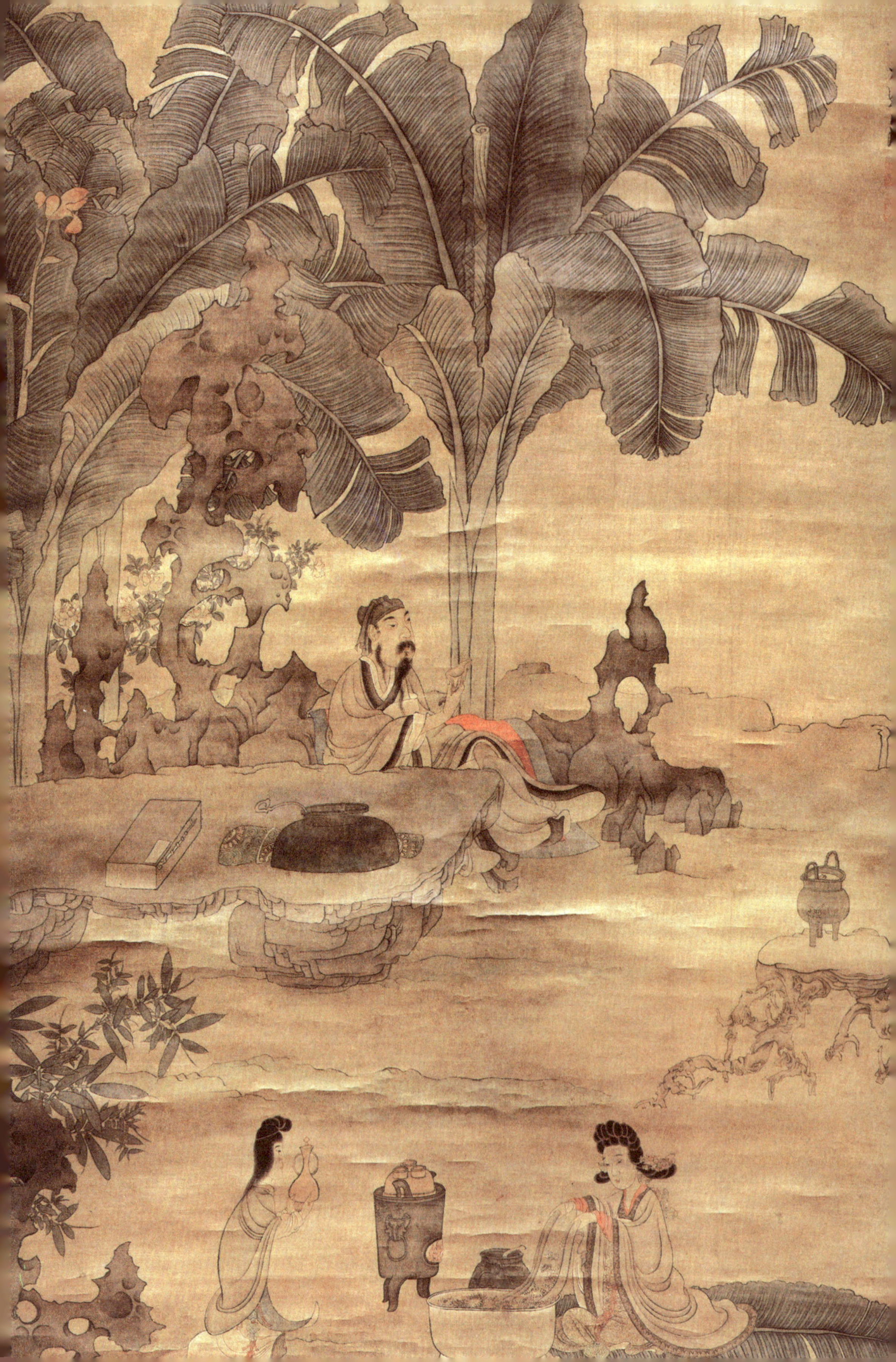

龟息

静以防心慎独处，静后而定怡自安。

安神龟息勤可竞，无病健体百岁澜。

动静

人人求长寿，其实非空想。

两手揉肚腹，豆芽配清汤。

早睡早起床，太极八卦掌。

隐私不打听，处事靠修养。

动说

清晨常做口腔操，洁口润喉牙齿牢。

经络通畅病自去，太极气功加舞蹈。

皮肤光滑脸红润，游泳不忘冷水浇。

爬楼登山健肺脾，打球康乐手眼好。

太极

太极养生多妙功，心静体松泰然风。

以意导体舒缓急，意气合一心静松。

上下像是周身调，开提合沉呼息通。

火候适度循序进，持之以恒大化同。

健体

纳新深呼吸，吐故慢呼气。

四肢勤运动，关节不知疲。

倒步加慢跑，快步走十里。

醒脑心不累，健体无秘密。

瑜伽

禅悦有瑜伽，智慧散光华。

洞达心灵镜，心怀温悦花。

平衡阴阳健，四时相胜加。

男女可共享，智慧东方发。

健美

青春美少女，轻盈曼妙姿。

无端减肥苦，生出症不治。

长生经妙方，吃与动相适。

少食多运动，体健身不虚。

食减

饭前少许清淡汤，饭中少吃油脂糖。

饭后散步不宜躺，匀称身材健且康。

减肥重在多运动，贪嘴嗜睡要思量。

元素均衡营养高，体健心悦靠粗粮。

头部

想要头无病，晃脑摇头忙。

轻拍头顶盖，梳发十指将。

搓耳又揉眼，叩齿咽津芳。

点头含笑与，早起面红光。

颈椎

人体脆弱是颈椎，养护保健首为推。

双手叉腰腿站立，看地望天上下垂。

提托头颈抗力压，驰张有度固颈髓。

顺逆时针适度转，枕头提靠不后悔。

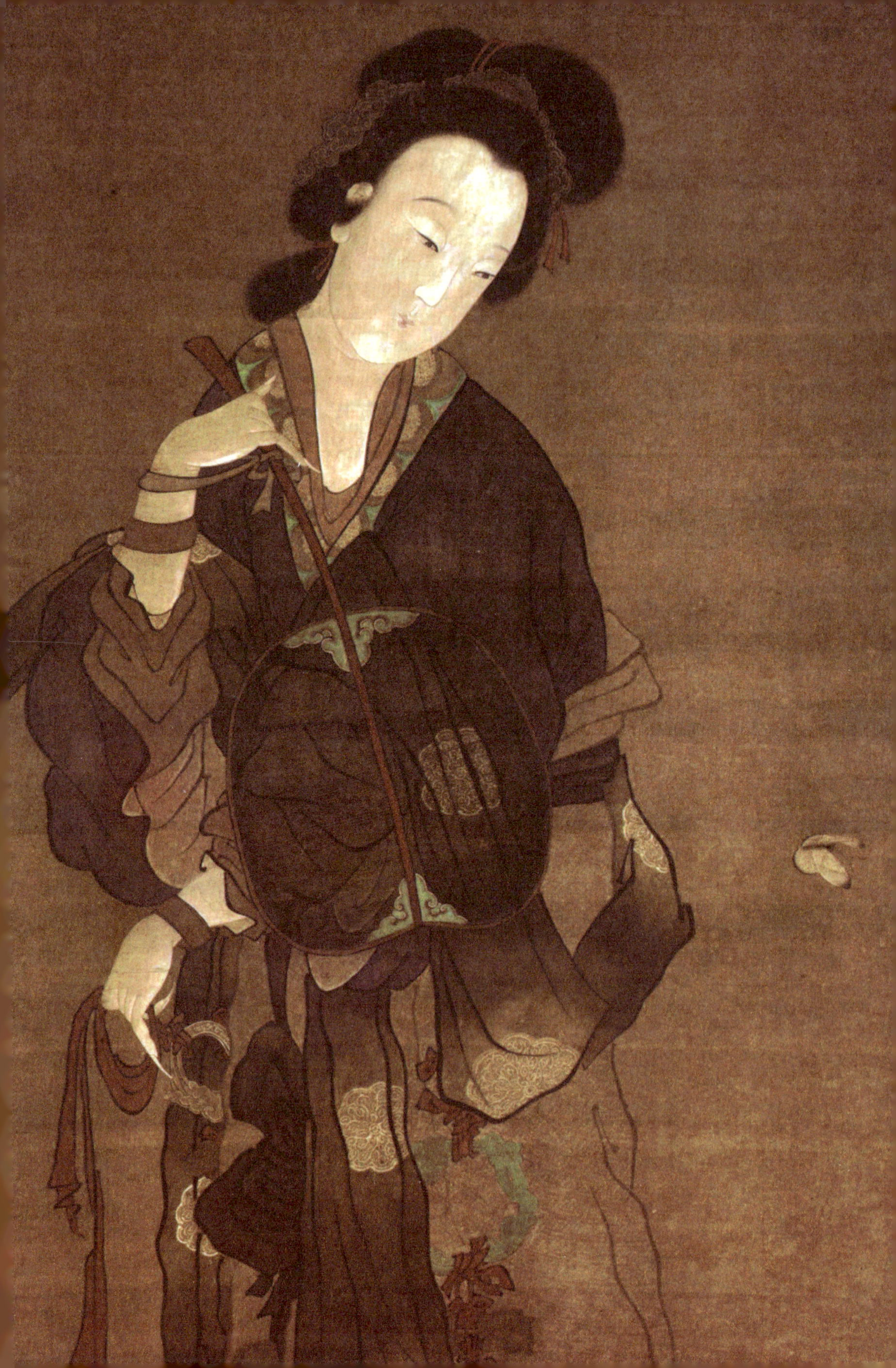

卷七·容

嵇康身长七尺八寸，风姿特秀。见者叹曰："萧萧肃肃，爽朗清举。"或云："肃肃如松下风，高而徐引。"山公曰："嵇叔夜之为人也，岩岩若孤松之独立；其醉也，傀俄若玉山之将崩。"

——《世说新语》

爱美惜容人之情，保温护体自精神。云裳衬出气质美，素衣裙袂舞翩跹。古今中外，男女老幼，无不爱美。日常生活中，如穿衣打扮得体，言谈举止得当，自然给人以赏心悦目，心旷神怡之感，亦契合我国传承千年的长寿长生理念。

穿衣

衣者可依避风寒，巧饰美兮色飞扬。

时代样式款式多，流行时尚心情爽。

古有等级禁忌甚，如今时装更风光。

典雅朴实个风流，衣着健康引风尚。

衣礼

婴幼娇嫩如禾苗，少年风华豪气滔。

女士美体扬个性，老者大方赶时髦。

城乡民俗服饰异，冷暖自知求窈窕。

多元时代树新貌，自在适舒心不老。

云裳

个性年代自主张，休闲优雅亦可行。

薄透逆季违时令，落病受痛又呻吟。

爱美惜容人之情，保温护体自精神。

云裳衬出气质美，素衣裙袂人开心。

衣料

绫罗绸缎棉麻纺，涤纶化纤毛皮草。

柔滑透气吸湿汗，防毒保暖舒适好。

婴幼肤嫩首选棉，真丝合成价值高。

洁净得体人所盼，合我体者为至宝。

衣忌

毒隐于衣危害深，色素残留摧残人。

印染助剂乳化渗，甲醛超标触目惊。

抗氧抗酸活性无，妙龄少女遭欺凌。

日夜入侵身心损，猖狂之势谁能忍？

华服

华服风采纷呈中，流行元素时尚浓。

二八少女甜与美，波点傲娇公主丛。

最是披肩芳菲处，海棠懒向梨下红。

内外兼修自信美，犹似名媛画屏东。

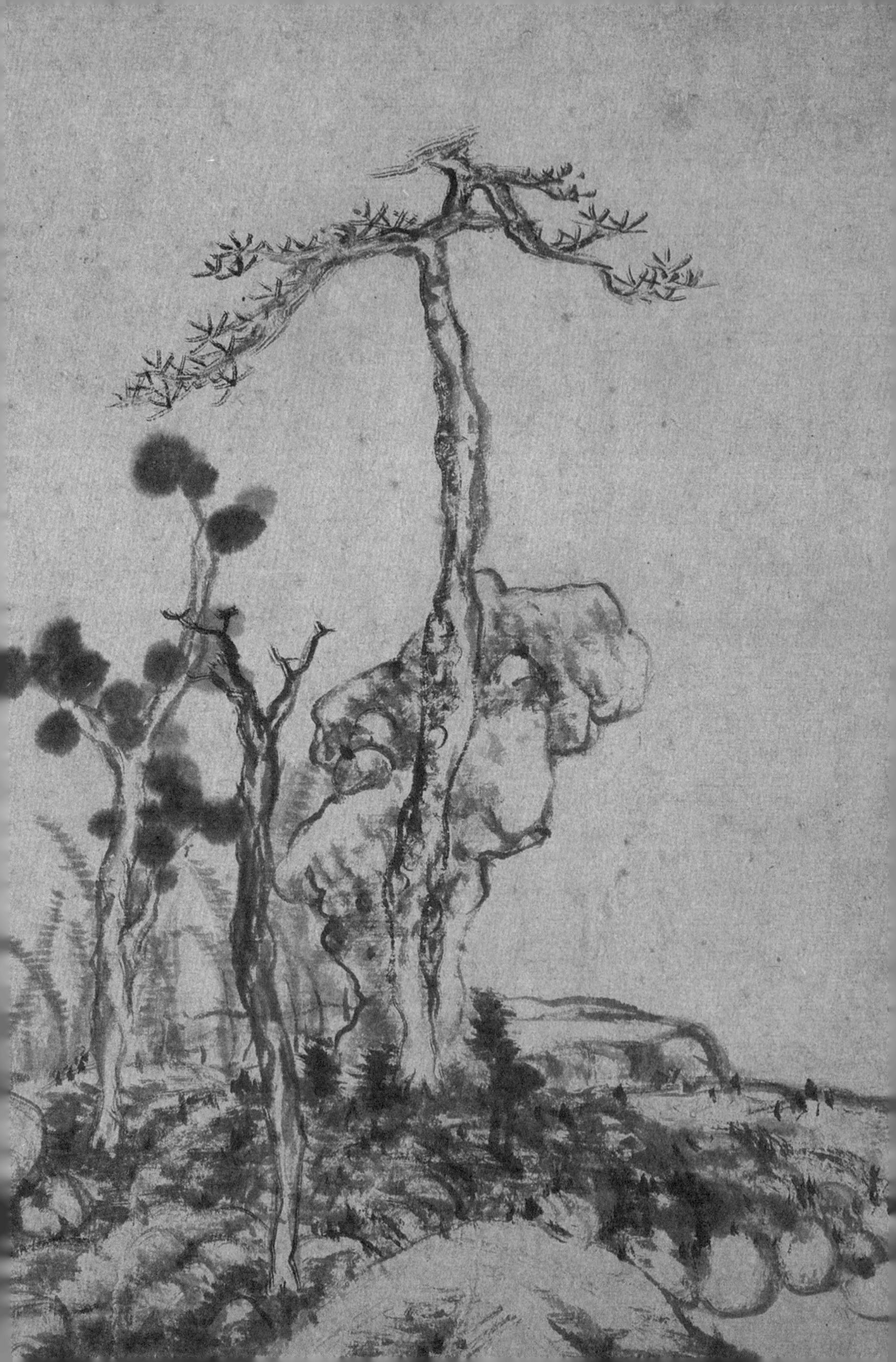

幼衣

肤嫩选衣用心买，纯棉为宜无伤害。

锦纶氨纶易过敏，无须华丽色素海。

扣除系带剪线头，浅色宽松多自在。

买大一号儿童欢，呵护宝宝利将来。

校服

校服统一学生装，搭配得体也风光。

简洁流线来剪裁，青春活力正飞扬。

可惜无良生产者，甲醛污染多荒唐。

且向正规厂家定，护苗方是有担当。

美容

美容已入寻常家，美肤美体自然花。

科技手术羊胎素，更有韩式美颜夸。

半老徐娘少女态，人养犹如反季菜。

养颜养生宜自然，万事如常亦随化。

美体

上工之美美于气，气质提升是精神。

中工之美美于食，吃出漂亮得失成。

下工之美美于药，病态魅惑需谨慎。

淫惑之美美于器，刻出完美亦不真。

衣时

二八月来乱穿衣，混搭乱配适所宜。

下厚上薄春捂紧，秋冻非人人自依。

饮食春秋须清淡，保养最重在时机。

元气重宝不外泄，无忧乐观适不离。

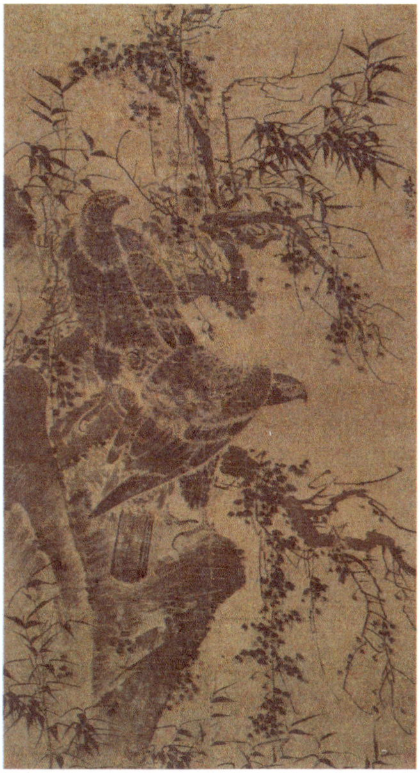

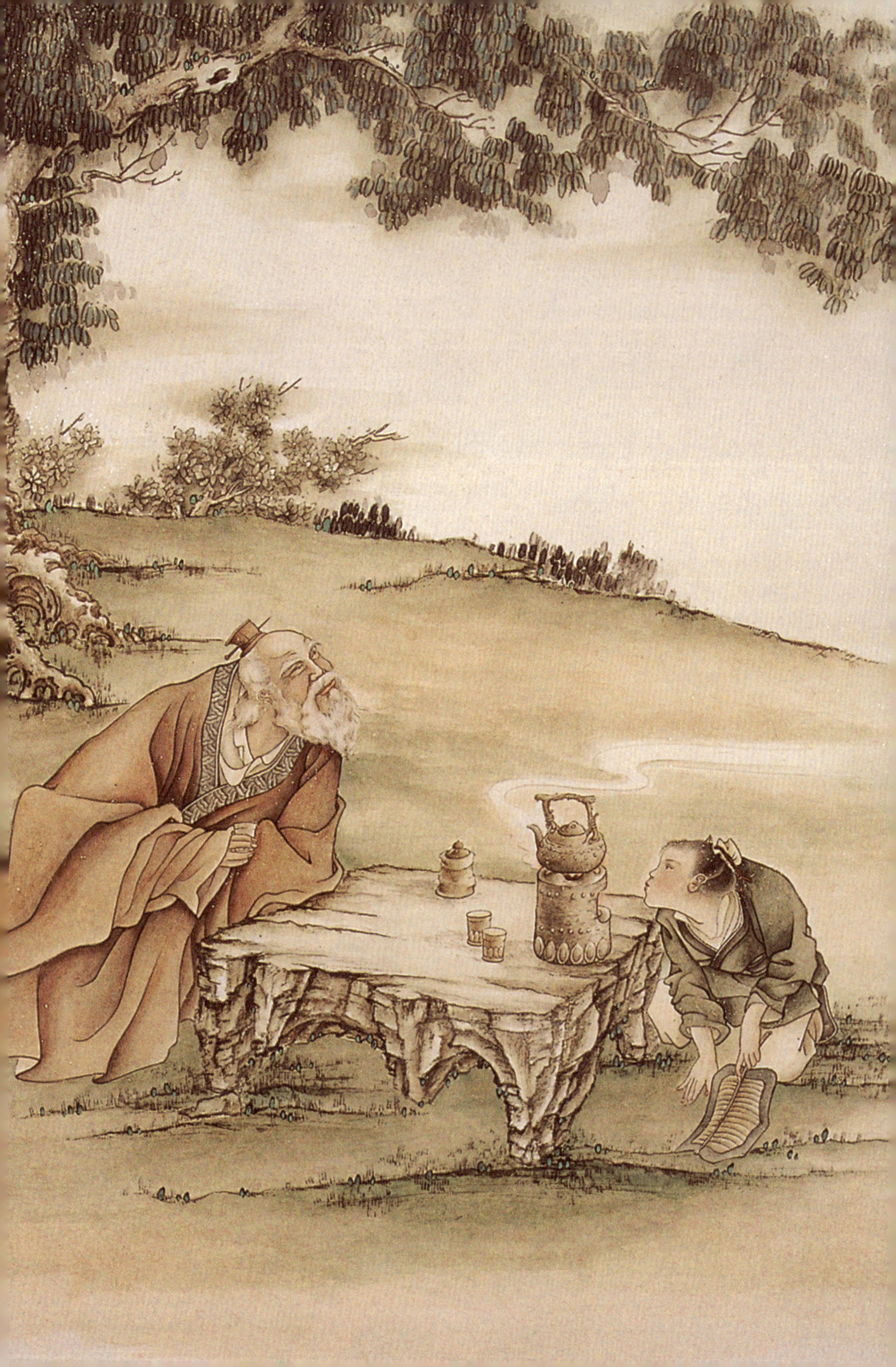

卷八·食

食宜早些，不可迟晚。食宜缓些，不可粗速。食宜八九分，不可过饱。食宜淡些，不可厚味。食宜温暖，不可寒凉。食宜软烂，不可坚硬。食毕再饮茶两三口，漱口齿，令极净。

——清代养生家　石成金

五味重搭配，不可太偏废。甘多伤肾脏，酸多坏脾胃。人生在世，均离不开每日三餐，合理调配饮食，乃人体健康之必须。饮食养生更是我国中医重要的传统理论，通晓五谷杂粮，熟知五味特点，严于律己，可达滋补养生之效。

有道

安身之本食为天，顺应四时随变迁。

清淡饮食利于身，暴饮暴食伤胃间。

生菜浊酒贪五味，无规少律身难健。

卫生安全食有量，一生长好似蜜甜。

四季

膳食当药防病经，四时坐享五味盈。

省酸略甘春养脾，省苦养肺夏增辛。

省酸增甘秋养肝，省咸增苦冬养心。

坚持科学增与减，养肾颜驻好身形。

五味

五味重搭配，不可太偏废。

甘多伤肾脏，酸多坏脾胃。

辛多损肝脏，咸满心易颓。

苦多伤肺气，适度更味美。

药膳

药膳之妙汤，补益合辙章。

酸碱体质辨，施膳平衡方。

体虚久慢病，甘平缓补上。

天人相应律，因时制宜藏。

清补

驱暑生津汤，天热清补忙。

虚寒证发迟，温补药膳方。

优选药食材，科学烹治良。

气血双虚甚，慢补成效强。

素食

淡食素食为宜章，杂食粗食好主张。

祛除油腻肠胃动，通便活络身体强。

慢食鲜食日日健，狂食暴食命多伤。

且看西天佛弥子，个个长生寿且康。

搭配

主食副食搭配香，蛋白脂肪宜少量。

淀粉纤维维生素，粗茶淡饭蔬果良。

荤素并重营养备，矿物多元在多样。

四时鲜果常满桌，养颜养心体自强。

食补

蘑菇骨头好汤羹，延年护体颐养身。

玉米煮粥家常饭，软化血管降压沉。

菜中上品胡萝卜，美容养眼实为珍。

劝君熟记食补歌，终身受益好精神。

食疗

胃病犯来糖尿病，山药地瓜与土豆。

燕麦降脂防便秘，麦片煮粥畅肠透。

小米除湿又健脾，镇静安眠煲米粥。

南瓜补充胰岛素，苦瓜凉性火气走。

防癌菜花抗癌好，番茄鸡蛋优上优。

大蒜可称抗癌王，切片氧化好吸收。

食忌

冷食冷饮危害多，伤脾伤胃孕妇忌。

摄取冷食重卫生，灰尘蝇虫染污迹。

苦夏难熬冰啤饮，消暑降温过量惜。

黏膜损伤胃肠坏，大病来袭无人替。

食病

用餐不讲时间段，路边小吃无证摊。

泡菜油条方便面，切后即刻用上餐。

烧烤羊肉臭豆腐，常吃患病压大山。

热狗热肠硝盐重，想要健康难上难。

相克

猪肉菱角蜂蜜葱，肝伤难解毒成殇。

鸡肉芹菜柿子薯，结石生来元气伤。

牛肉栗炒豆浆蛋，营养全无呕吐忙。

洋葱蜜伴西瓜羊，眼睛视力定碍障。

兔肉芹炒木耳萝，皮炎引发脱发狂。

皮蛋煮鳝蟹柿子，中毒无解把命丧。

饮茶

绿茶红茶普洱茶，茶道禅意韵味长。

生津止渴可健脑，消炎杀菌护口腔。

溶脂利尿强肾水，代谢调节防病强。

降压降醇增食欲，延缓衰老护体康。

品茶

淡茶温饮最适口，空腹饮茶伤脾胃。

隔夜剩茶宜抛弃，过量饮茶不宜推。

茶温太烫伤五脏，茶水过浓反违规。

茶艺演示很养眼，但求健康胜茶味。

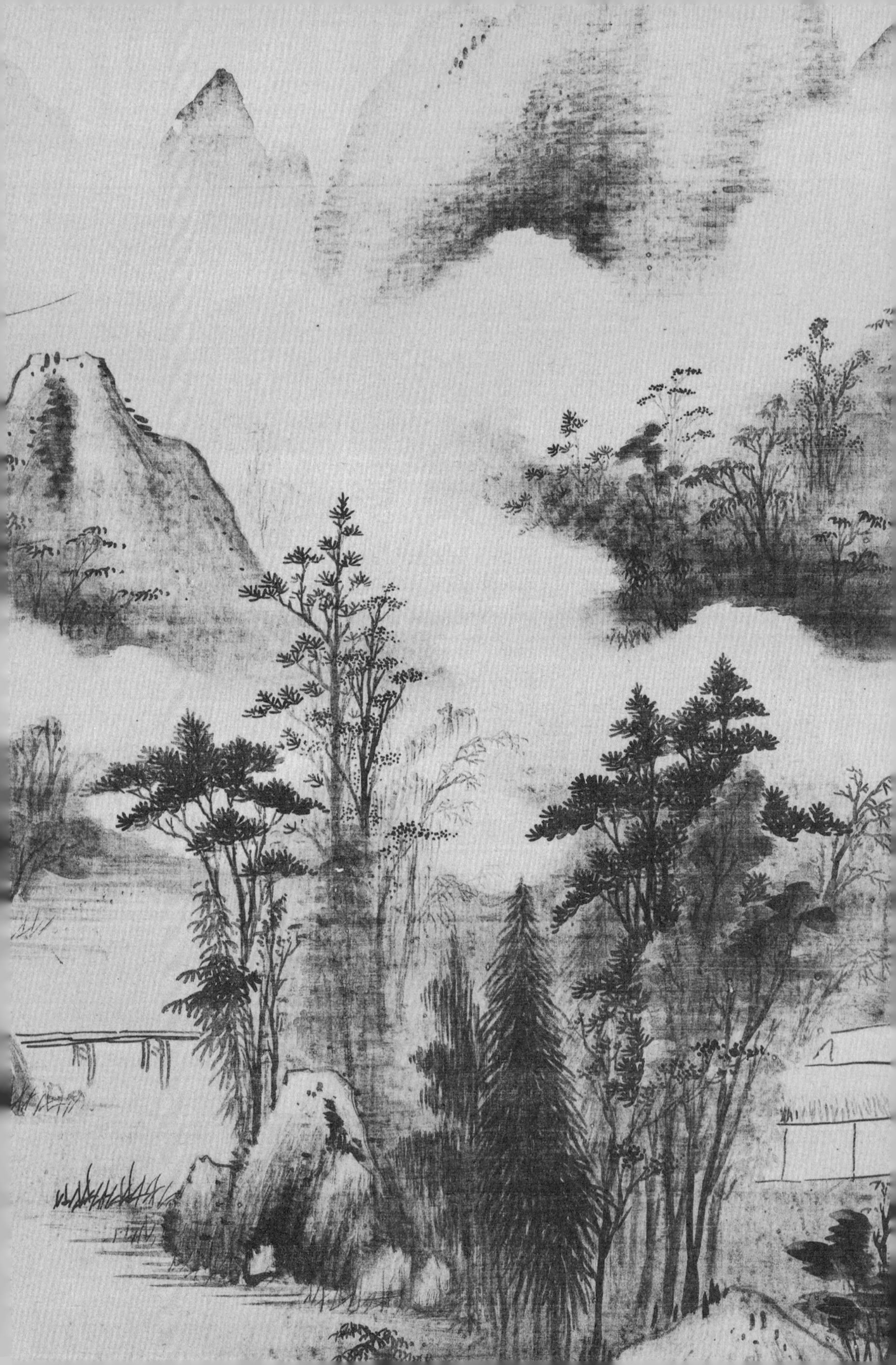

茶时

饭后饮茶利消化，醉后饮茶可醒神。

午眠起饮益精气，睡前饮来不安人。

茶修

赵州一语吃茶去，禅悟多少修行人。

杯中自有乾坤事，饮罢好句恰怡神。

虚静观复明心性，和静怡养保太真。

阴阳协调大和道。品茗悟生永葆醇。

白水

白水一杯养浩然，淡泊胸怀天地间。

强化功能促发汗，稀血排毒九窍闲。

排泄解热通两便，镇静安心好睡眠。

促进新陈良代谢，无病无痛赛神仙。

饮酒

酒为百药长，爱恨在心间。

月影舞蹁跹，斗酒诗百篇。

小酌怡性情，酒盏花枝仙。

巧喝护身心，乱来殒命险。

粥疗

一碗清粥酬天下，二两好粥养清闲。

红枣粥润肤色丰，白莲煲出好睡眠。

板栗补肾腰不虚，薏仁桂圆汗症掀。

百合润肺荷降压，绿豆解毒粥效全。

粥香

利尿消肿脚气方，赤豆小粥美名扬。

消热生津又和胃，甘蔗做粥裨益长。

伤风感冒又腹痛，生姜上场做粥帮。

滋肾补肝又明目，加上枸杞粥更香。

粥补

荠菜煮粥防流脑，春季养肝枸杞添。

暑夏绿豆解毒热，养阴润肺秋冬闲。

汤疗

陈年瓦罐煨老汤，选料精当讲火候。

汤有荤素对症喝，饮食调理不心忧。

骨头煲汤抗衰老，多喝全身均通透

老人冬补无绝招，鲜蔬靓汤健康留。

煲汤

冬春进补吃新鲜，紫钵火旺慢煲汤。

通气吸附传热匀，配水投料味正当。

盐放在后菜即食，肉焖汁浓味更香。

质地酥烂辨色相，食材道地才可尝。

草药

柳叶桃花迷车前，乐活人间养水仙。

官桂邀君熟地逛，重楼辛夷党参牵。

三棱针上联巴豆，八角楼边建杜鹃。

不管蜂房藏白蜜，只愁没药半枝莲。

中药识药

松塔蛇床梦旱莲，西湖雷峰吟女娲。
五加皮浸穿山甲，百合情倾知母泉。
木耳闷烧萝卜透，田螺煸炒鲤鱼鲜。
千张纸诉当归梦，惟惜夏天无木棉。

半夏马兰鸣蝉壳，芍药牡丹红粉间。
芹菜川椒泡菱角，李花榆叶笑车前。
常山喜获金龟甲，生地试栽巴戟天。
虎骨将军丢琥珀，痛饮苦酒如黄连。

辨药

芦荟喜生寒水地，扶桑常戏铁灵仙。

桂皮调味斟神曲，莲子抽芯拌蚱蝉。

山枣天麻炒龙尾，仙掌琵琶兰君先。

紫沙藤下金钱草，石耳清蒸海蜇煎。

本草

本草百部通三七，鹿角马鞭伴牛黄。

豹骨羊蹄愁勿断，猴头龙胆喜相张。

谁家巧妇搓龟板，桂圆熟时又生姜。

唐宋诗文存远志，品读纲目心彷徨。

果蔬

“圣果”核桃果中宝，养肝补肾健大脑。

“百果之王”猕猴桃，营养健身是珍宝。

海带海藻“水中宝”，净化血液有高招。

“黄金”玉米粮中宝，防癌养血价值高。

木耳堪称“木生宝”，稀释血液溶栓好。

胡萝卜是“菜中宝”，降压抗癌防感冒。

量利

多动控体重，少思心自安。

少盐多补钙，少甜宜清淡。

多素多吃醋，少脂加多淀。

多吃虾与鱼，多汤寿自延。

蜂蜜

积极乐观兴趣广，修身养性得健康。

蜂蜜免疫须常饮，润肺生津暖胃肠。

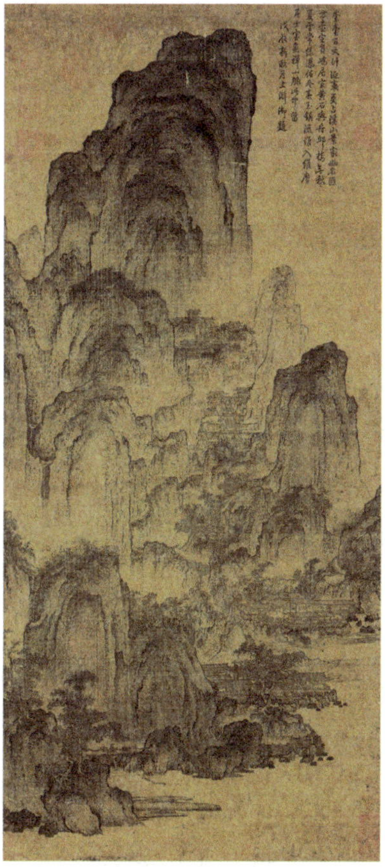

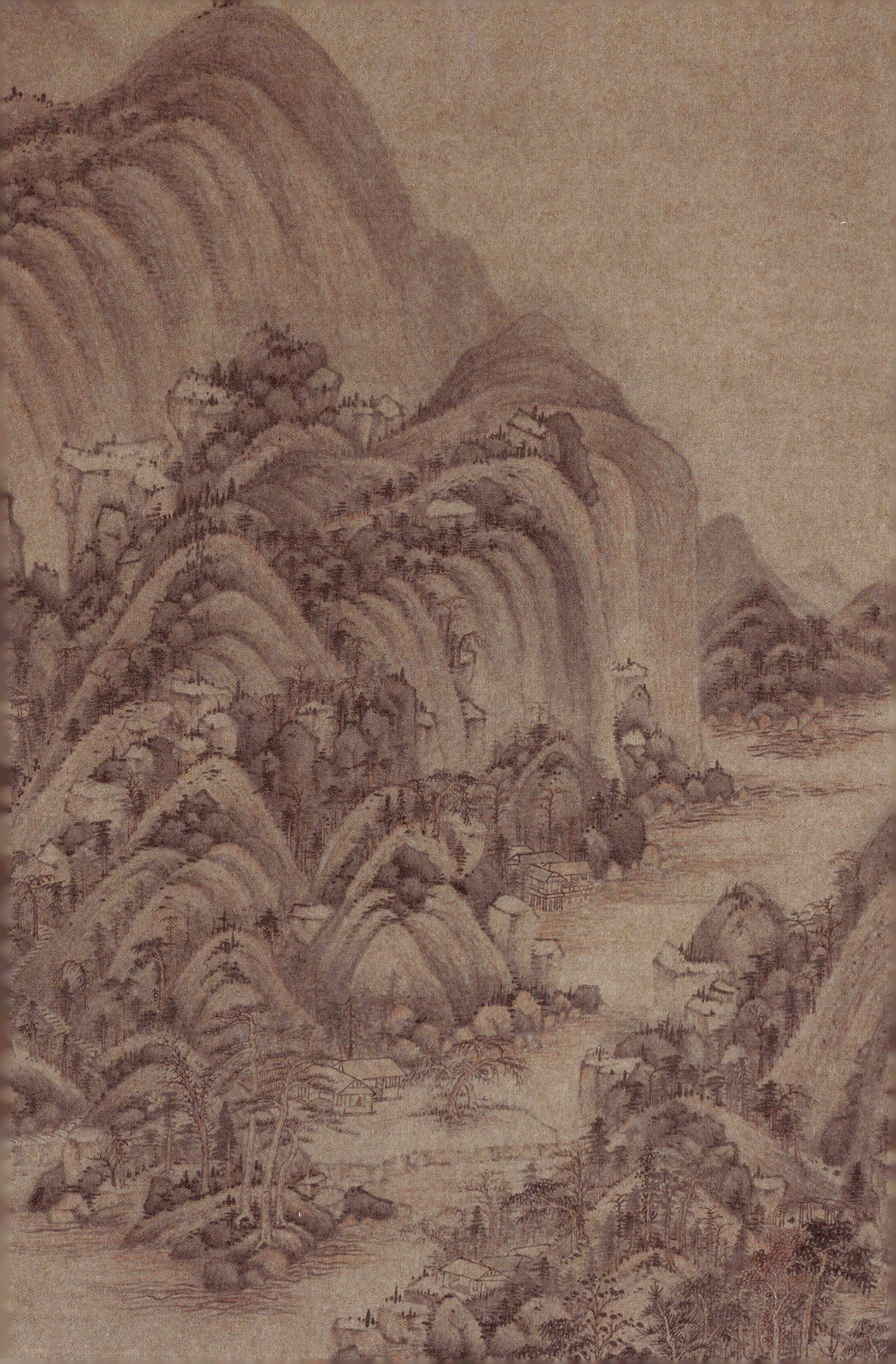

卷九·居

看地形向背，择取好处，立一正屋三间，内后牵其前梁稍长，柱令稍高，椽上着栈，栈讫上着三四寸泥。泥令平，待干即以瓦盖之。四面筑墙，不然堑垒，务令浓密，泥饰如法。须断风隙，拆缝门窗，依常法开后门。

——孙思邈《千金翼方》

家宅选地忌逆势，坐南朝北不宜住。阳光水源不可缺，花草绿荫命不枯。人的一生有一半以上时间是在住宅环境中度过的。适宜的住宅环境不仅能为人类的生存提供基本条件，还能有效地利用自然界中对人体有益的各种因素，强健体魄。因此，因地制宜选择住宅和营造房屋，创造一个科学合理、舒适清静的居住环境，对身心健康、延年益寿尤为重要。

生态

生态绿色城，新花园理念。

精筑高标准，节能环保先。

垃圾气袋送，控制全程联。

绿意环保区，安宁和谐添。

安全

最新建筑抗震居，保温节能温地板。

贴心服务智能化，辐射健康光采暖。

智能出入红外控，可视对讲放被骗。

生活温馨安居地，震区屹立保百年。

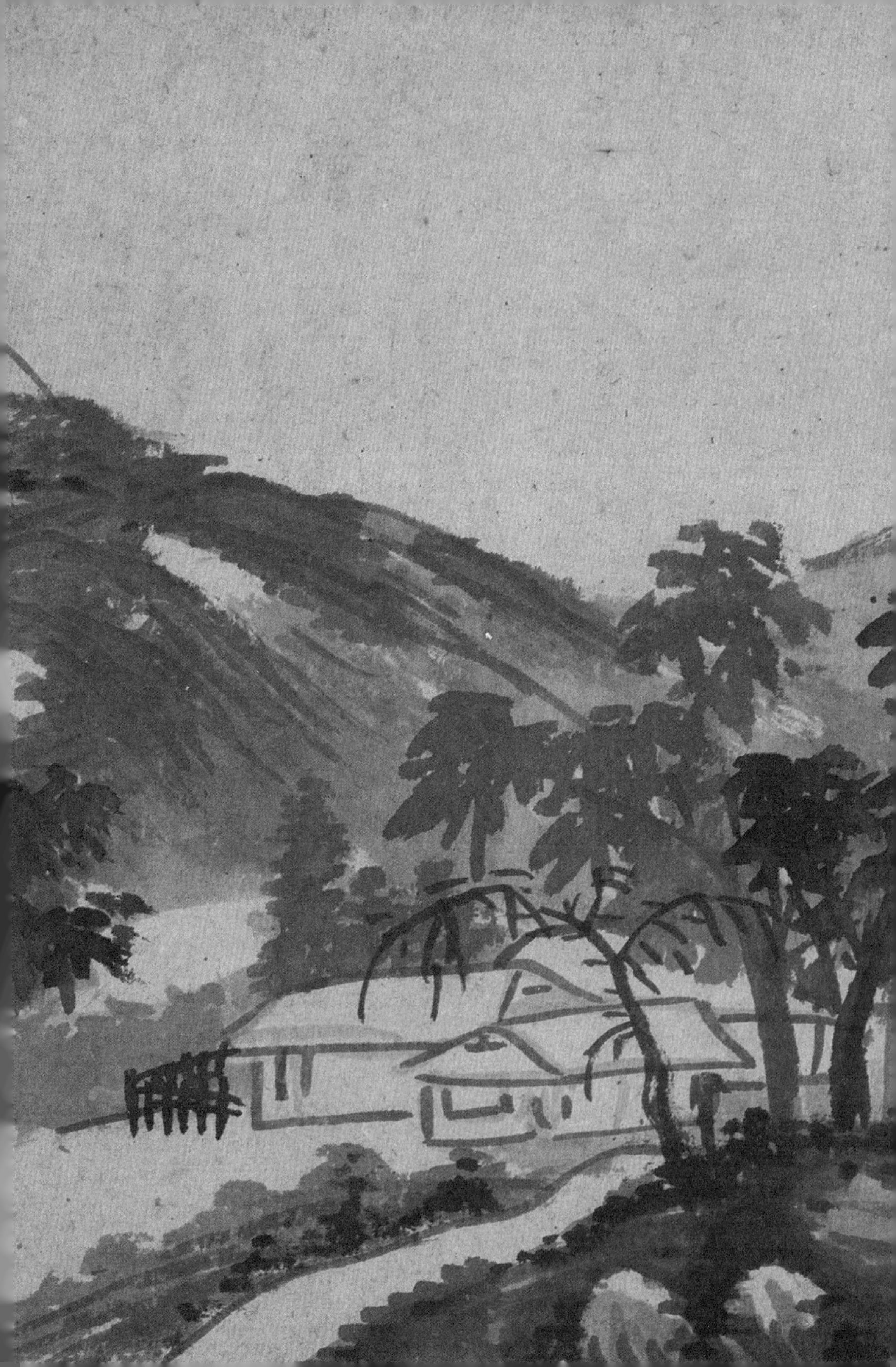

择地

家宅选地忌逆势，坐南朝北不宜住。

阳光水源不可缺，花草绿茵命不枯。

居不近市宅无路，屋东喜水忌边路。

子午不足居大凶，宅不西益害宅主。

住宅

装修污染避，环境定注意。

室内须环保，材料重设计。

砖石涂料好，施工求工艺。

消除有害物，安适当为宜。

客间

客厅聚坐于一堂，气氛摆设多琳琅。

富丽似放花千树，静闹排场有主张。

装潢典雅兼大气，装饰灯光呈吉祥。

外交内务此间计，合家融融喜欲扬。

卧寝

色彩要适常，洁静求安康。

卧具忌尖角，圆弧呈吉祥。

灯光宜柔美，字画少张扬。

摆设勿怪异，镜子不照床。

玄关

大门一进堂，玄关如帷帐。

功能是要遮，其次是景象。

灯光要柔和，色彩要明亮。

屋内有隐私，全靠它来挡。

雅居

书房属文昌，读书好地方。

少摆动态物，不须见鱼缸。

主题是安静，灯光要温祥。

绿色做主调，多出状元郎。

厨房

色彩温和房，明亮靠灯光。

厨具要顺手，橱柜须顺当。

脚下要防滑，台面要硬梆。

通风须合理，美味来品尝。

盥洗

排风讲究高，通畅第一条。

地面须防滑，瓷砖要达标。

浴具求精品，电器要防潮。

卫生易打扫，洗浴质量好。

院落

前院犹记不栽桑，后庭更须不插柳。

人丁兴旺不种杏，院中勿种鬼拍手。

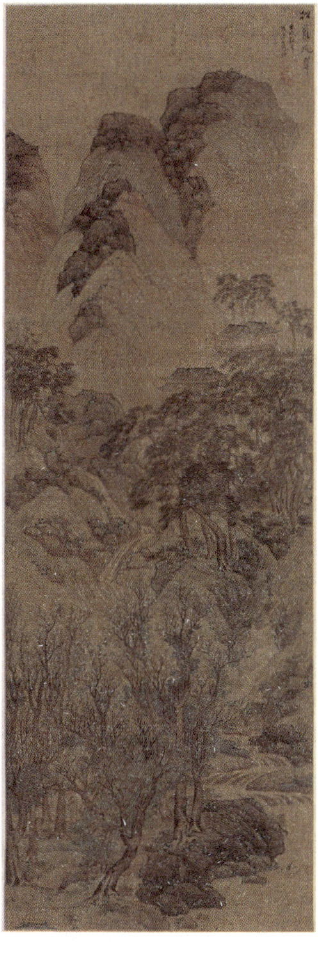

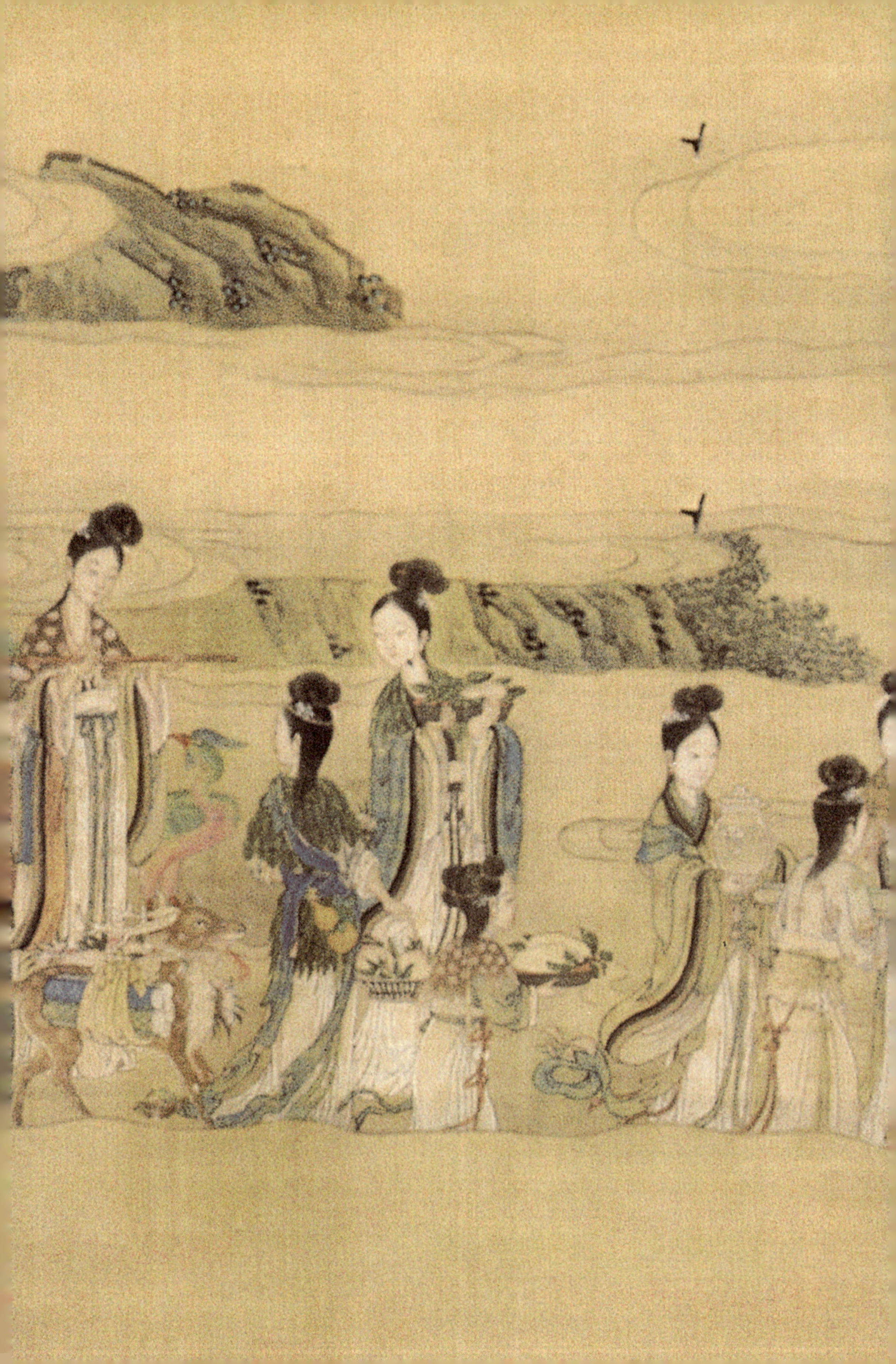

卷十·行

贵人之出，必乘车马。逸则逸矣，然于造物赋形之义，略欠周全。有足而不用，与无足等耳。反不若安步当车之人，五官四体皆能适用，此贫士骄人语。乘车策马，拽履搴裳，一般同是行人，止有动静之别。

——明末清初戏曲家、养生家李渔《闲情偶寄》

漫步于庭院，养生道无奇。竹枯从叶始，人老脚步起。“饭后百步走，活到九十九”。行走不受运动场地的限制，步伐可大可小，时间可长可短，且不必花钱。行走是一项有氧运动，可增加身体的耗氧量，改善人体大脑的供氧，调节身心平衡，增加肺功能和肠胃蠕动，从而起到降压、降低血糖、降低血脂、减肥、延年的作用。

健走

缓步徐行，任其所达。舒筋活血，稳定情绪。

排遣忧愁，神怡心旷。醒神养脑，精力恢复。

气功

结合步行，修炼气功。意体相随，意气贯融。

动中有静，静中求动。蓄锐养精，络活脉通。

步法

按照路线，定时定程，快慢结合，走完全程。

按照路线，定时定程，快慢结合，走完全程。

平坦路面，爬坡攀登，锻炼脏腑，强健功能。

步行两臂，随走摆动，幅度要大，举高放下。

强肺健心，气血畅通，防治骨节，肩周疼痛。

步行之时，双手摩腹，每走一步，摩按一周。

反正交替，循环往复，健脾健肾，肠胃病除。

两手背按，肾部命门，稍微用劲，转旋左右。

一前一后，三五十次，可防痴呆，精神矍铄。

仰首挺胸，倒退后行，双手叉腰，按住肾俞。

重心后移，脚掌落地，促进代谢，防腰劳损。

倒步运动，愉悦健脑，走行不断，童颜常葆。

运动筋骨，青春永驻，贵在坚持，长生不老。

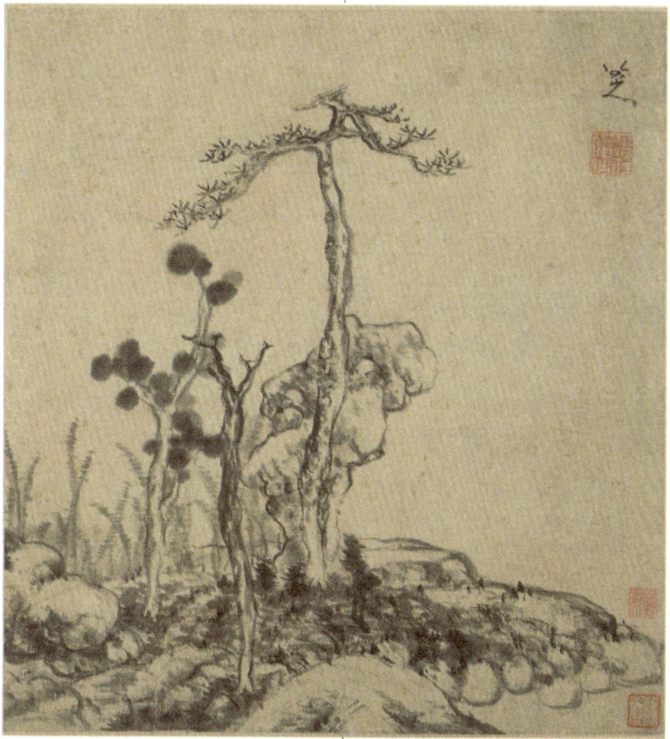

长跑

长跑锻炼，益处多多，积郁得畅，稳其情绪。

化其乖戾，元气得蓄，缓其急燥，排其毒素。

运其肠胃，明其耳目，筋骨活络，四肢健舒。

和其血脉，润其皮肤，健其大脑，强其脏腑。

恒之持持，增益增毅，何乐不为？好处得诸。

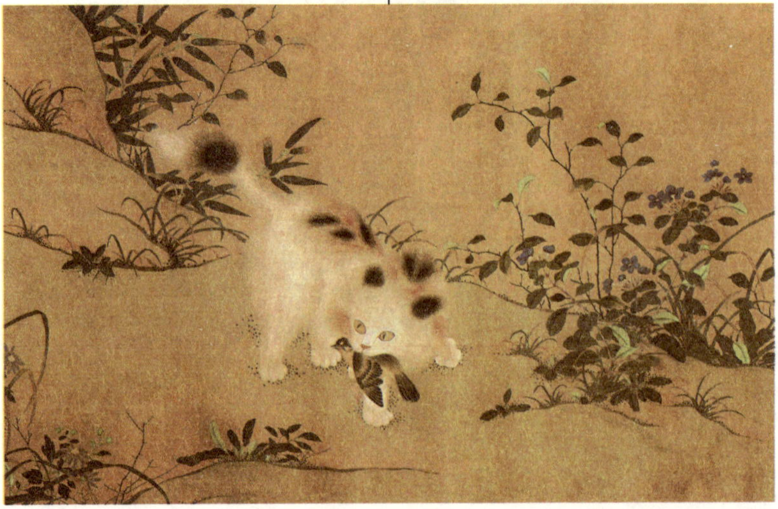

快步

昂首阔步，健步捷走，增强体力，强壮筋骨。

延缓衰老，疾病预防，快步行走，人人长寿。

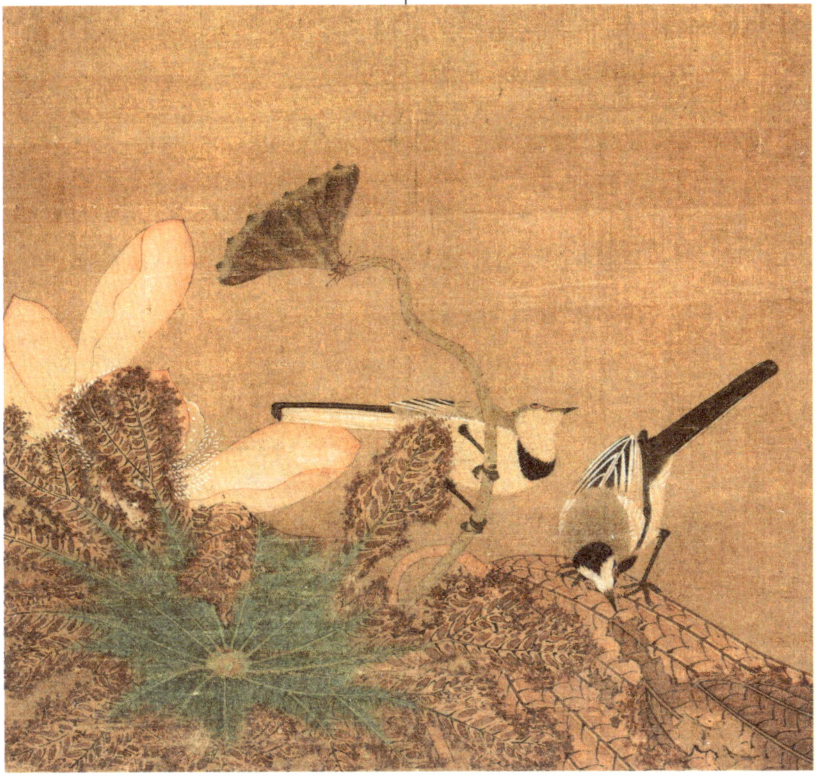

骑车

中速骑车，连续骑行，半小时宜，加深呼吸。
心肺功能，大有提升，有氧运动，减肥特效。

定好速度，每次骑行，依己脉搏，控制骑速。
有效锻炼，心脏增效，持之以恒，血管改善。

上坡下坡，用力骑行，双腿力量，有效提高。
预防疾患，腿骨改善，耐力得增，健身有方。

骑车锻炼，先慢再快，再慢再快，交替循环。
骑车得法，健体得乐，心脏功能，有效健全。

骑车花样，尽在自创，接触踏板，用脚心部。

按摩穴位，涌泉发热，单脚蹬踩，左右交替。

计数三十，各踏五十，如此反复，收益丰沛。

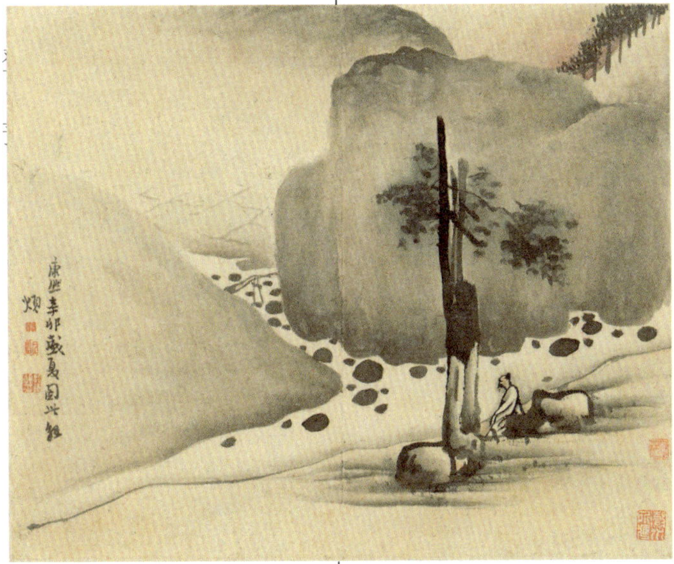

登山

增加肌肉，肺活量增。
心肺改善，通气量增。
登山锻炼，好处繁多。
防骨质疏，下肢强健。
不易骨折，登临可得。
多余脂肪，体内燃烧。
心血管操，适血脂高。
增强心脏，收缩能好。
氧负离子，自由基调。
调节紧张，心情放松。
健康和谐，团结协作。
登高望远，延缓衰老。

健康

经济万象新，健康上日程。

吃喝多样化，疾病惹上身。

预防不可少，自查命得恒。

质量是关键，长寿逍遥人。

千步

漫步于庭院，养生道无奇。

竹枯从叶始，人老脚上起。

每日千步走，药铺不用启。

足底摩得热，长寿自可期。

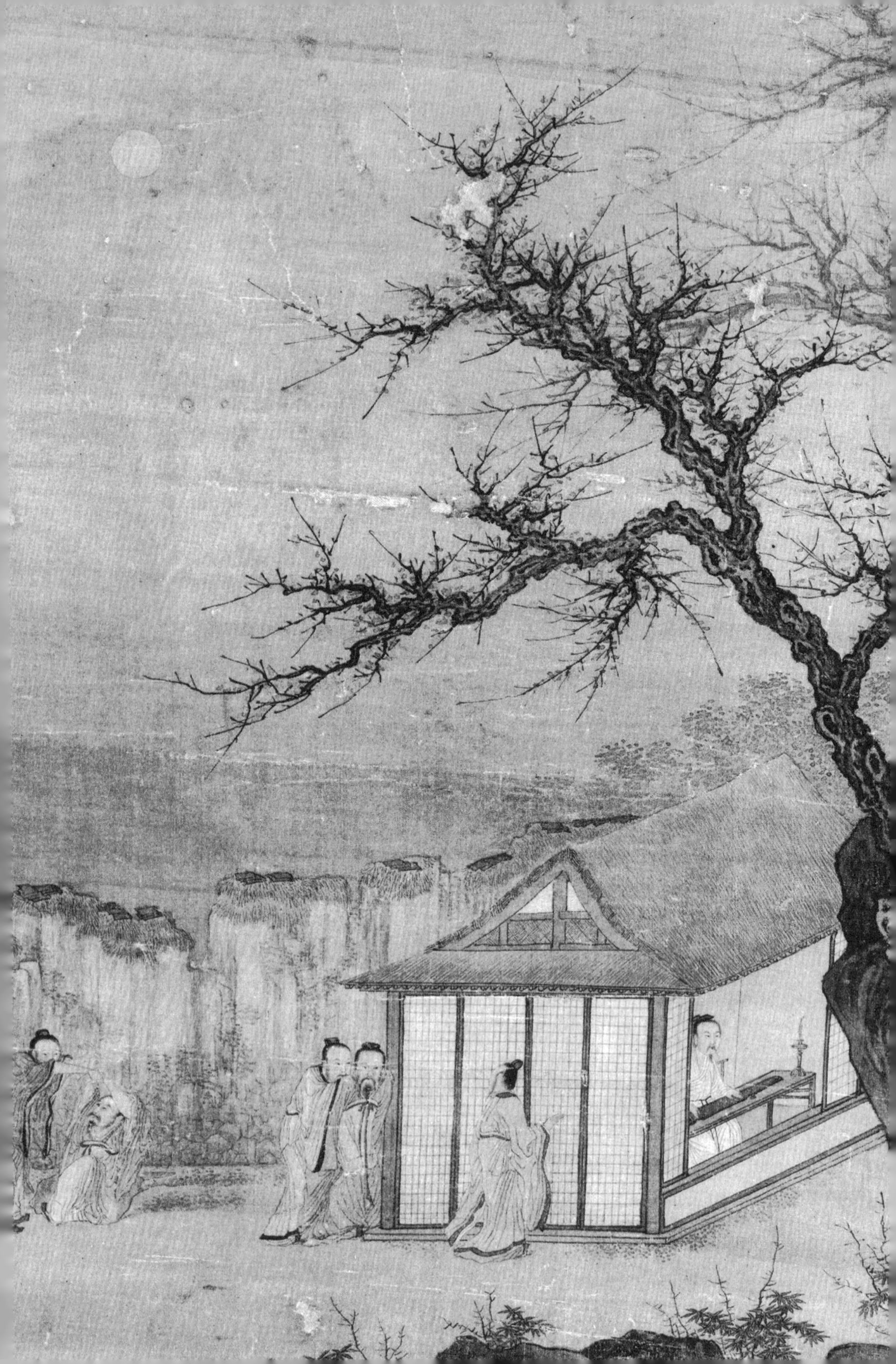

卷十一·乐

礼也者，理也；
乐也者，节也。
君子无礼不动，无节不作。
不能诗，于礼缪；不能乐，于礼素；薄于德，于礼虚。

——孔子《礼记·仲尼燕居》

一曲清歌寄雅思，且吟且唱显风骨。文房四宝书画壁，翰墨芬芳伴二胡。中国古人很早就提出了"天人合一"及"自然养生"，如战国时代的公孙尼在《乐记》中说："凡音之起，由人心生也，物使之然也"。古代养生家认为五音是天然的神圣产物，是人类所需的另一种"营养元素"，与人体五脏息息相关。

劳逸

摄护顺时当养年，劳逸合度把寿延。

清和自在安神乐，绿色低碳吾争先。

性澹

世风日下权钱势，物欲贪想无休止。

修身养性祛浮躁，涵容谦让养吾识。

康乐

康乐健体爱壮游，湖光风月胸次收。

娱情冶性喜增睿，踪迹笑语遍寰球。

文房

一曲清歌寄雅思，且说且唱显风骨。

文房四宝书画壁，翰墨芬芳伴二胡。

琴雅

丝竹管弦曲来调，二簧邦腔几段哼。

溜唱顺口京小调，名曲肖邦贝多芬。

陶情冶操笑无愁，鸣和琴乐静心沉。

乐观情绪朝气漾，韵味绵长喜自生。

益智

益智棋巧活动多，内愉心智修身歌。

魔术花样投专注，防脑退化去沉疴。

提高记忆练思维，衰老延缓娱且乐。

便秘血压得调养，充实人生乐生活。

书法

屏息挥毫泼墨功，指腕肘身动如风。

凝神聚虑端已貌，秉笔意先竹在胸。

临池志高弃杂念，防疾病少我心荣。

笔尖舞蹈思力工，寿迢精气神自隆。

书体

柳颜赵欧四大圣，书法精妙传后人。

挥笔潇洒情志浓，泼墨凝思又安神。

动中有静静自安，静中有动动健身。

书法巨匠均长寿，平均终年逾八旬。

书画

书法只在黑白间，画坛斑斓缤纷篇。

心神共融博众美，散虑抒怀蕴大千。

提肘悬腕腰背直，臂腕灵动气功衍。

娱情娱乐艺术境，书画世界品前贤。

知音

高山流水付知音，解解丝弦意万千。

不若金银人共爱，更添雪月梦相连。

空山幽韵疏林奏，古寺清音雅客前。

纤指轻拨流天籁，恩仇泯灭弹指间。

棋影

刀光枪林不见尸，胜负一着决城池。

楚河难渡千军殁，汉界鸿沟万将迟。

立马横刀休惧死，兵卒断后何愁敌？

云开雨过晴空现，办是真来半若痴。

书笺

海阔天高开锦路，悬梁刺股为文途。

藏金纳玉腕底运，纤毫有力笔之殊。

书生穷经出秀卷，游子章炜探巩珠。

功名且伴风流去，唯有青笺尘世浮。

画魂

花羞鸟语水长流，曲和文胜影自酬。

水墨三挥春意露，丹青一脉魂亦收。

笔尖云梦凌霄汉，世外太虚藏画楼。

半壁江山留眼底，栩栩景致摹千秋。

箬管

窈窕箬管舞墨花，飞身走步章翰城。

轻姿三变曲无律，雅态七分韵有痕。

诗卷难言堪寄情，惆怅不语可托魂。

千年史事传天下，自是功高日不昏。

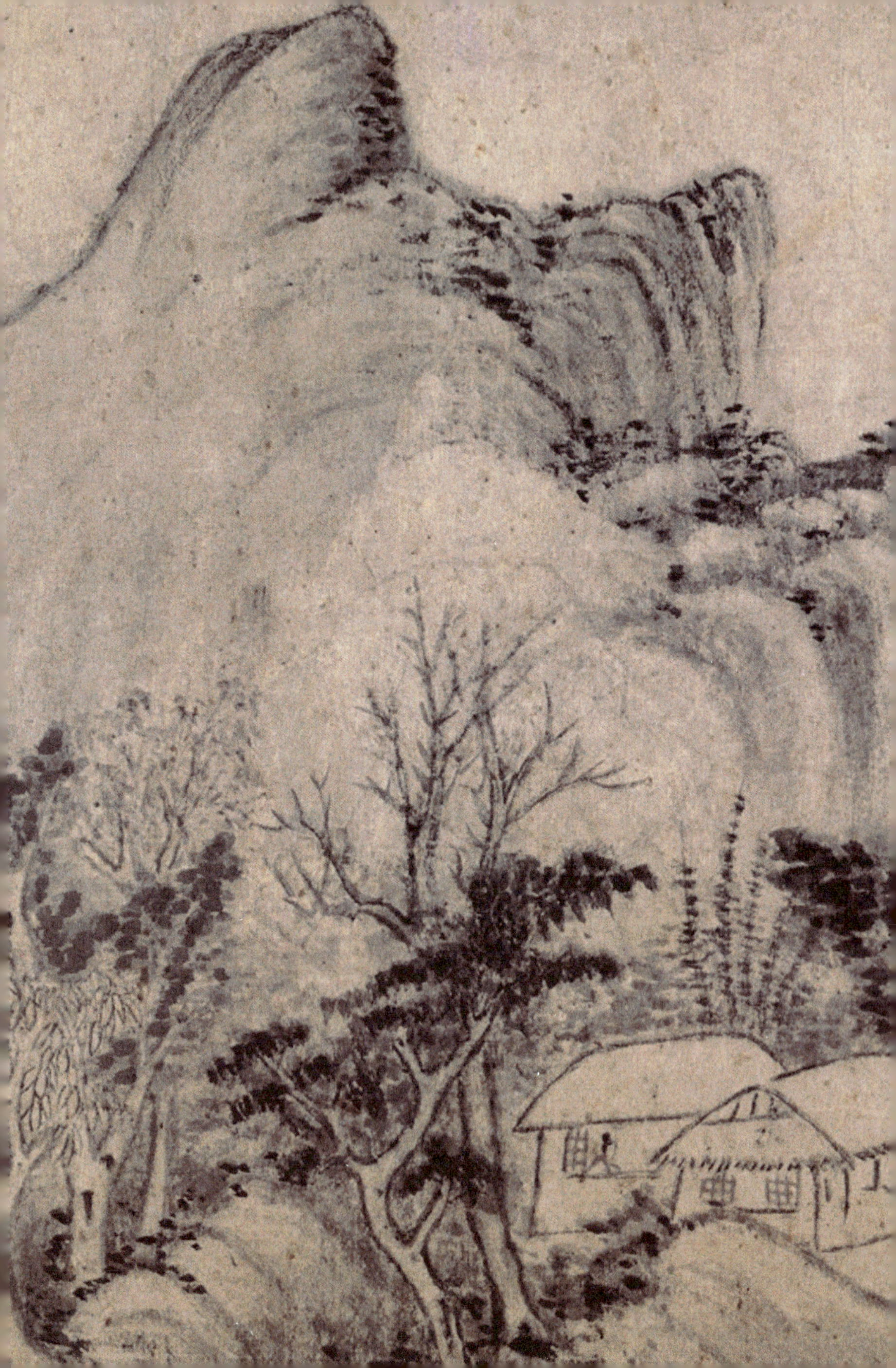

墨宝

笔为上客墨为朋，帛纸知交共死生。

香较梅花多一韵，颜如涅墨胜三分。

诗章文赋终难匿，画卷文书始披纷。

悠悠千古凡物去，翰笺史记传我真。

纸卷

半载文章半载名，千年青史贯昔今。

文人点墨清肌染，画客描容玉面馨。

绝代风华君子意，浮光麝月美人情。

叠叠古卷朝朝诵，万世相传万世吟。

砚品

胸藏辞墨卧幽窗，借笔抒情乘月朗。

咏絮才思高一等，描竹须效空千肠。

一池水韵初成赋，万卷诗书已作章。

世代珠玑出此处，为学四宝聚文房。

歌舞

舞出我人生，音歌妙舞前。

刚柔缓急态，意象律万千。

多维空间感，有机交融全。

开发右脑功，超越自我衍。

养壶

玉不琢来不成器，壶不养来不出神。

人生得意满踌躇，壶养日月得天真。

古琴

中医五音与五脏，宫商角徵羽来习。

古琴调养又治病，消化宫音自入脾。

商音入肺强肌体，少阳之人强呼吸。

角音入肝舒郁气，少阴之人悲观离。

开卷

读书有味身忘老，疾患可痊书当药。

心脑视觉全激活，生物潜能赖此招。

书中自有涵养在，味得此味德行高。

排忧解难之良师，开卷练此延寿操。

五禽

鹿虎猿熊鹤，五禽戏来仿。

传为华佗创，导引健身方。

关节得舒展，供养心肺强。

呼吸吐纳功，疗疾运体刚。

武魂

中华武术称上游，内外合一重兼修。

勇猛洪拳四海闻，少林武当峨眉流。

南拳太极八卦掌，形意导引行气优。

舒筋活络加吐纳，保健养生身无求。

种豆

城市沉闷工作忙，开心农场农人当。

携子带女劳作起，瓜熟蒂落梦来藏。

风中自有籽子蕾，芬芳你我自然香。

陶令种豆南山下，凡人皆效桃园章。

空竹

舞铃空竹善绳舞，两臂抖出筋缩舒。

古老体育民族葩，力神健体遍开初。

预防便秘助消化，集中视力练眼处。

心情舒畅灵敏动，协调循环衰老除。

书字

书法草行楷隶篆，养生防病字体选。

楷书端正除矜躁，小楷恬静和美翩。

行草欢快心自畅，隶书稳健身心练。

气血平和篆字画，平衡大脑排杂念。

风筝

又是一年三月三，七彩风筝飞满天。
明目缓解视疲劳，引线强筋更骨健。
健脑消疲无杂念，泄热散郁塑体妍。
风牵梦萦少时节，飞出太空奥境煊。

吟诗

诗心无限夕阳红，吟到暮年句亦工。
自认期颐不是老，弥珍千纪漫雕虫。
欲效彭祖千载后，艺溯诗源不老翁。
炼句炼脑从吾好，骚坛寿域觅真功。

莳花

余地何妨种玉簪，芳兰移植遍中林。

更乞两丛百合香，古稀老叟尚童心。

鲜花盆盆茵茵绿，姹紫嫣红艳灵灵。

芳香润人肺腑沁，悦目安神健心身。

乐享

人生乐事趣无边，悠闲自得乐空前。

赏花观月融其景，书法绘画艺事编。

听曲高歌垂钓赋，吟诗扶琴对弈闲。

天伦知足读书乐，谈心助人舞翩跹。

乐养

笑是生活好佐料，放开心扉心情好。

艰难危险时出现，大笑可把霉气抛。

祛疾疗病心开窍，满头白发亦减少。

生活之中离了笑，快乐无穷唯烦恼。

唱歌

血气不合百病发，心有沉疴当唱歌。

放开嗓子吼几首，便是长生不老药。

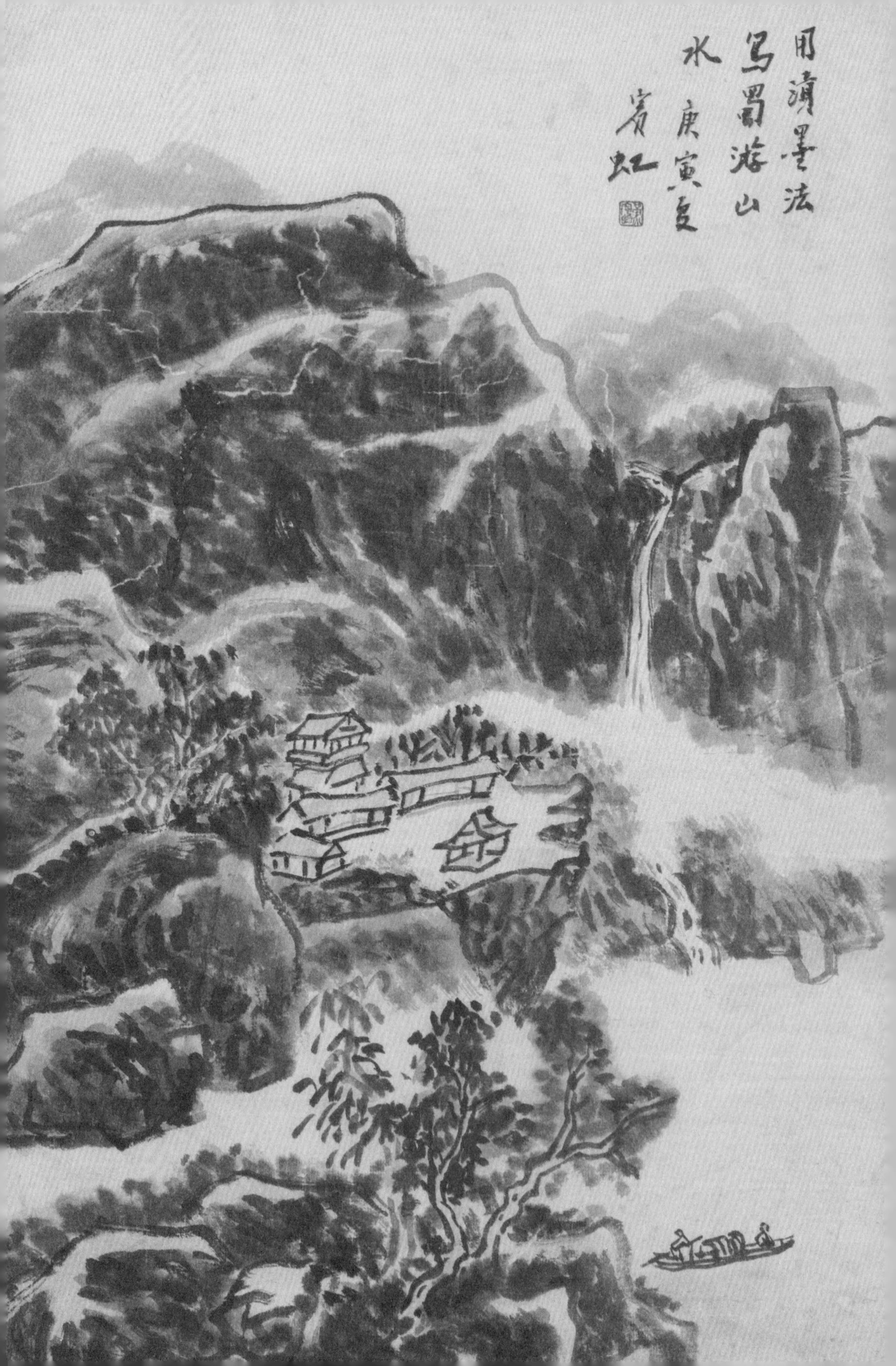
用漬墨法寫蜀游山水
庚寅夏
賓虹

卷十二·游

知者乐水，仁者乐山。知者动，仁者静。知者乐，仁者寿。

——孔子《论语·雍也篇》

莲荷清且香，入夏敛裾赏。亭亭净植风，婆娑影随荡。古代文人雅士钟情山水，除了秀美壮丽的自然风光能够排遣忧愁，激发对生活的热情和对人生理想的追求外，亦可运动健脑，增强体质。清代长寿诗人袁枚更是感叹：“老行万里全凭胆，吟向千峰屡掉头。总觉名山似名士，不蒙一见不甘休。”

郊游

远水含沙夕照明，绿杨处处有莺啼。

赏心花雨看不足，大麦青青小麦希。

名山名川有名景，野山野水有稀奇。

旅途活动筋骨好，漫游娱心眼量齐。

寻青

南园春半踏青时，风和日丽闻马嘶。

胜境寻春江湖处，无边光镜翻新时。

赏荷

莲荷清且香，入夏敛裾赏。
亭亭植净风，婆娑影随荡。
柔曼融婷影，溢香听荷昶。
锦帆销暑夏，后庭玉树阳。

赏菊

登高邀重阳，赏菊品蟹忙。
天人好相依，免疫身心畅。
陶然画图中，清肺健脾尝。
壮锦怀远志，红叶燃骥况。

饮菊

肝气不畅悲秋至，嗅菊清肝明目时。

清热解毒降压效，饮菊除躁养生始。

寻梅

雪地寻春忘归处，梅雪相映长精神。

诗意伴我增暖意，花香袭人春潮生。

防坠

体虚病来青山冷，有备择时选地登。

防滑坠崖安为首，劳逸有度健体本。

垂钓

子牙垂钓渭水畔，直钩无饵实性冶。

强健体魄江湖游，碧桃远眺眼养德。

禽鸣闻林心平和，固志专心有所得。

宁静致远多半在，子陵滩前有随者。

林浴

一如森林浴清怡，徜徉树荫自然迷。
德法澳美有此医，抗病强身成新奇。
脉搏减缓降体温，清泠安谧减压宜。
宁静调节精神爽，视听重塑觉自希。

杀菌

绿色环境染山冈，疗病又有森林方。
树森木郁隔音效，杀菌灭源威力强。
脉搏减慢血压降，血钾肌酐均有章。
止疼镇痉兼解表，氧负离子益裨彰。

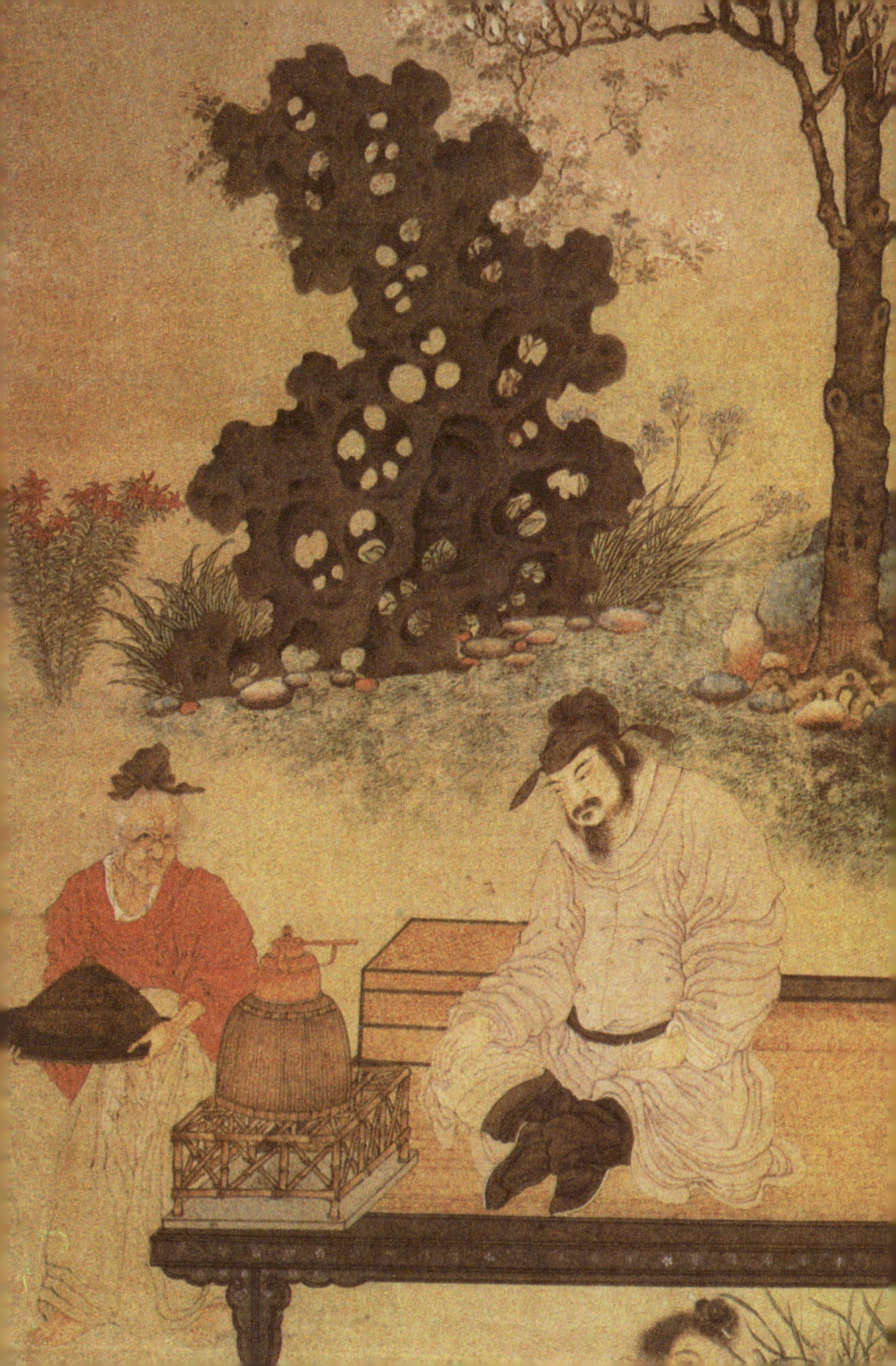

卷十三·技

故善用针者，从阴引阳，从阳引阴，以右治左，以左治右，以我知彼，以表知里，以观过与不及之理，见微得过，用之不殆。

——《黄帝内经素问·阴阳应象大论》

蜂浆花粉核酸丰，活性蛋白有奇功。鹿耳沙棘类人乳，当归芦荟加松茸。古代无数智者和养生名家为后人留下了不少行之有效的养生绝学，但随着时代发展进步，将传统技法与现代科技完美结合，养生无疑更具奇效。

抗衰

每天喝酸奶，健康又抗衰。

活性乳酸多，肌肤泛光彩。

核酸

衰老与否靠核酸，遗传信息留蛋白。

核酸代谢能量源，健康长寿自然来。

蛋白

蜂浆花粉核酸丰，活性蛋白有奇功。

鹿耳沙棘类人乳，当归芦荟加松茸。

天然因子羊胎素，鲨烷肌肤勤补充。

现代神技摄精华，生命常敲不老钟。

免疫

基因潜能大，生命常保新。

提高免疫力，用药应谨慎。

胶原蛋白效，保湿抗皱纹。

调节肤油脂，肌肉组织紧。

低温

寿延方法多，体温下降可。

下丘脑用药，中枢先调妥。

毅力降体温，好处实在多。

遗传工程术，体壮乐呵呵。

细胞

控制细胞裂，关键看基因。

药物加运动，延寿概率增。

激素

天然激素荷尔蒙，生长激素氨基酸。

代谢率低致肥胖，老化速度密相关。

激素补充免疫增，骨质紧实身康健。

改善记忆不萎缩，回春有术可延年。

抽脂

朵朵桃花开，爱美春天来。

瘦身全攻略，健体好身材。

胶原蛋白添，紧致塑型态。

环形吸脂术，模样更显乖。

水动力均溶，黄金分割裁。

告别小肚腩，美丽有人爱。

胶原

皱纹产生失胶原，防老数它作用大。

生物科技来帮忙，饮食胶原添补法。

全赖美容术分离，还靠后天保养佳。

水润弹性年轻态，光鲜照人请补它。

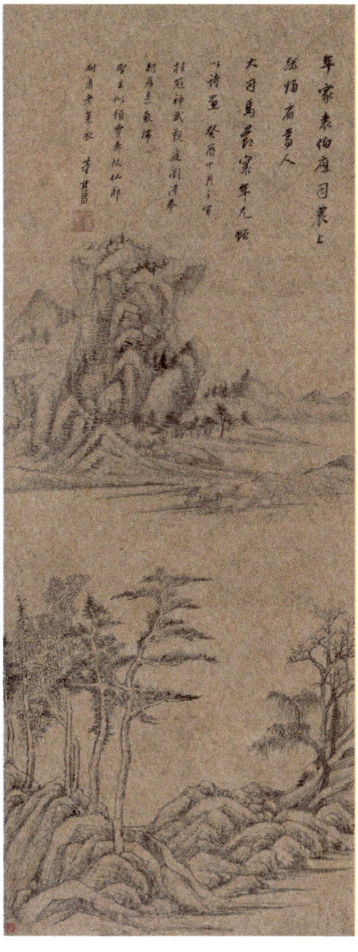

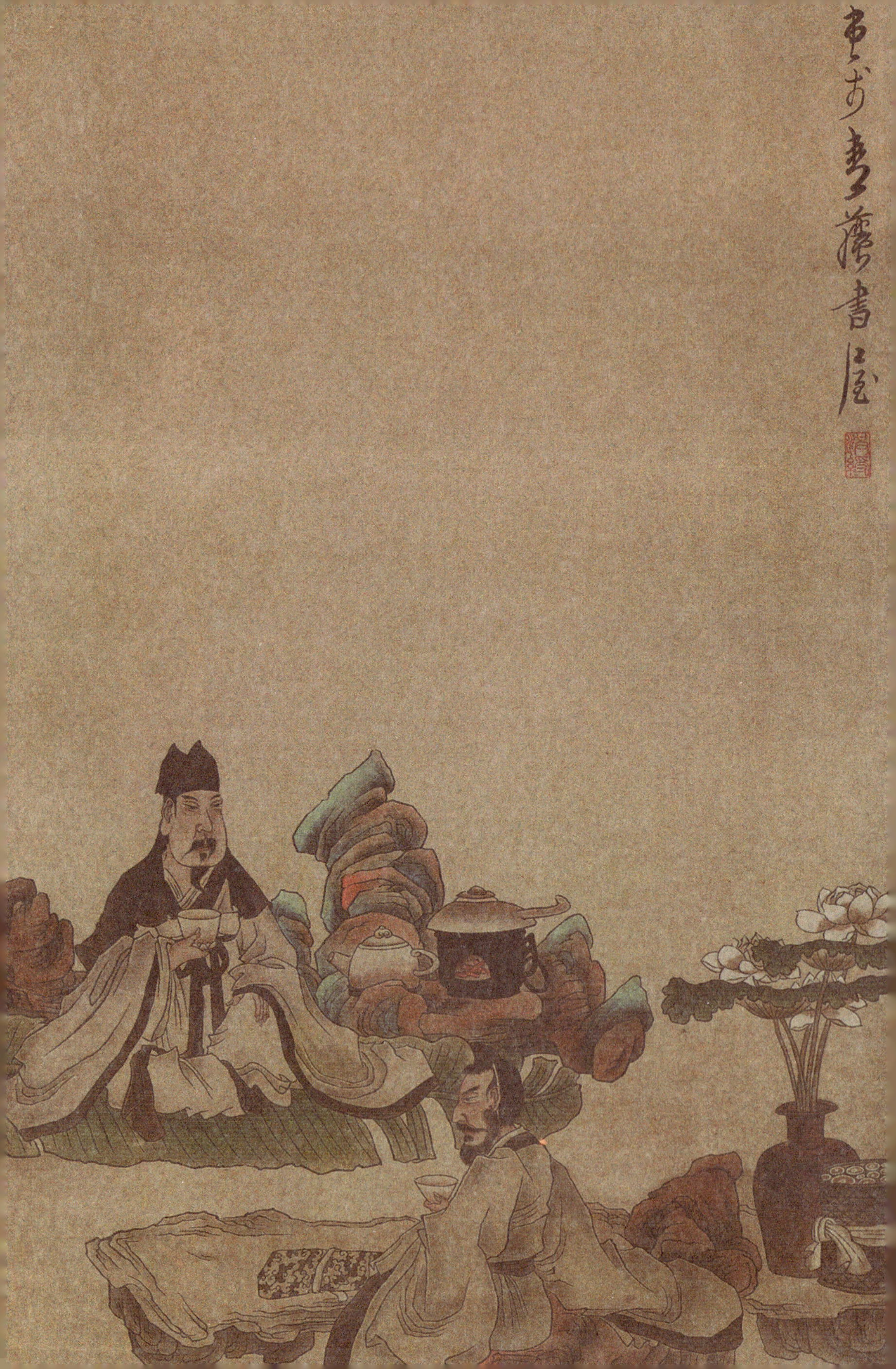

卷十四·药

养生者，不过慎起居饮食，节声色而已。节在未病之前，而服药在已病之。

——苏轼《东坡志林》

药食同源自古传，至今犹觉更精鲜。食疗治本药治标，疗效好坏食争先。是药三分毒，故长寿之道，养心为上，用药为辅。非万不得已，不宜吃药，且食疗为先。

医观

新时代有新医观，预防为重轻治疗。
药疗食疗相兼施，药物未到病已消。
保健贵在勤运动，卫养防疫求安标。
亚健康找心理科，不劳护士病床绕。

药疗

药食同源自古传，至今犹觉更精鲜。
食疗治本药治标，疗效好坏食争先。
食疗保健益甚满，无病要防食药兼。
谁人寻得药疗方，防治结合睡安眠。

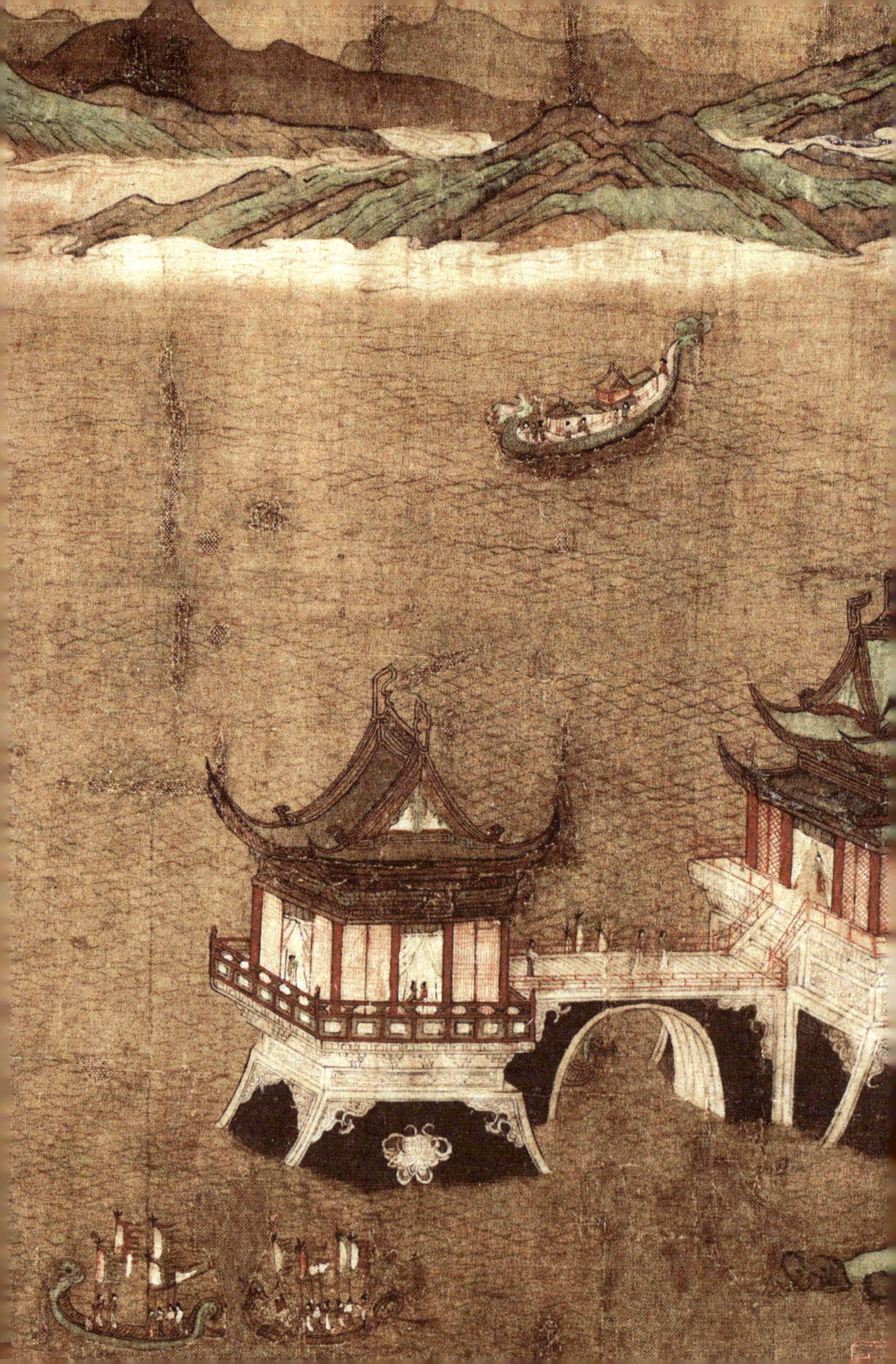

五脏

汲汲而欲神则烦，切切所思则神伤。

久言笑则脏腑伤，久坐立则筋骨伤。

寝寐失时则肝伤，动息疲劳则脾伤。

挽弓引弩则筋伤，沿高涉下则肾伤。

沉醉呕吐则肺伤，饱食偃卧则气伤。

骤马步走则胃伤，喧呼怒骂则胆伤。

防疫

防疫禳灾最为要，煎兰祛灾防损伤。

驱菌杀虫插艾蒲，辟秽消毒浴兰汤。

祛瘀活血捣大蒜，解暑化湿佩香囊。

健胃提神苍术芷，有益健康体质强。

保洁

人生一世贵珍惜，颐养有道亦有型。

益生养和有秘笈，干净保洁防百病。

手口菌入须防范，头脑清醒舒神经。

工作学习心情好，效率提高葆青春。

濯足

濯足沧海一浴盆，养生保健除世尘。

四季热水常泡脚，舒血通窍护渥门。

春日浴足固外阳，夏日降暑濯足人。

秋霜足浴肺肠润，冬日浴足丹田温。

心病

心病还得心药治，解铃还须系铃人。

七情相制无祸起，欢和嘻谑自怡神。

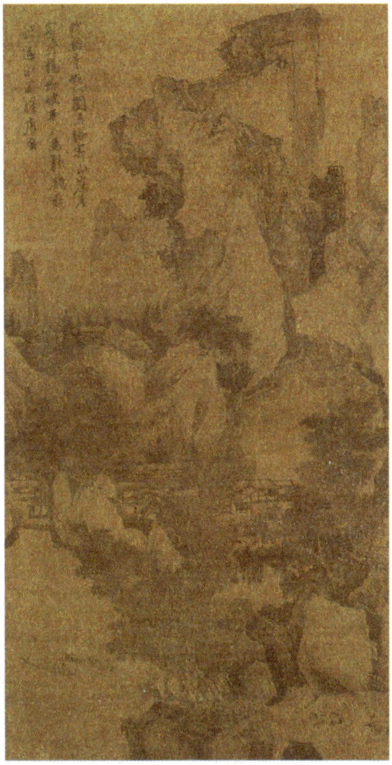

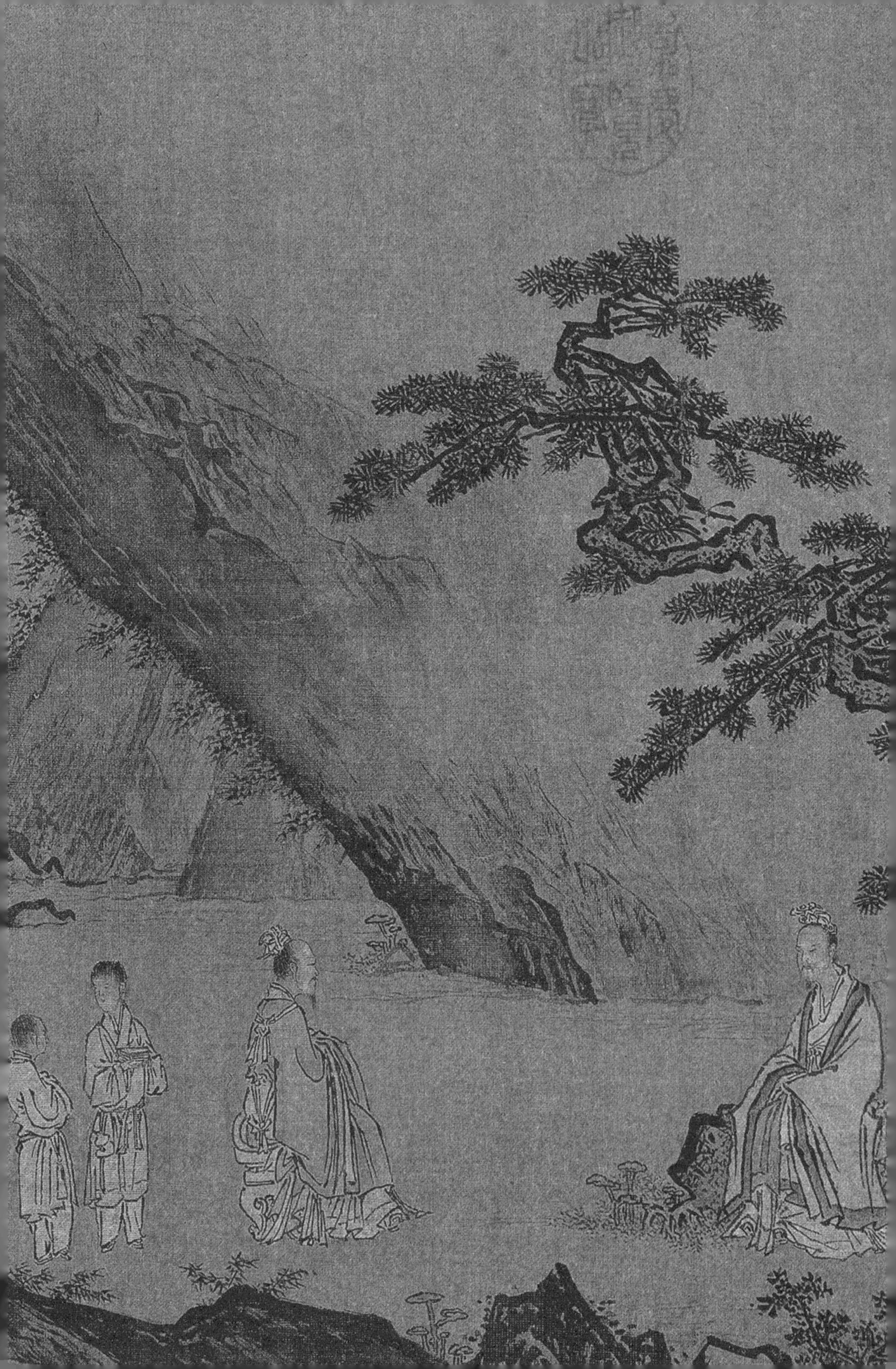

卷十五·人

聚精之道，一曰寡欲，二曰节劳，三曰息怒，四曰戒酒，五曰慎味。

——袁坤《摄生三要》

更年不独女子物，男人也有困扰时。潮热心烦睡不安，身体疲软似无骨。延年益寿，不分男女皆有需求，而基于不同年龄、性别、职业、环境，行为方式各异，自然应根据自身特点施以不同方法办法，方可达到预期效果。

婴幼

春天孩儿脸，一日有三变。

婴儿稍不慎，伤风又流感。

气温变化快，衣服要增减。

感冒重预防，肺炎莫沾染。

儿保

婴幼小儿郎，保健寝食方。

能吃体重增，健壮活力扬。

每日定时睡，梦来甜且香。

阳光下运动，抗病力增强。

发育

二抬四翻转，六坐八爬行。

生命多奇妙，转眼少年吟。

防胖

过肥易生病，美姿难张扬。

多吃瓜果好，营养有保障。

游泳

游泳健身好处多，护心血管保健康。

肺活量增是一用，还可减肥来帮忙。

注意事项不疏忽，小孩游水要盯上。

能游会泳增一技，洪水来时灾可防。

孕妇

孕初忌吃有讲究，胎气动损羊肝休。

羊肉燥热不利孩，鸭肉常吃疥疮留。

螃蟹极易致流产，烟酒智力多下游。

孕晚驴肉最忌吃，否则难产把命丢。

孕期

初为人母心喜欢，孕期多走运动忙。

阳光可增免疫力，有氧离子心情畅。

卫生宜讲体自净，营养保障孩茁壮。

丈夫关切怡然乐，优生育得孩坚强。

纤体

青春美少女，保健塑外形。

节食非常道，营养须认真。

沙拉加水果，纤体有路径。

主食宜清淡，体态更坚挺。

塑身

青春有梦人最美，运动健体一身轻。

节食良方打基础，舞蹈塑身好心情。

少女

楚王细腰今苗条，前凸后翘个子高。

饮食有律不绝食，运动按摩模特标。

垃圾食品不去沾，有色饮料不可靠。

社交远离歌舞厅，定时睡眠身体好。

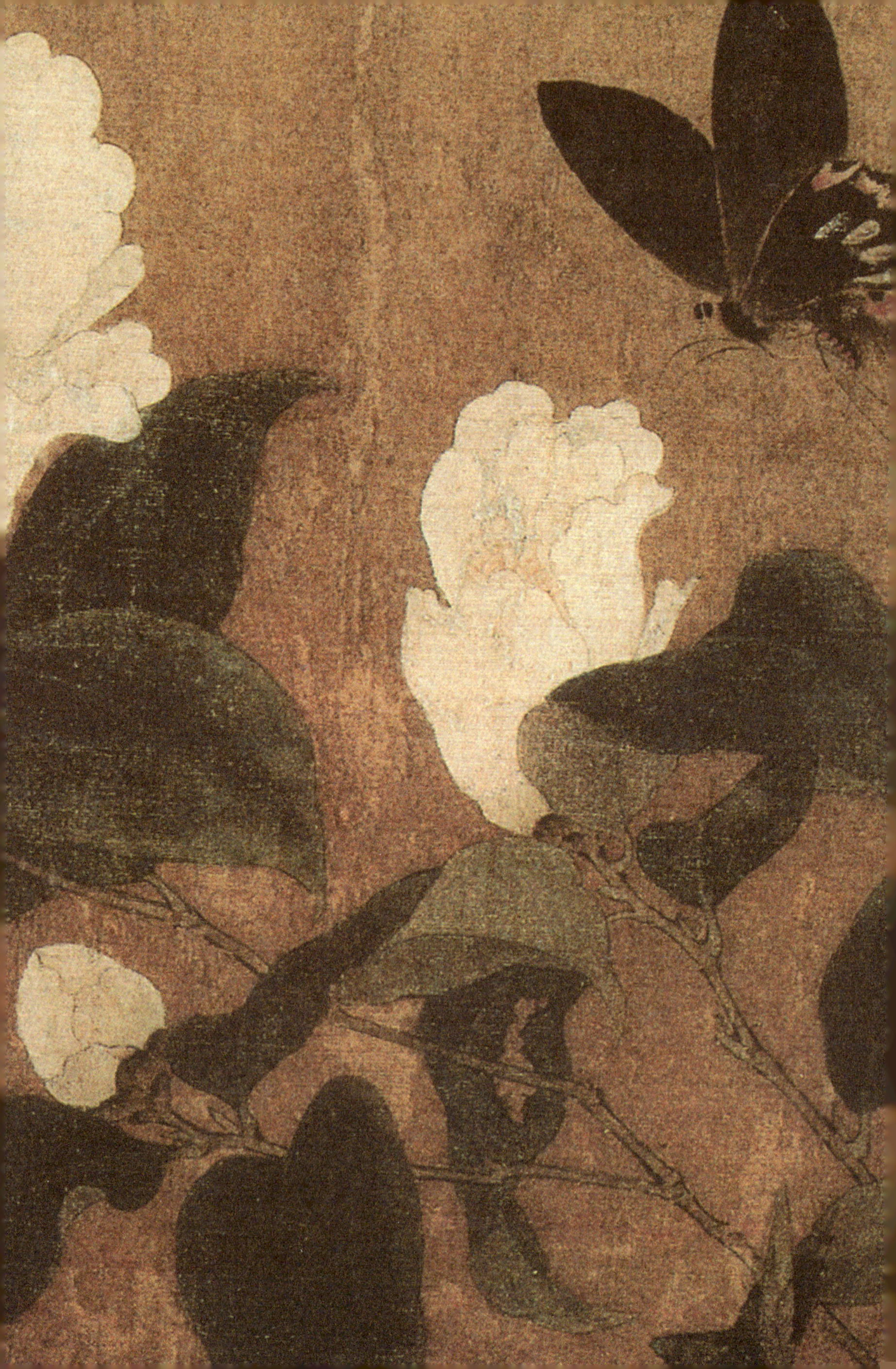

生理

最是青春皆无敌，男女飞扬青春好。

饮食补充不偏食，勤做运动志气豪。

生理性征是规律，从容应对麻烦少。

穿着不追时尚风，宽松得体容颜姣。

偏食

消化多是饮食乱，远离刺激与生冷。

进餐定时有定量，细嚼慢咽更养人。

偏食多为瘦身故，绝食染病累身心。

防寒不要太肥腻，养胃养心在根本。

经期

女性浮生多烦忧，经期卫生与病痛。

心烦多在乱己身，卫生养护情绪浓。

卵巢活力青春在，养得韵致运常通。

血气常换寿延因，天葵永葆女生容。

更年

更年不独女子物，男人也有困扰时。

潮热心烦睡不安，身体疲软似无骨。

半老未老调心态，运动交际心情舒。

坎坷沟壑不足惧，身心健康疾病除。

上班族

每天少坐一站车，来回奔走脚如铁。

六层以下爬楼梯，带上耳机赏音乐。

伏案工作三小时，起身走动活精血。

饭后出门百步走，精神抖擞身不斜。

白领

周末不宜睡懒觉，家人朋友郊游好。

购物换上平跟鞋，逛街运动乐陶陶。

登山戏水妙趣多，揽镜不愁颜容凋。

慢跑快走容易做，持之以恒观其效。

十要

一袋牛奶一个蛋，二便通畅记心间。

三餐饮食宜清淡，四体适度常锻炼。

五色果蔬不间断，每天只吃六克盐。

七彩世界事知足，交友八方心莫贪。

九九归一烟不抽，十分松驰心不烦。

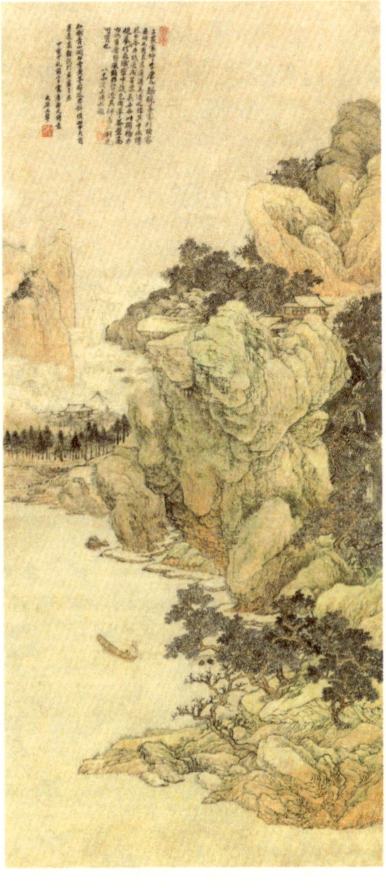

高管

企业高管压力大，动静相宜有法典。

炒菜用油少放点，口味宜轻清淡点。

戒烟限酒自觉点，体重腰围控制点。

身腰腿脚勤快点，鲜菜水果多吃点。

五谷大豆杂食点，肥肉荤油少吃点。

开水牛奶多喝点，精神愉快放松点。

休息睡眠充足点，每日三便通畅点。

血压心率常测点，心情舒畅开心点。

防治知识多懂点，思想态度健康点。

行动改变紧跟点，良好习惯多一点。

以上良策不难做，身体健康寿自延。

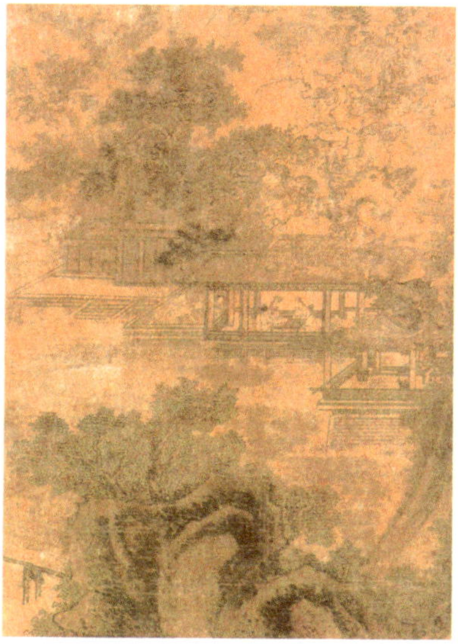

腰椎

心慌胸闷血压高，头痛眩晕危险高。

肩酸背痛脖子僵，运动失调防猝倒。

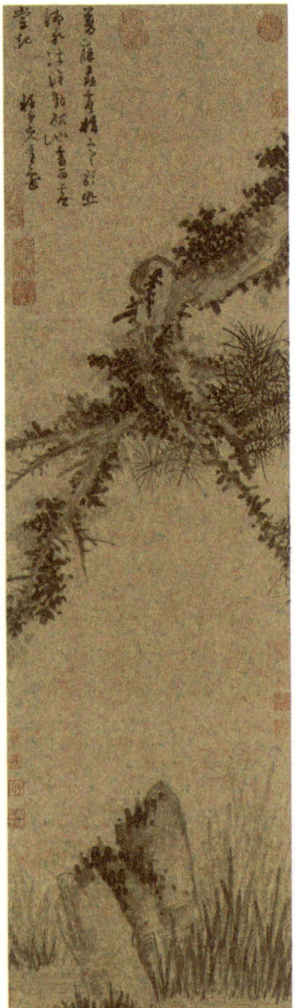

头痛

头痛脑涨加失眠，三焦小肠找痛点。

天冲专治恐惧病，丘墟光明胆经选。

突发头痛找外丘，心火神门青灵捻。

后脑头痛寻委中，昆仑大穴应上先。

如遇经常偏头痛，列缺肩井与内关。

按揉太冲至行间，肝郁到此皆疏散。

脾经大都与太白，反射区内病治完。

若有眉骨后头痛，膀胱足部京骨见。

落枕列缺与后溪，外关悬钟皆要按。

再找周身筋之会，便要拨动阳陵泉。

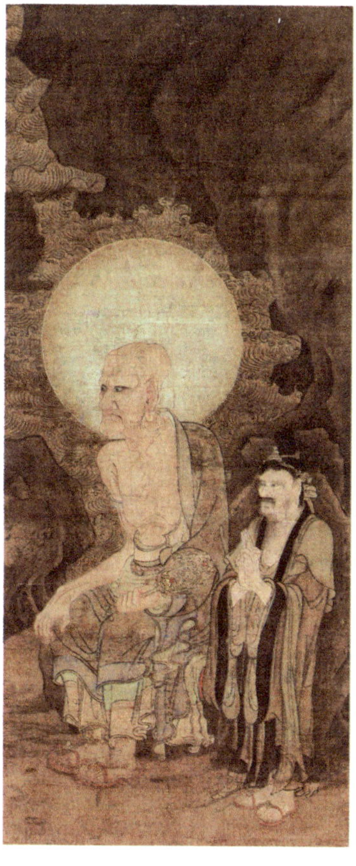

抑郁阴影

都市节奏迅雷急，竞争压力繁且重。

烦躁激动有潮热，空间幽闭患惧恐。

焦虑恐慌或抑郁，轻癫重狂难轻松。

岗位落差心不平，情因家事病接踵。

抑郁不是虎，调节自有路。

心正阳光态，服药听医嘱。

自疗治病根，交友心情舒。

包容不偏执，情挚自不哭。

产后

产后抑郁与更年，女性此时要关注。

两性互爱加体谅，情聚不释焦虑故。

维生素与氨基酸，多吃早防抗抑郁。

社交学习排情绪，勇毅重塑烦恼除。

按穴

心脏治疗左为先，涉及五经督脉间。

胸闷咳嗽与气短，化痰补血找天泉。

食调

清淡饮食最为佳，五谷杂粮并不差。

一日三餐分食色，多用调料少烹炸。

甘肥咸食均不宜，贪杯痛饮更可怕。

心急焦躁肝火旺，二目昏花杞菊茶。

喉干舌红心火大，莲子泡茶把病拿。

舌苔黄腻大便干，胃火过大大黄茶。

血脂若高多食醋，醋蛋山楂降脂压。

一年四季勤锻炼，精神内守元气佳。

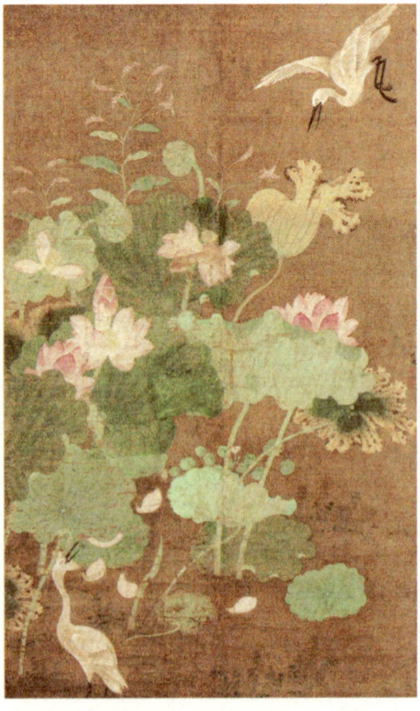

心律

心律不齐拨极泉，心绞疼痛寻内关。

云门中府齐出手，心堵胸闷它也管。

早搏房颤点太渊，心跳过速侠白选。

神门灵道管全面，足疗反射区内见。

卧藏

冬季养生贵持恒，天人合一顺天行。

借天而补藏于内，祛病延年自然成。

进补还要看体质，不急不缓最舒心。

皮肤切忌触寒风，卧藏在家最聪明。

糖尿

糖尿病发戕身心，过食少动乃祸根。

健康理念当确立，早防早治免伤神。

饮食卫生宜清淡，绿叶蔬菜不能停。

荤素粗细巧调配，少食多餐记分明。

戒烟限酒善运动，心跳略快不呻吟。

劳逸相间有规律，稍安勿躁好心情。

遵章用药常观测，主动做个健康人。

膳药运动相结合，健康长寿享安宁。

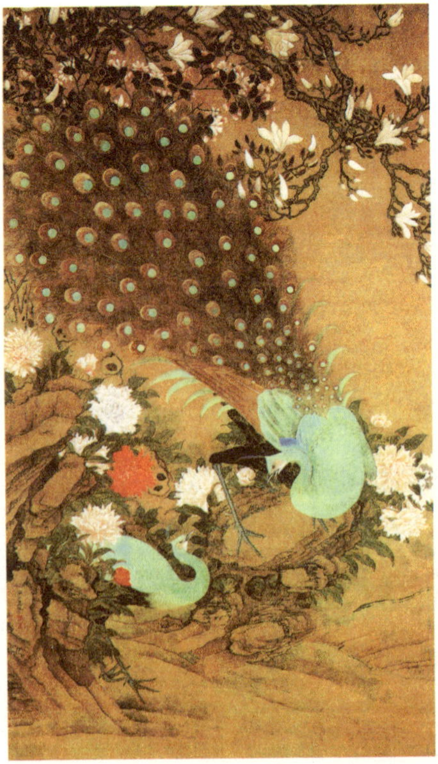

肠炎

预防腹泻在防口，食物禁忌观念有。

卫生防范无小事，冷热伴吃病自投。

苹果熟吃治肠炎，油腻宜少肠亦舒。

食之要细烩炙餐，宿便常通清淡如。

便秘

喝水润肠道自通，不让肠胃搞乱套。

水果纤维穿肠过，排便轻松不求饶。

运动在勤身体健，精神焕发不显老。

手放腹部轻摩揉，顺时方向要记牢。

按摩

养生保健在锻炼，清淡饭菜膳食香。

新鲜补充靠营养，防劳勿累心飞扬。

早晚按摩穴位找，迎香合谷风池方。

三里列缺内外关，点揉推按保健康。

禽流感

新型流感因候鸟，感染家禽人遭殃。

死鸟病禽莫沾染，隔绝病源快开窗。

洗手洗脸经常事，发热肺烧就医忙。

早治保命定康复，生命为先最崇尚。

夫妻

同林飞出比翼鸟，爱心谱得连理曲。

相濡以沫情义长，互敬互爱家和睦。

衣食住行齐动手，坦诚相待相照顾。

恩爱相伴共患难，白头偕老身不孤。

多伴

一生多伴是福气，山水为邻互所依。

爱侣亲友常交融，延年益寿不足奇。

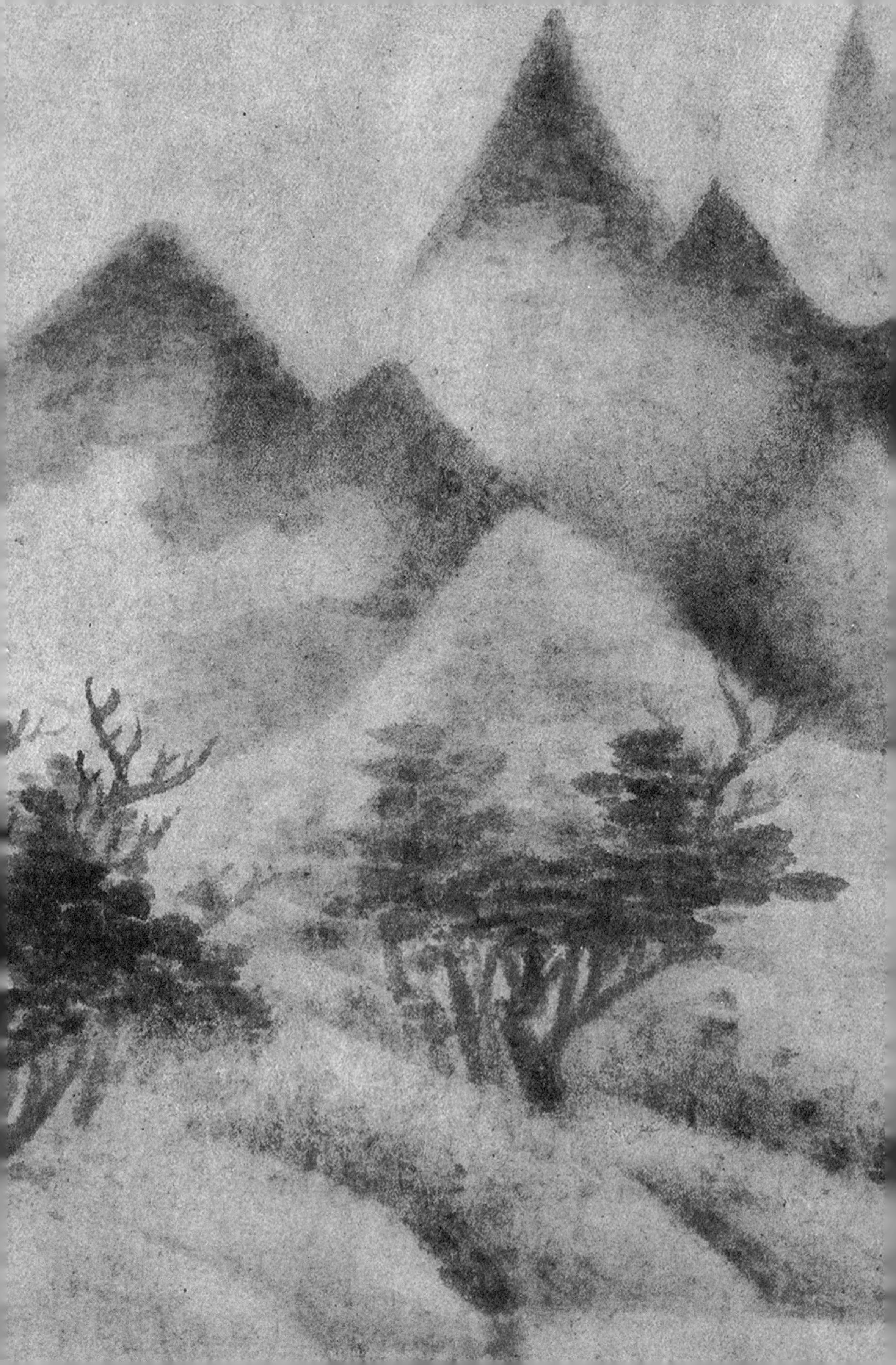

历代名家寿星养生秘诀

华佗・五禽戏

古之仙者，为导引之事，

熊经鸱顾，引挽腰体，

动诸关节，以求难老；

吾有一术，名五禽之戏：

一曰虎，二曰鹿，三曰熊，

四曰猿，五曰鸟，亦以除疾，

兼利蹄足，以当导引。

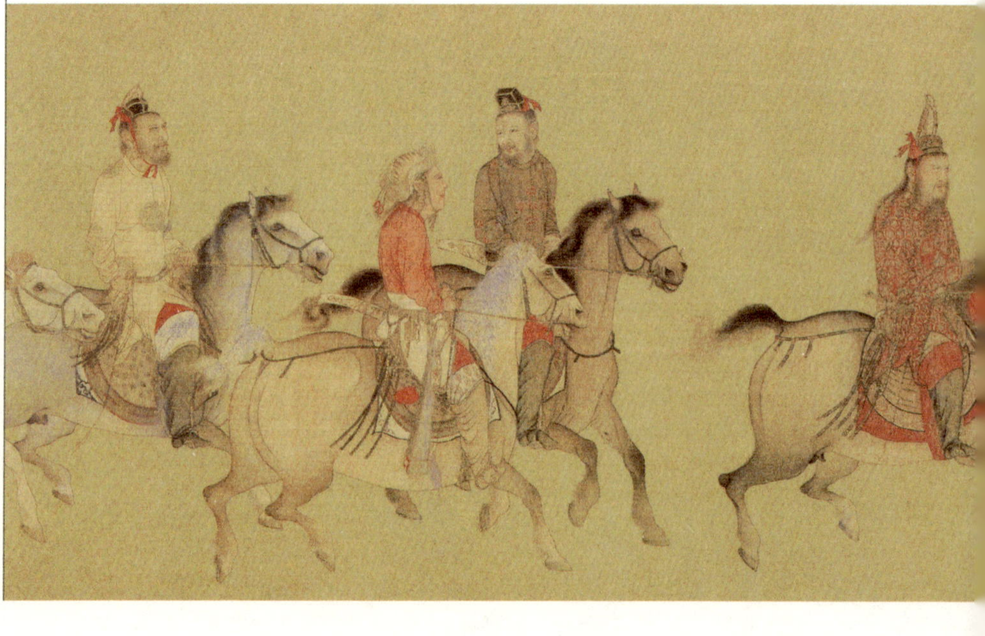

孙思邈·养生六法

心态平静：六欲不纵，七情节制，心态安逸，自然欢愉；
抑情节欲：上士分睡，中士异被，服药百裹，不如独卧；
常务小劳：养生之道，辛勤操劳，按摩四肢，活动身体；
强调食养：不知食宜，不足全生，五谷皆食，营养均衡；
重视药饵：不知药性，不能祛病，有病先医，不愈再药；
居住环境：山青水秀，草茂树绿，鸟语花卉，返璞归真；
此之六条，长命之方，能行此道，养生之得，尽在其间。

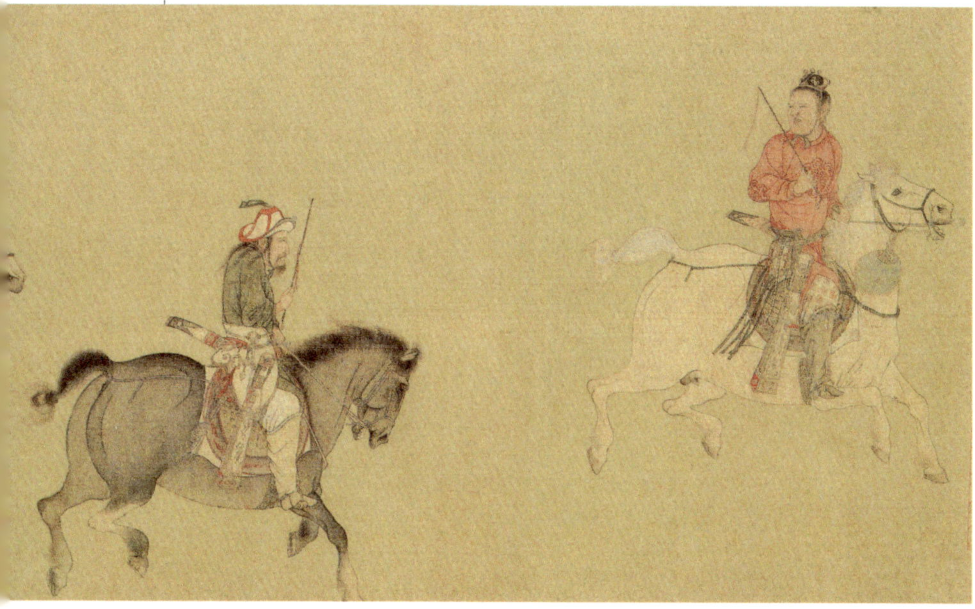

孙思邈·长寿歌

清晨一盘粥，夜饭莫教足；
撞动景阳钟，叩齿三十六；
大寒与大热，切莫贪色欲；
坐卧莫当风，频于暖处浴；
食饱行百步，常以手摩腹；
再三防夜醉，第一戒神瞋；
安神宜悦乐，惜气保和纯；
怒甚偏伤气，思多太损神；
神疲心易役，气弱病相萦；
勿使悲欢极，当令饮食均；
亥寝鸣云鼓，晨兴漱玉津；
妖神难犯己，精气自全身；
若要无诸病，常当节五辛；
寿夭休论命，修行在各人；
若能遵此理，平地可朝真。

孙思邈·“自慎”养生法

慎情志：淡然无欲，神气自满；

于名于利，若存若亡；

于非名非利，亦若存若亡；

勿汲汲于所求，勿悁悁于怀恨。

慎饮食：安身之本，必须于食；

不知食宜者，不足以全生；

当熟嚼，常学淡食；

食欲数而少，不欲顿而多；

刀忌：饮酒过多，饱食即卧。

劳逸：养生之道，常欲小劳；

“天竺按摩法，老子按摩法”；

以此三遍者，月余百病除；

天马行空，补益延年；

能食，能睡；

轻捷，明目；

不复疲矣。

孙思邈·养生五难

名利不去为一难；

喜怒不除为二难；

声色不去为三难：

滋味不绝为四难；

冲虑精散为五难。

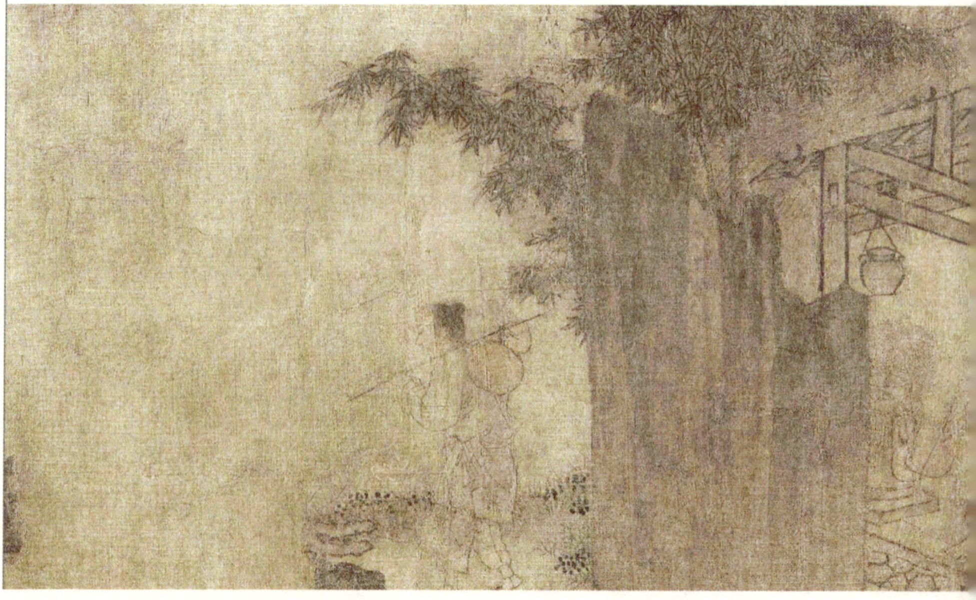

葛洪·七伤

忧愁悲哀伤入，

寒暖失节伤人；

喜乐过度伤人，

愤怒不解伤人；

远思强记伤人，

汲汲所愿伤人；

别泪不顺伤人。

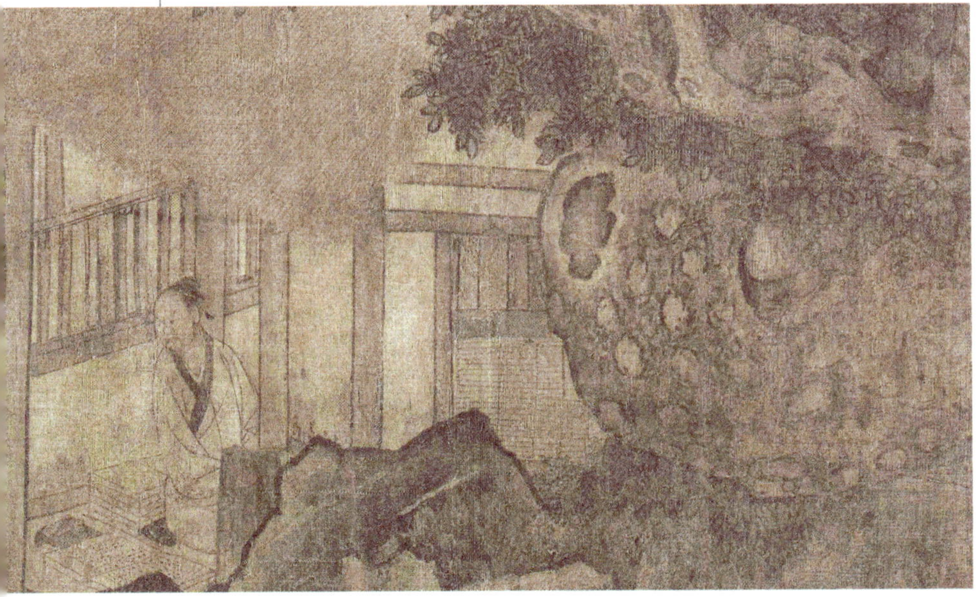

葛洪·养生六真经

善于养身者，必先除六害：

一曰薄名利，二曰禁声色，

三曰廉货财，四曰捐滋味，

五曰除佞妄，六曰去沮嫉；

者不除，修养之道徒设耳。

老子·啬神说

人生大限百年，善护者，可至千岁。

人生如膏，小炷与大柱的分别在于：

众人大言，而我小语；

众人多烦，而我稍安；

众人悖暴，而我不怒；

不以俗事累意，不临时俗之仪；

淡然无为，神气自满，以为不死之药。

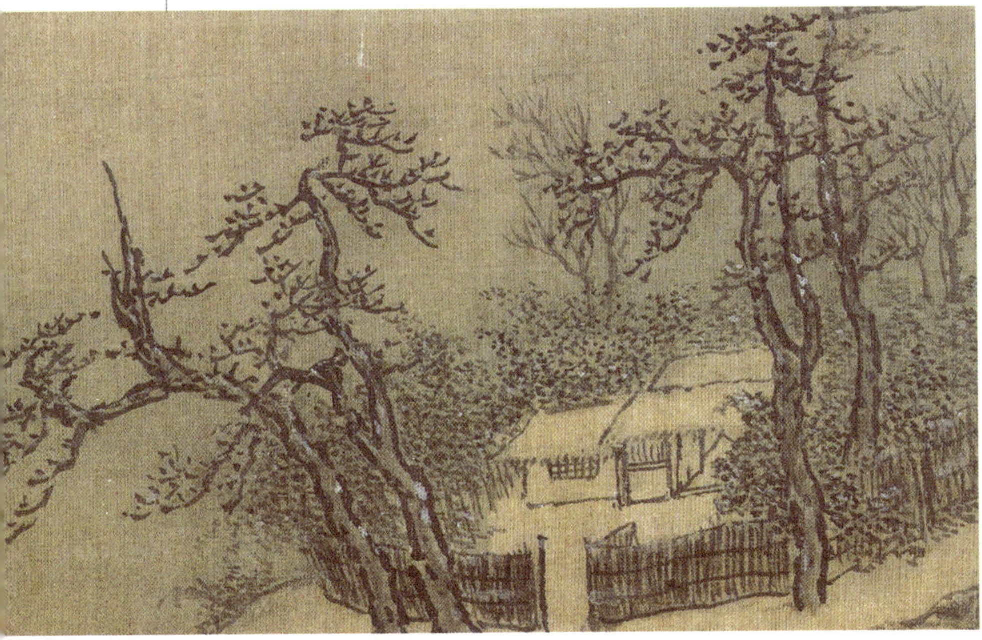

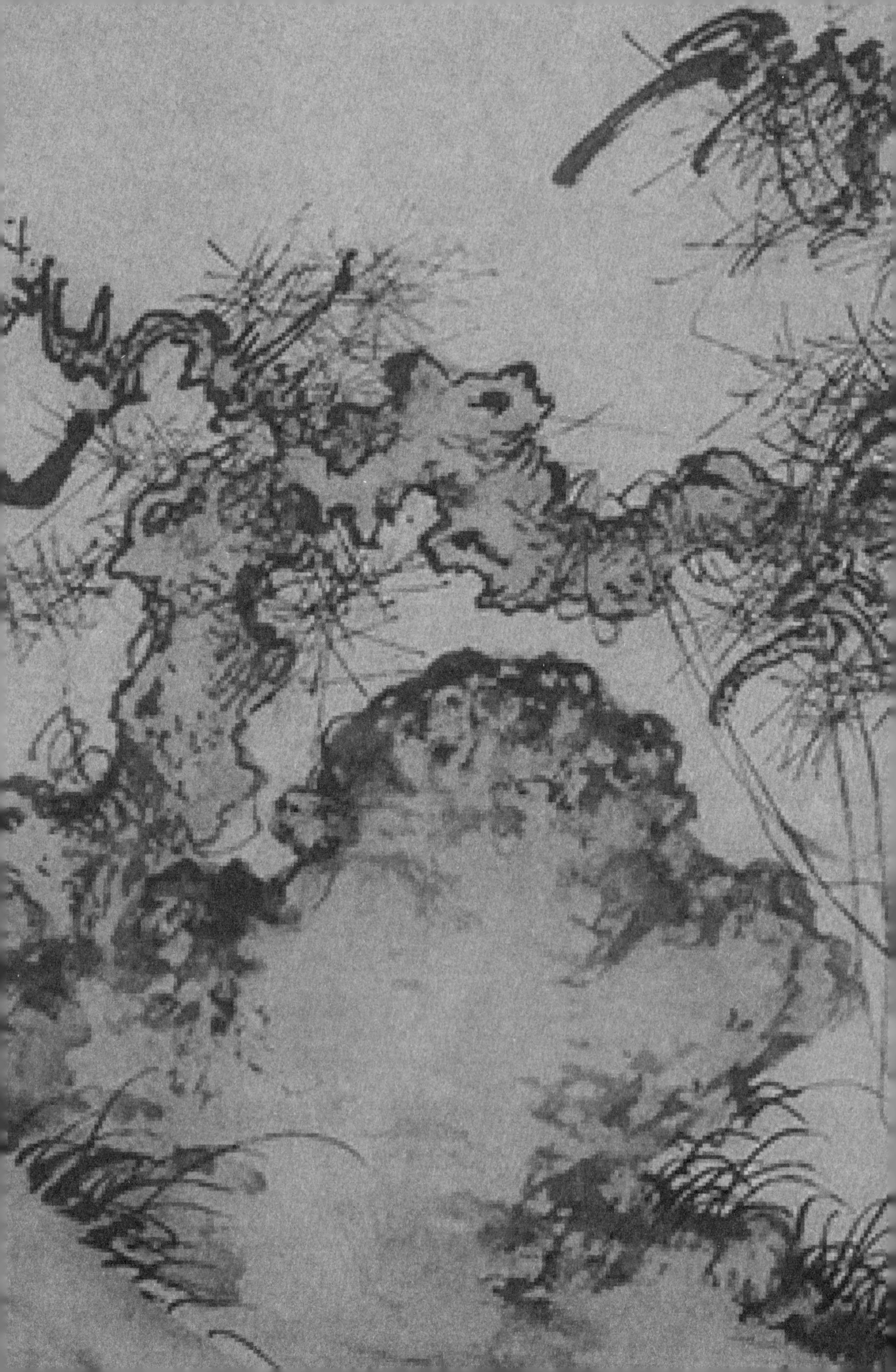

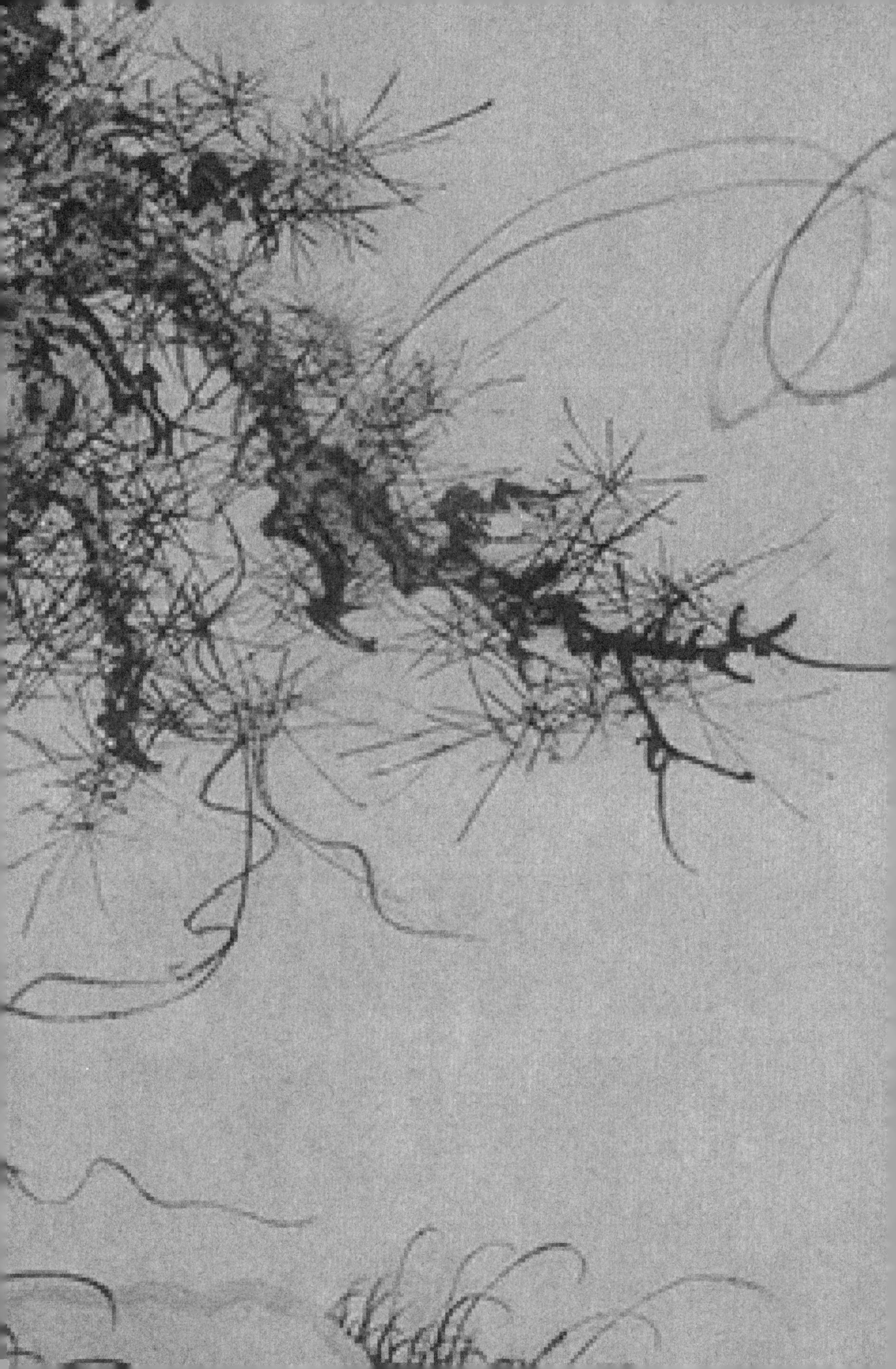

孔子・八不食——九思养生

一

食饐而餲，鱼馁而肉败，不食；

色恶，不食；

臭恶，不食；

失饪，不食；

不时，不食；

割不正，不食；

不得其酱，不食；

沽酒市脯，不食。

二

视思明，听思聪，色思温，貌思恭，

言思忠，事思敬，疑思问，忿思难，见德思义。

荀子·治气养心术

血气刚正，则柔之以调和；

知虑渐深，则一之以易良；

勇胆猛戾，则辅之以道顺；

齐给便利，则节之以动止；

狭隘褊小，则廓之以广大；

卑湿、重迟、贪利，则抗之以高志；

庸众驽散，则劫之以师友；

怠慢僄弃，则炤之以祸灾；

愚款端悫，则合之以礼乐，通之以思索。

凡治气养心之术，莫径由礼，

莫要得师，莫神一好。

夫是之谓治气养心之术也。

陈抟·对御歌

臣爱睡，

臣爱睡，

不配毡，

不盖被，

片石枕头，

蓑衣铺地。

震雷擎电鬼神惊，

臣当其时正酣睡。

闭思张良，

闷想范蠡，

说其孟德，

休言刘备，

三四君子，只是争些闲气。

怎如臣，向青山顶上， 白去堆里，

展开眉头，解放肚皮，且一觉睡。

管甚玉兔东升，红轮西坠。

邵雍·伊川击壤集

人生一世吟

前有亿万年，后有亿万世；

中间一百年，做得几何事；

又况人之寿，几人能百岁；

如何不喜欢，强自生憔悴。

百病吟

百病起于情，情轻病亦轻；

可能无系累，却是有依凭；

火月千山静，春华万木荣；

若论真事业，人力莫经营。

吕坤・养之诀

流水之声可以养耳，

青禾绿草可以养目，

卖书识理可以养心，

弹琴学字可以养指，

逍遥杖履可以养足，

静坐调息可以养气。

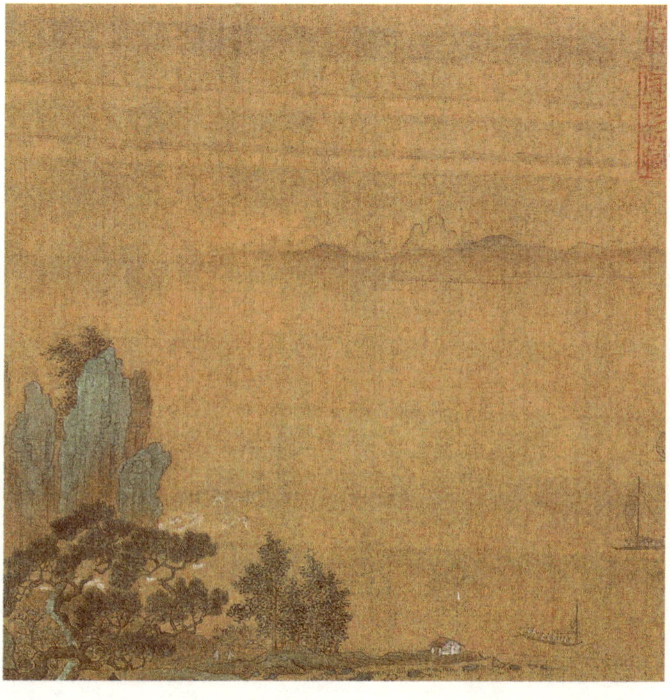

吕洞宾·大觉歌

鼾鼾睡，鼾鼾睡，尘世之中人人醉；
醉里不知天地宽，昏昏醒醒只不遂；
黄金累累腰下系，犹说当前不如意；
战名争利何日既，劳苦终身难自计；
我在深山整日寐，哪管人间争战会；
不强求，不越位，白云高臣饶滋味；
阊门内外有消息，天南地北无穷戏；
只要识得出处义，且去，且去，
归到终南还自睡。

文同・东丘老人

东丘老人眉有毫，皮肉光润牙齿牢；
自云新年九十九，须发白者无一毛；
问之吾术本无有，咽津纳息徒嘈嘻；
莫将元气佐喜怒，自然所得春秋高；
吾尝行之五十载，此事至易曾不劳；
饮之以酒谢便去，手足轻利如猿猱；
尝闻唐人柳公度，八十许岁精力豪；
其言与人亦如此，老人无乃斯人曹。

张公·百忍歌

百忍歌，歌百忍；

忍是大人之气量，

忍是君子之根本；

能忍夏不热，能忍冬不冷；

能忍贫亦乐，能忍寿亦永；

贵不忍则倾，富不忍则损；

不忍小事变大事，不忍善事终成恨；

父子不忍失慈孝，兄弟不忍爱敬丢；

朋友不忍失义气，夫妇不忍多争竞；

刘伶败了名，只为酒不忍；

陈灵灭了国，只为色不忍；

石崇破了家，只为财不忍；

项羽送了命，只为气不忍；

古今多病身，多是不知忍；

古来长寿人，谁个不是忍！

李庆远·长生不老诀

长生之术，其道有十：曰打坐，降心，炼性，超界，敬信，断缘，收心，简事，真观，泰定。

能解此十道，始足于言延龄；得此十道之精微，始足于言长生；却病延年之法，返老还童之机，皆系于是。

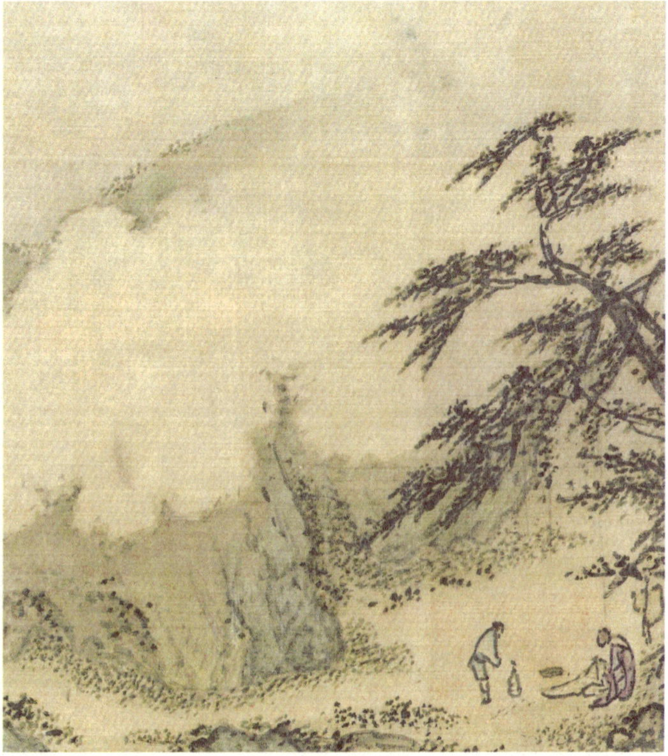

郑集·生死辩

有生即有死，生死自然律；

彭古八百秋，蜉蝣仅朝夕；

寿夭虽各殊，其死则为一；

造物巧安排，人无能为力；

勿求长生草，世无不死药；

只应慎保健，摄生戒偏激；

欲寡神自舒，心宽体常适；

劳逸应适度，尤宜慎饮食；

小病早求医，大病少焦急；

来之即安之，自强应勿息；

皈依自然律，天年当可必。

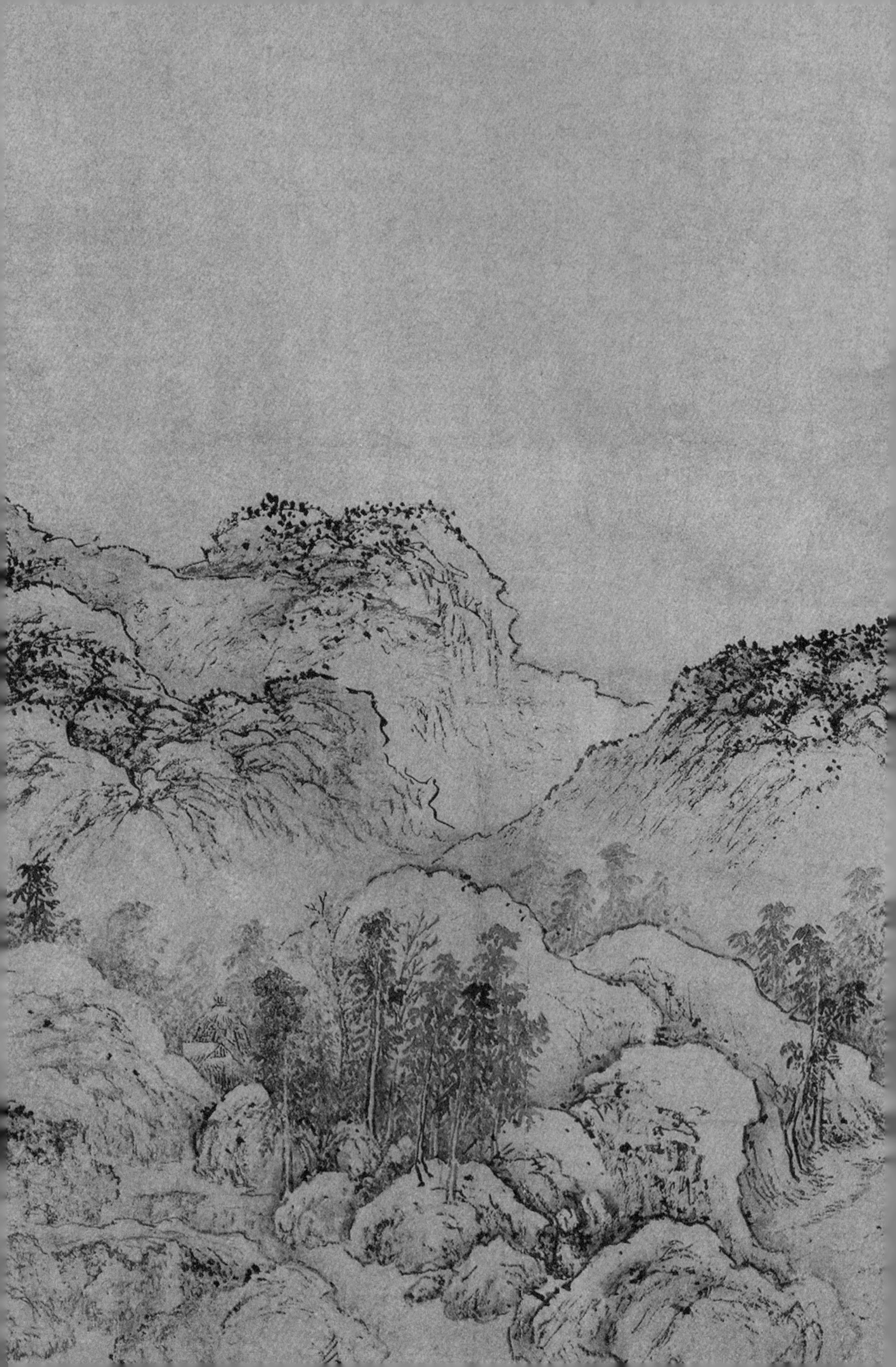

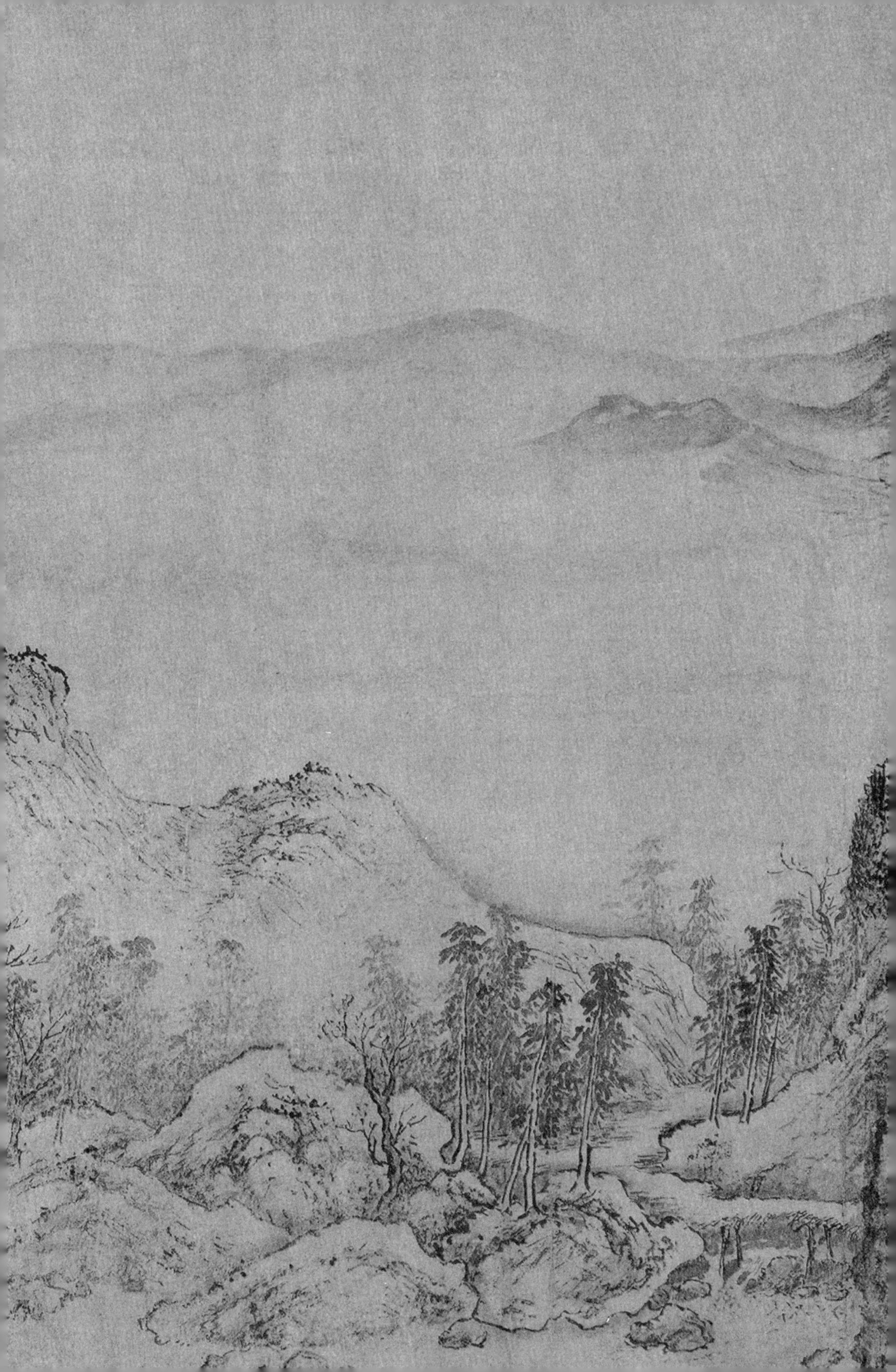

陆游·养生论（一）

一梳头

觉来忽见天窗白，短发萧萧起自梳。

客稀门每闭，意闷重梳头。

二洗脚

老人不重复农桑，

点数鸡豚亦未忘，

洗脚上床真一快，

稚孙渐长解烧汤。

三扫地

一帚常在傍，有暇即扫地。

既省课童奴，亦以平血气。

四闲嬉

整书拂兀当闲嬉，时取曾孙竹马骑。

故放小劳君会否，户枢流水即吾师。

陆游·养生论（二）

休息，取调节气血，不必成寐；

读书，取畅适灵性，不必尽卷；

饮食，取少饱则止，不必尽器。

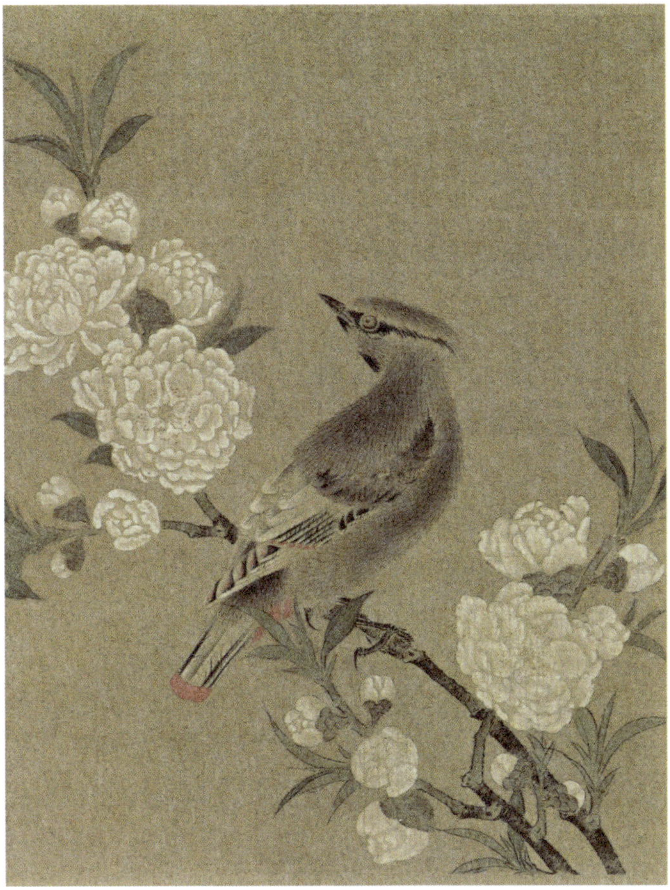

汤传楹・心念

吾辈不可不存时时可死之心，

不可不行步步求生之事。

存心时时可死，

则身轻而道念自生；

行事步步求生，

性善而自有善报。

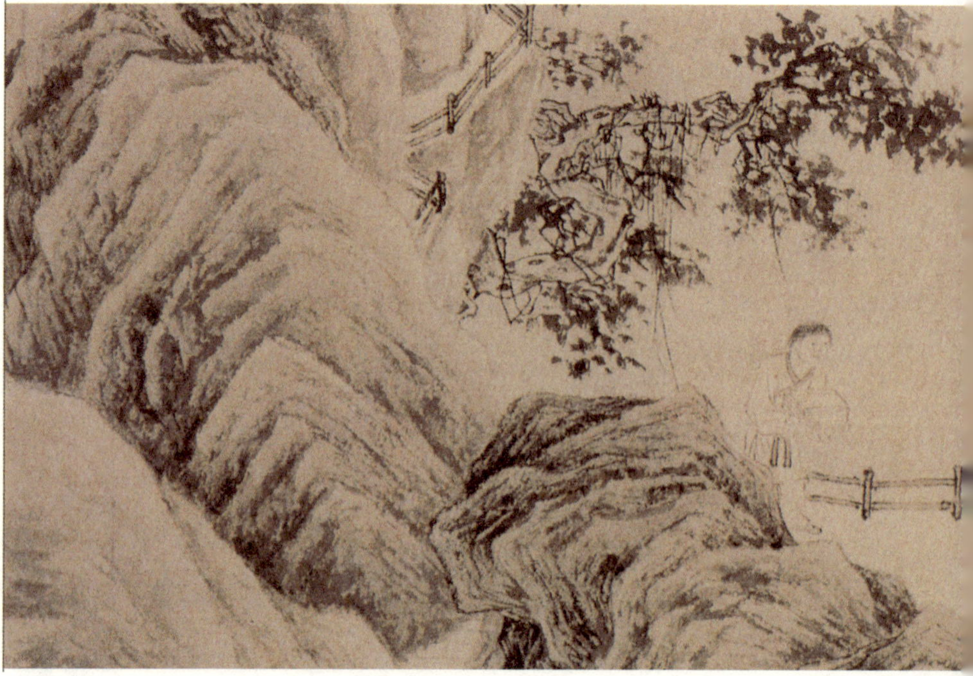

周守忠·养生五知

知喜怒之损性，帮豁情以宽心；

知思虑之消神，故损情而内守；

知语烦之侵气，故闭口而妄言；

知哀乐之损寿，故抑之而不有；

知情欲之窃命，故忍之而不为。

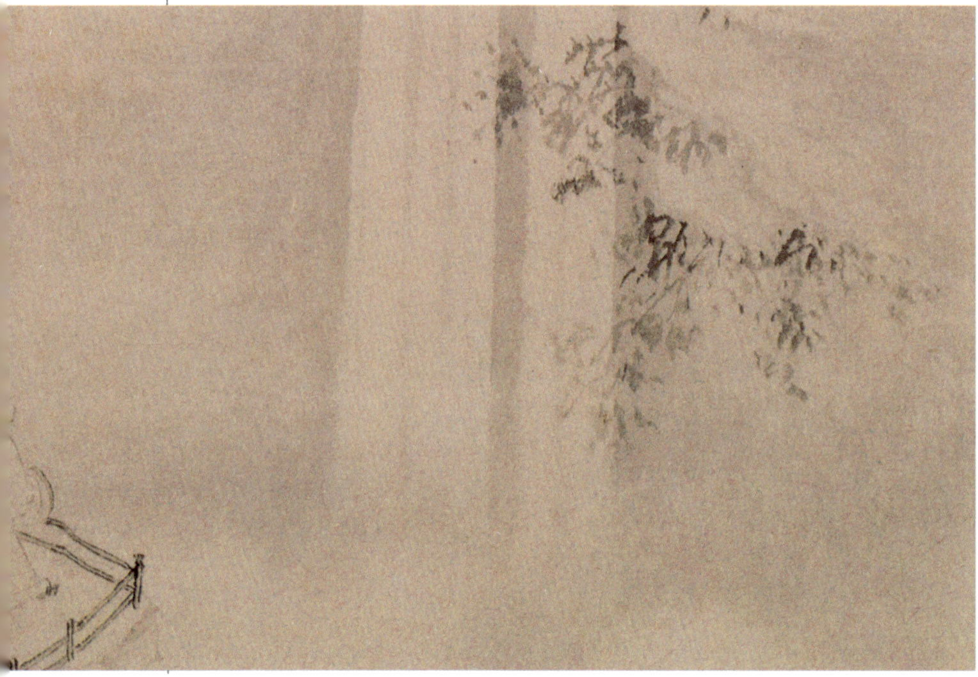

龚居中·至宝歌

我施有思不求他报，他结有怨不与他交；

这个中间宽了多少怀抱。

忍不住时着力再忍，受不得处而机且受；

这个中间除了多少烦恼。

静下，乙戒得忿怒，薄世味远得嗜欲；

这个中间养了多少精神。

既不作俑亦不好事，既不损人亦不利己；

这个中间消了多少灾险。

龚居中·忍字歌

能忍贫而乐，能忍寿而永，

不忍贵则倾，不忍富则窘；

不忍小事变为大，不忍善性则凶狠；

忍字可以作至基，忍字可以为善本；

忍字可以服蛮顽，忍字可以制强硬；

如金忍炼精益精，如松忍寒劲益劲；

如海忍污深益深，如山忍垢峻益峻；

莫嫌忍为心上忍，一忍七情皆中和；

再忍五福皆成真，忍到百忍全是春。

龚居中·养生劝世文

粗衣淡饭足矣，村民陋巷何妨，

谨言慎行礼从常，反复人心难题；

骄奢起而败坏，勤俭守而荣昌，

凡事有成有败，任他谁弱谁强，

身安饱暖足家常，富贵贫贱天降；

得意浓时便罢，爱恩深处休忘。

龚居中·率真铭

吾斋之中，勿尚虚礼，

不迎客来，不送客去；

宾主相忘，座到无序，

有茶且饮，无茶莫罪；

闲读古今，静玩山水，

勿论是非，勿言官事；

得往坐卧，以造幽趣，

道义之交，如斯而已。

洪昭光·健康快乐100岁

早起早睡，长命百岁，

迟睡迟起，强拉眼皮；

起床三个半分钟：

在床先躺半分钟，

在床静坐半分钟，

两腿下垂在床沿，

又等它半分钟；

每天运动三个半小时：

早晨锻炼半小时，

中午午休半小时，

傍晚散步半小时。

张君宝·长生诀

天机不肯轻轻泄，墟龛当今欠猛烈；

千磨万难费辛勤，吾今传与天地脉；

皇帝寻我问金丹，祖师留下长生诀；

长生之诀诀何如？道充德盛即良图；

节欲澄心淡神虑，神仙那有异功夫。

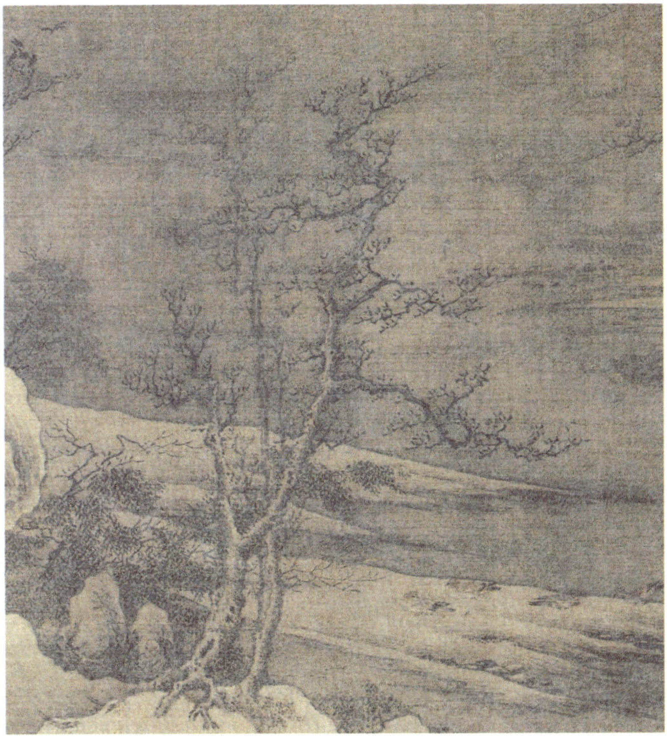

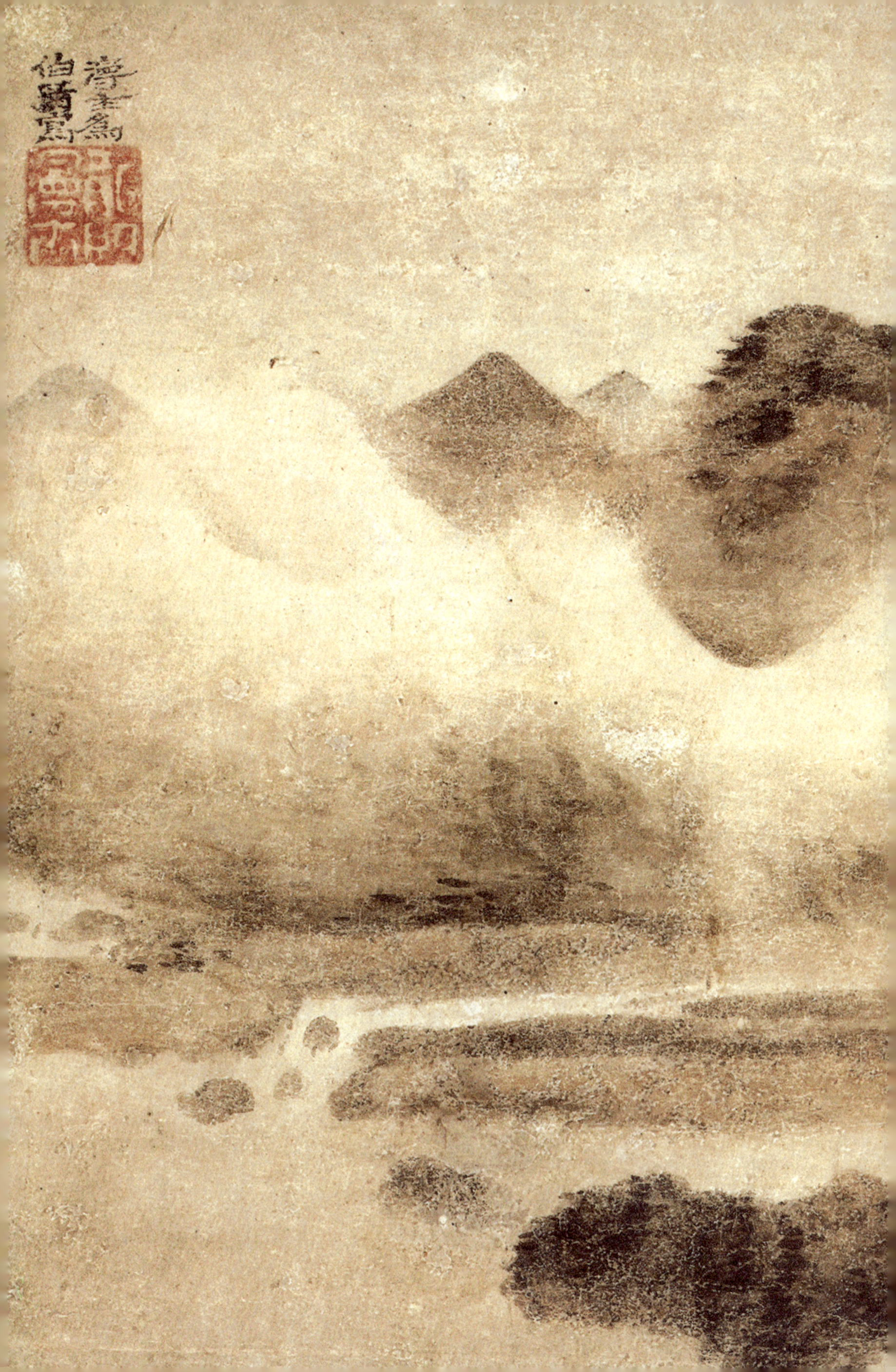
濟老為
伯翁寫

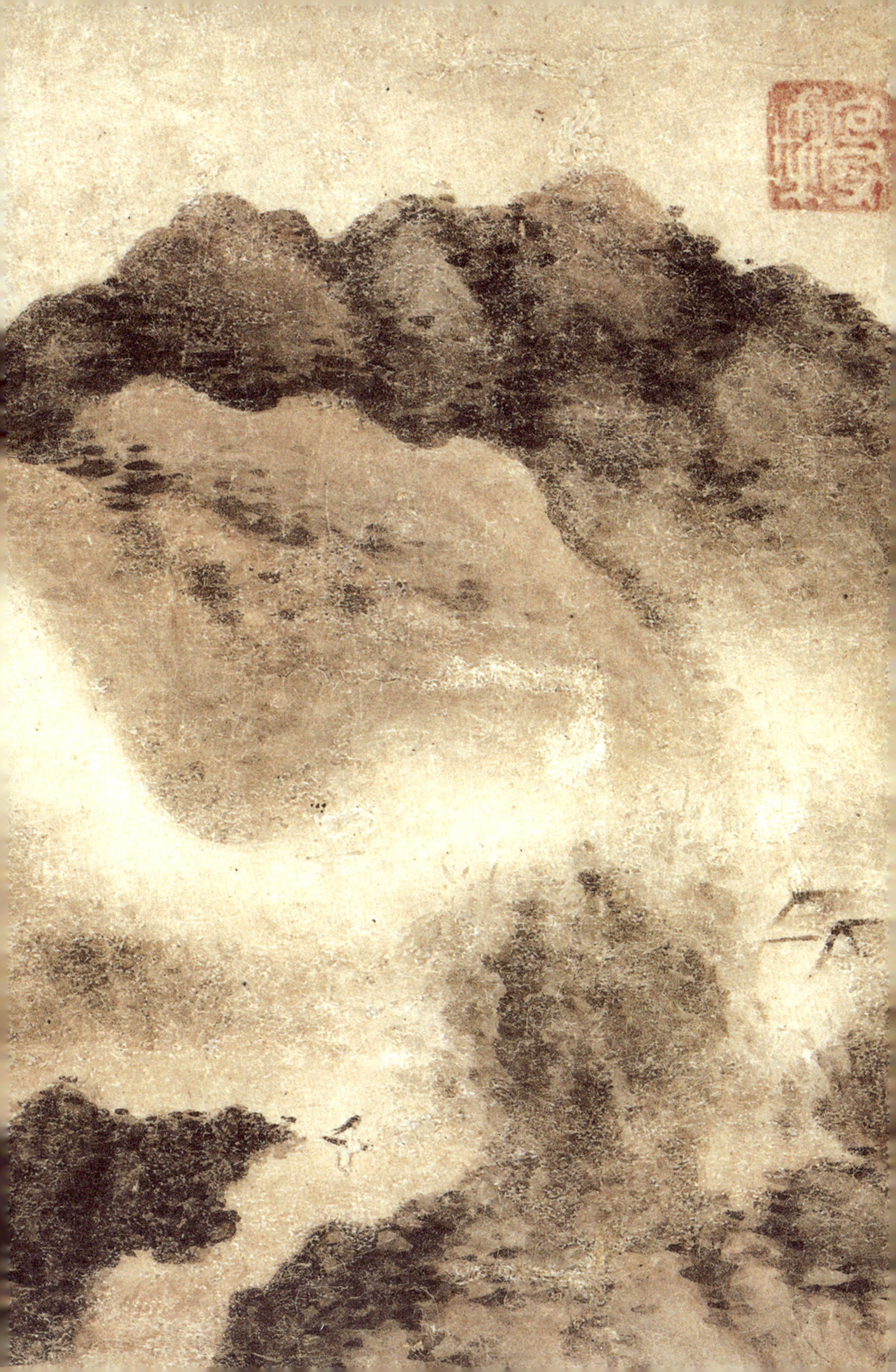

关汉卿 · 快活歌

适意行，安心坐。

渴时饮，饥时餐，醉时歌。

来时，就向绿荫卧。

日月长，天地阔。

南母耕，东山卧。

世态人情经历多，

闲将往事思量过，

贤的是他，愚的是我。

唐寅·养生说

年逾花甲官事休，蛰居斗室度清悠；
谁知竟无桃源地，总有是非惹人愁。
人事纷纭古今有，家族和睦乐追求；
劝君学得开心术，难得糊涂解怨忧。

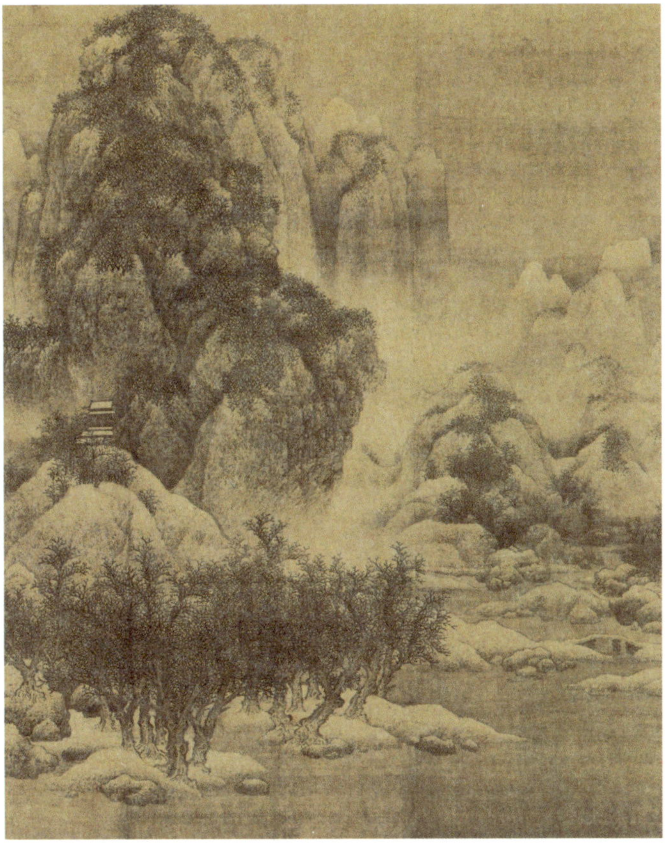

唐寅·一世歌

人生七十古来稀，前除幼年后除老。
中间光景不多时，又有炎霜与烦恼。
过了中秋月不明，过了清明花不好。
花前月下且高歌，急需满把金樽倒。
世上钱多赚不尽，朝里官多做不了。
官大钱多心转忧，落得自家头白早。
春夏秋冬捻指间，钟送黄昏鸡报晓。
请君细点眼前人，一年一度埋荒草。
草里高低多少坟，一年一半无人扫。

郑板桥·自娱养寿联

常如做客，何问康宁。但使囊中有余钱，瓮有余酿，釜有余粮，取数页赏心旧纸，放浪吟哦。兴要阔，皮要顽，五官灵动胜千官，过到六旬犹少；

定欲成仙，空生烦恼。只令耳无俗声，眼无俗物，胸无俗事，将几枝随意新花，纵横穿插。睡得迟，起得早，一日清闲似两日，算来百岁亦多。

宋湘·自娱养寿联

世事茫茫，光阴冉冉，留不住朱颜玉貌，带不去白璧黄金。富若石崇，贵若杨素，绿珠红拂今何在？劝君放下忧思，来几盘将帅车马，遇快乐时须快乐；

青山迭迭，绿水融融，走不尽楚峡秦关，填不满心潭欲海。智如周瑜，勇如项羽，乌江赤壁总成空。请子且坐片刻，听几句说今道古，得安闲处且安闲。

史震林·惜可惜事

一年有可惜事：

春不艺兰，夏不赏荷，秋不采菊，冬不寻梅。

一生有可惜事：

幼无名师，长无良友，壮无实事，老无令名。

贫贱人可惜者二：

面承唾而求利，膝生胝为求荣。

富贵人可惜者二：

临大义失于吝，荷重任败于贪。

聪明人可惜者三：

妄讥议，谓之薄；自炫耀，谓之骄；怀激愤，谓之躁。

豪侠人可惜者三：

助凶人得暴名，挥泛财得败名，纳庸客得滥名。

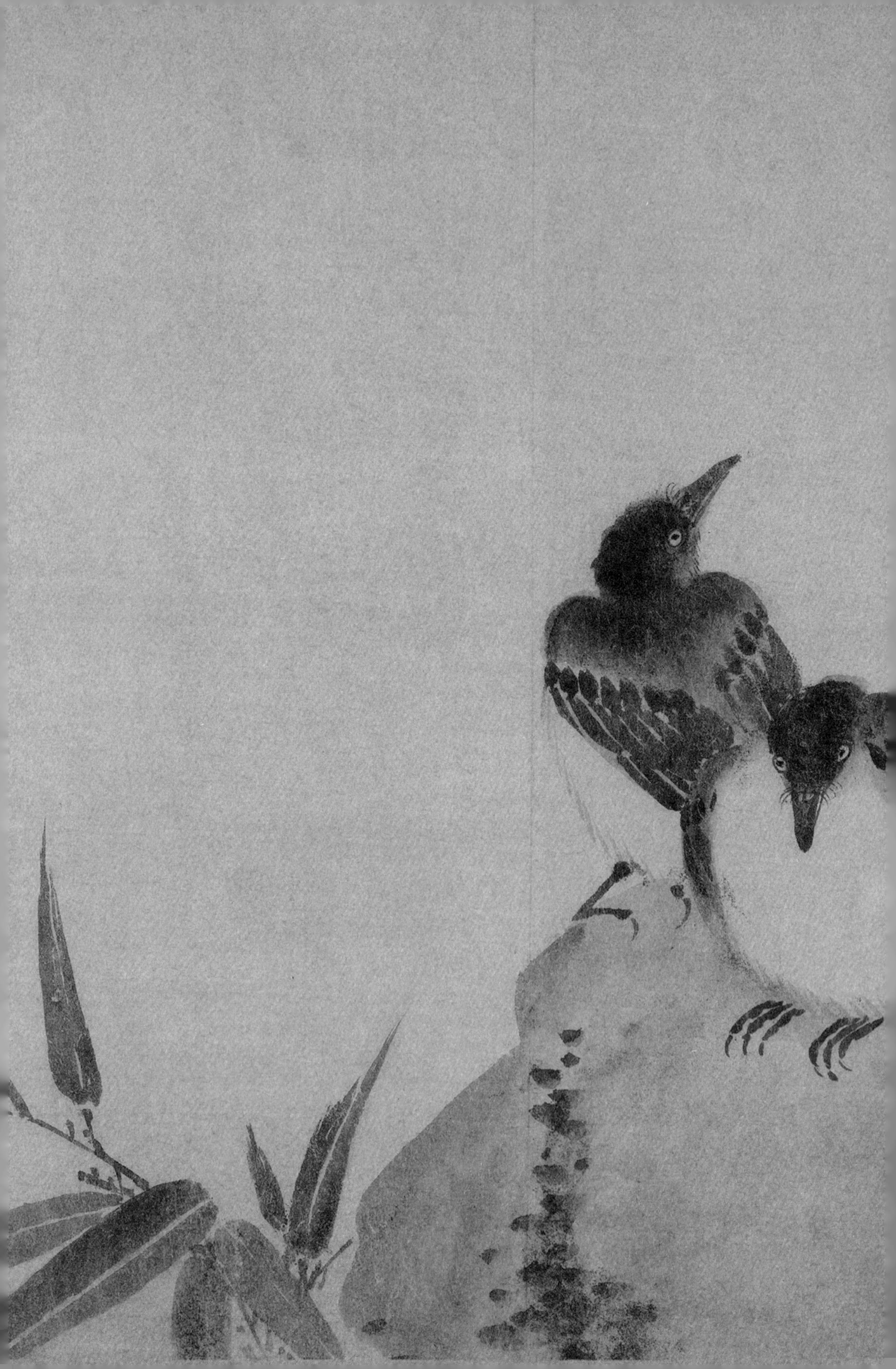

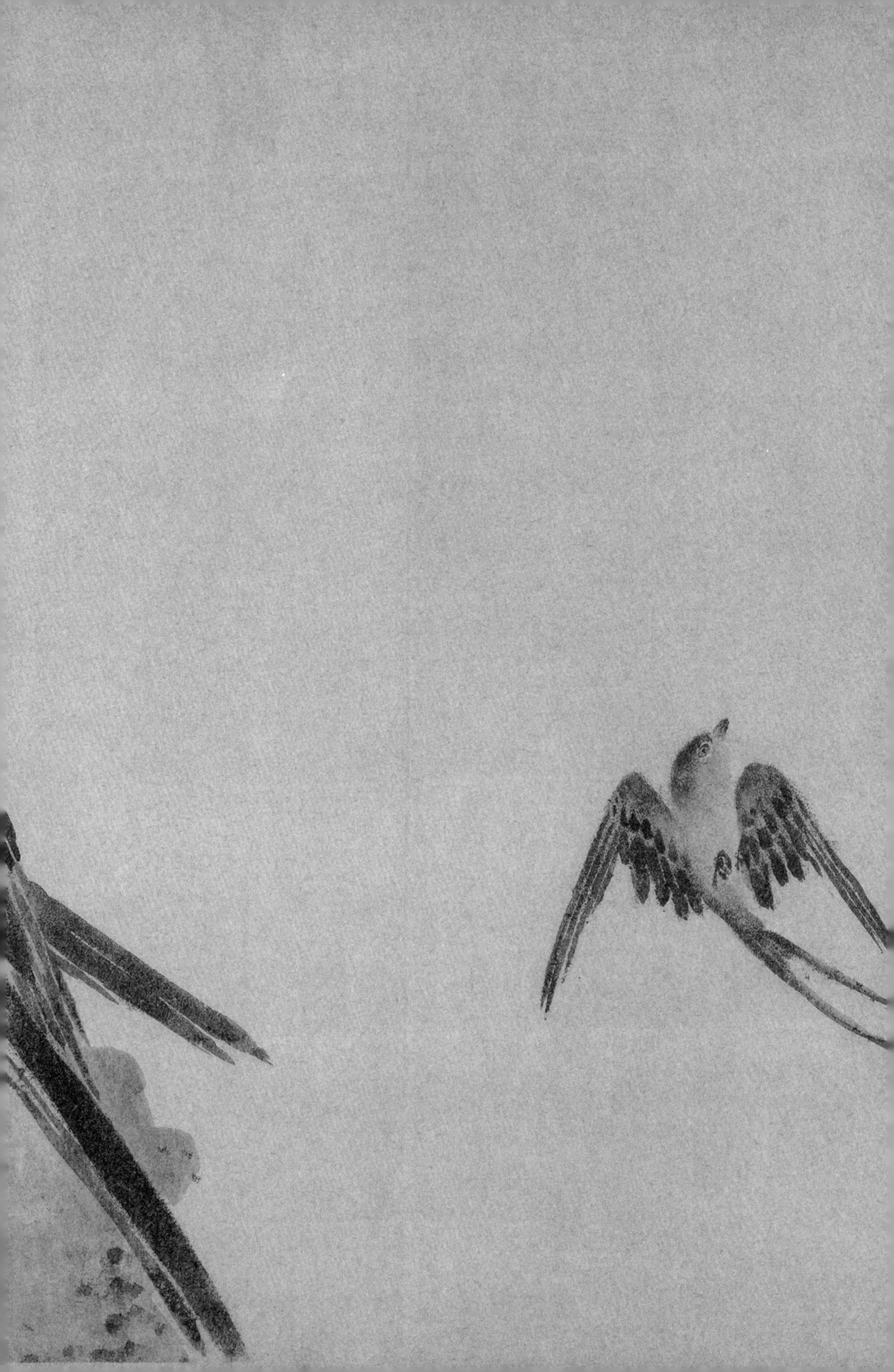

刘芳喆·拙翁庸言

热闹场中，人向前，我向后，

退让一步，缓缓再行，

则身无倾覆，安乐甚多；

是非窝里，人用口，我用耳，

忍耐几分，想想再说，

则事无差谬，祸患不及。

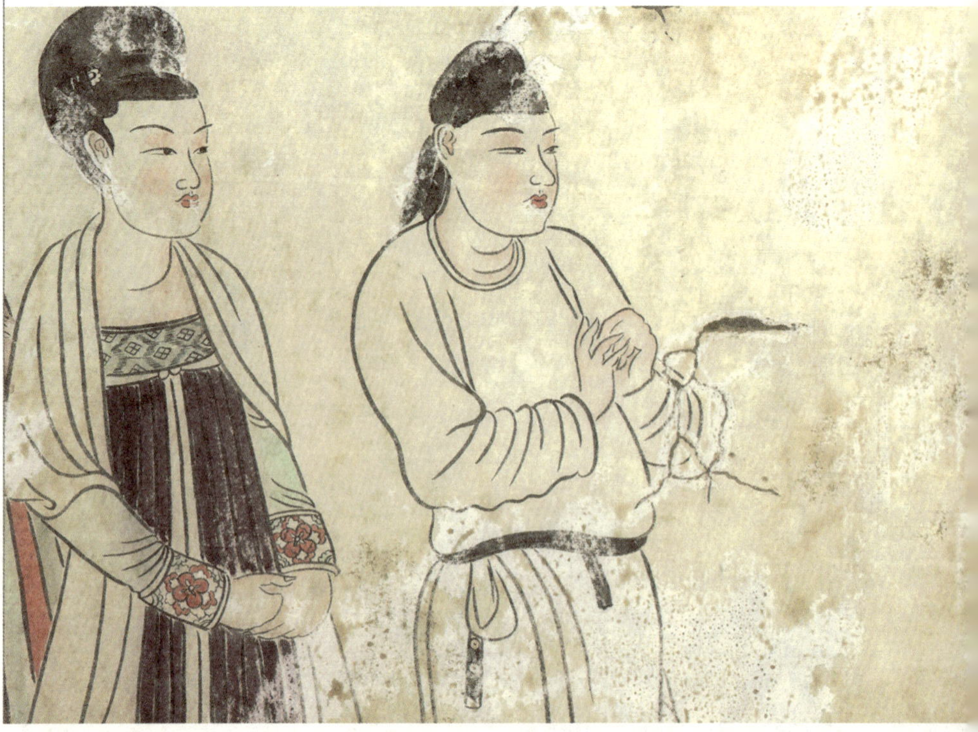

张潮·五福捧寿

有工夫读书，谓之福；

有力量济人，谓之福；

有学问著述，谓之福；

无是非到耳，谓之福；

有多闻直谅之友，谓之福。

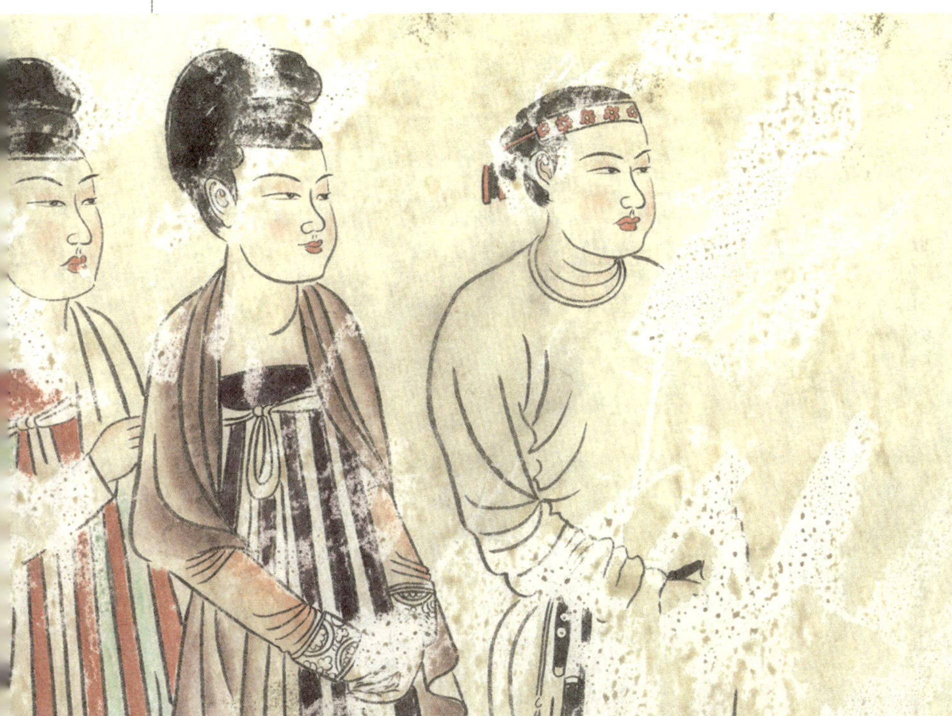

陈继儒·小窗幽记

小窗幽记一

天薄我福，吾厚吾德以迎之；

天劳我形，吾逸吾心以补之；

天厄我遇，吾亨吾道以通之。

小窗幽记二

人生待足何时足，

未老得闲始是闲。

小窗幽记三

身上无病，心上无事。

青鸟是笙歌，春花是粉黛。

吴从先·养义二则

肝胆相照，欲与天下共分秋月；

意气相许，欲与天下共坐春风。

点破无稽不根之论，只须冷语半言。

看透阴阳颠倒之行，唯此冷眼一双。

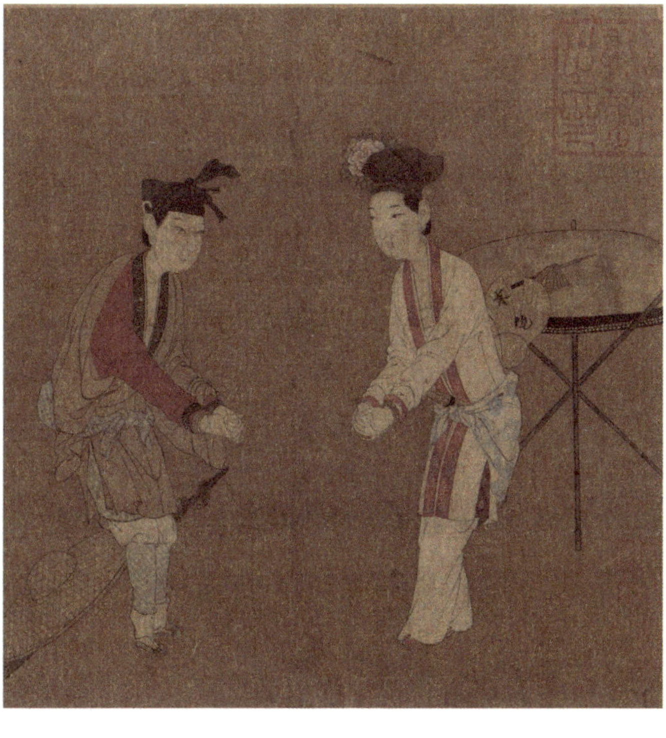

袁枚・喜老

嫫母不知丑，西施不知好。

我亦将毋同，八十不知老。

宴客必张灯，吟诗尚留稿。

或栽雨后花，或铲风中草。

一起百事生，一眠万事了。

眠起即轮回，无喜亦无恼。

何物是真吾？身在即为宝。

就便再龙钟，凭人去笑倒。

试问北邙山，年少埋多少！

沈复·安心诗

我有灵丹一小锭，能医四海群迷病。
些儿吞下体安然，管取延年兼接命。
安心心法有谁知，却把无形妙药医。
医得此心能不病，翻身跳入太虚时。
念杂由来业障多，憧憧扰扰竟如何？
驱魔自有玄微诀，引入尧夫安乐窝。
人有二心方显念，念无二心始为人。

人心无二浑无念，念绝悠然见太清。
这也了时那也了，纷纷攘攘皆分晓。
云开万里见清光，明月一轮圆皎皎。
四海遨游养浩然，心连碧水水连天。
津头自有渔郎问，洞里桃花日日鲜。

王之春・养静箴言

天地间真滋味，

唯静者能尝得出；

天地间真机栝，

唯静者能看得透。

自处超然，处人霭然；

无事澄然，有事斩然；

得意淡然，失意泰然；

意粗性躁，一事无成；

心平气和，千祥骈集。

洒脱，是养心第一法；

谦退，是保身第一法；

安静，是处事第一法；

涵容，是待人第一法。

王之春·养静箴言

有才而性缓，定属大才；

有勇而气和，斯为大勇；

有作用者，气宇定是不凡；

有受用者，才情泱然不露。

以和气迎人，则乖诊灭；以正气接物，则妖氛清；

以浩气临事，则疑畏释；以静气养身，则梦寐恬。

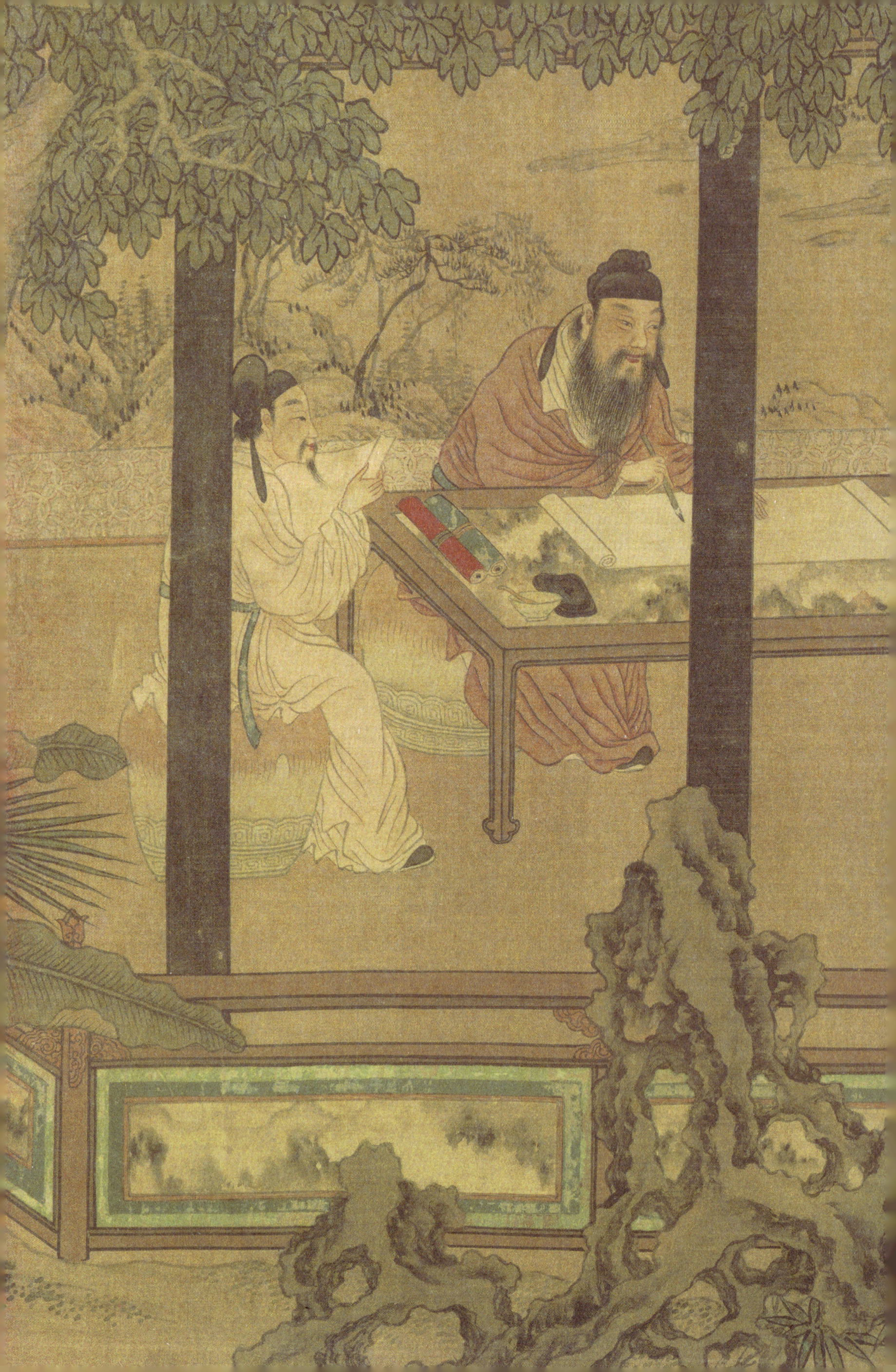

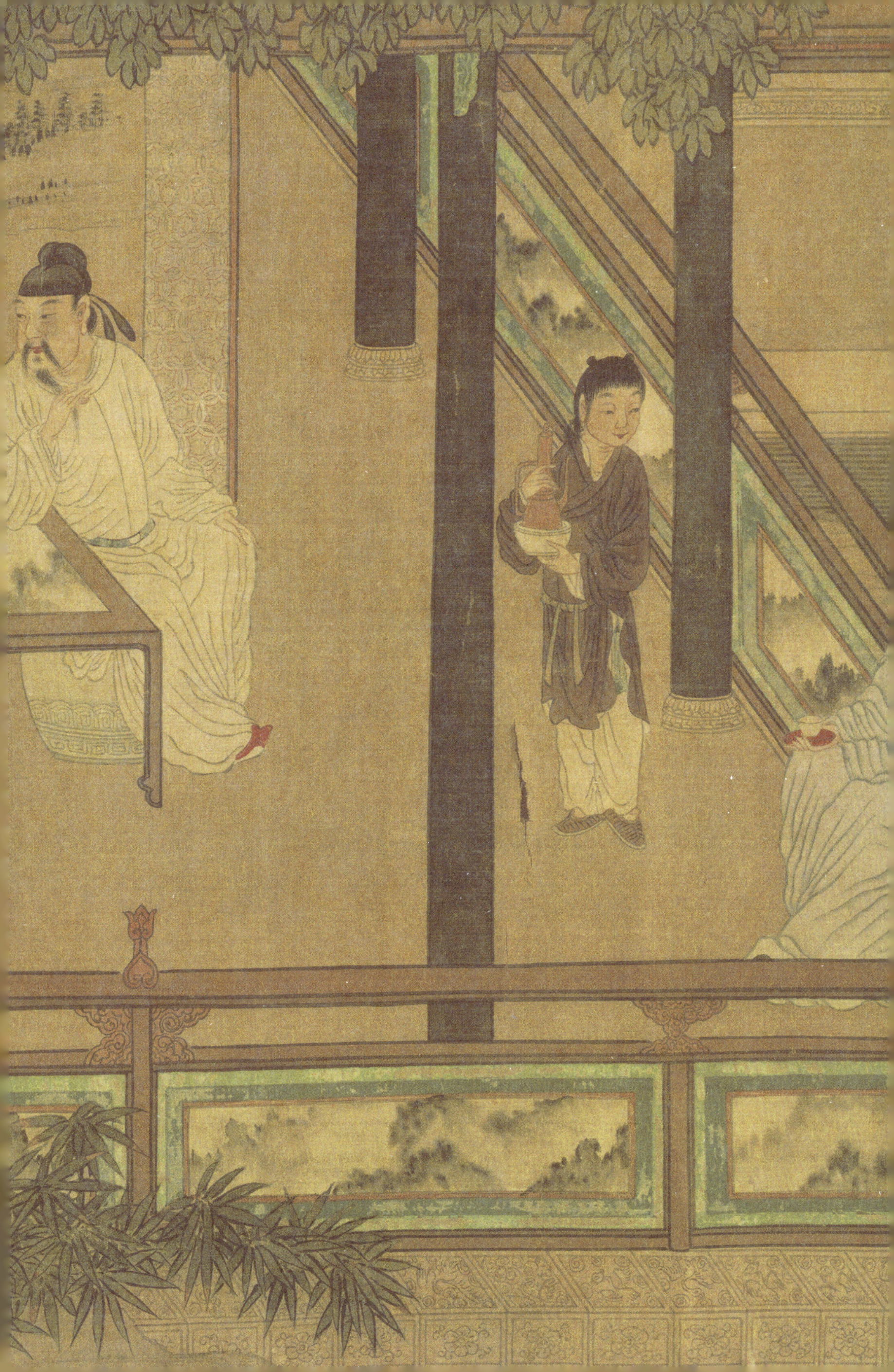

王之春·四观四看

观操守，在利害时；
观度量，在喜怒时；

观存养，在纷华时；
观镇定，在震惊时。

大事难事，看担当；
逆境顺境，看襟度；
临喜临怒，看涵养；
群行群止，看识见。

李鹏飞·损目诸因

生食五辛，接热食饮；

极目远视，夜读注疏；

久居烟火，博奕不休；

饮酒不已，热餐面食；

抄写多年，雕镂细巧；

房室不节，泣泪过多；

月下观书，夜视星斗；

刺头出血多，日没后读书数卷；

日月轮看，极目瞻视；

山川草木，驰骋田猎；

冒涉风霜，迎风追兽；

日夜不息，皆丧明之由，慎之。

石成金·养生镜

莫要恼，莫要恼，烦恼之人容易老；
世间万事怎么全，可叹痴人愁不了；
任你富贵与王候，年年处处埋荒草；
放着快活不会享，何苦自己寻烦恼；
莫要恼，莫要恼，明日阴晴尚难保；
双亲膝下俱承欢，一家大小都和好；
粗布衣，菜饭饱，这个快活哪里讨；
富贵荣华眼前花，何苦自己讨烦恼。

马齐·养生秘旨·却病十法

静坐观空，觉四大原从假合，一也；

烦恼现前，以死譬之，二也；

常将不如吾者，强自宽解，三也；

造物劳我以形，遇病稍闲，反生庆幸，四也；

宿业现逢，不可逃避，欢喜领受，五也；

家室和睦，无交谪之言，六也；

众生各有病根，常自观察克治，七也；

风露谨防，嗜欲淡泊，八也；

饮食宁节毋多，起居务适毋强，九也；

觅高朋亲友，讲开怀出世之谈，十也。

节房事

精者，身之本也，

众人重利，廉士重名，

贤士尚志，圣人贵精；

上士异床，下士同衾，

服药百裹，不如独卧；

树有根即荣，根绝则枯；

人有精则活，保之则寿，损之则夭；

酒是烧身硝焰，色为刮骨钢刀；

人之好色，谓之一可乐也，

不知可乐者在一时，可哭者在一世。

储养精神

谨游于房，积精为宝：

天有三宝日月星，

地有三宝水火风，

人有三宝精气神；

伤生之事非一，

好色之人难久；

过了夏至节，夫妻各自歇；

若要身体好，结婚莫要早；

想活九十九，山妻长得丑；

若要人不老，还精自补脑；

诸君莫作多情客，

自古多情损少年。

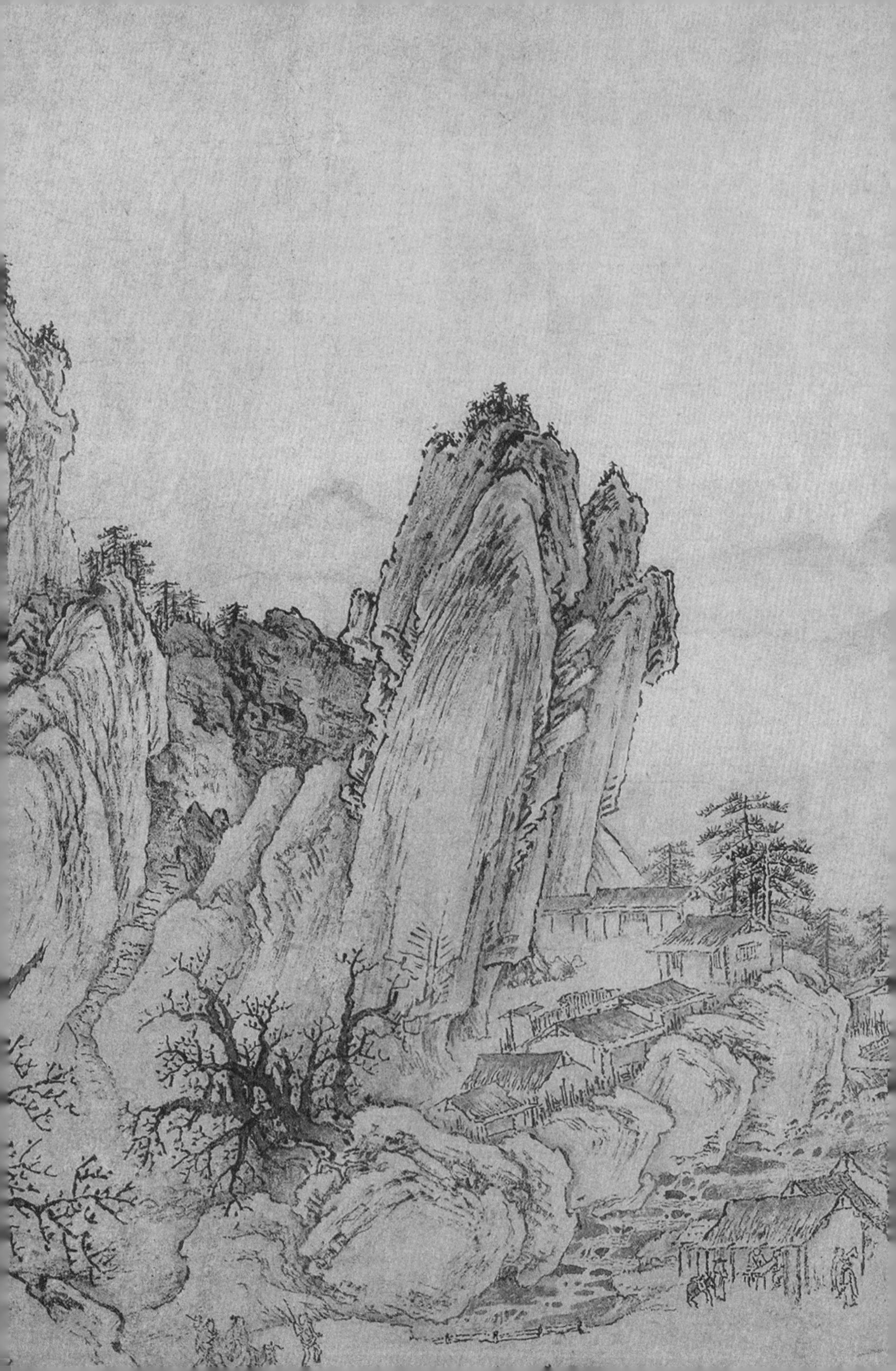

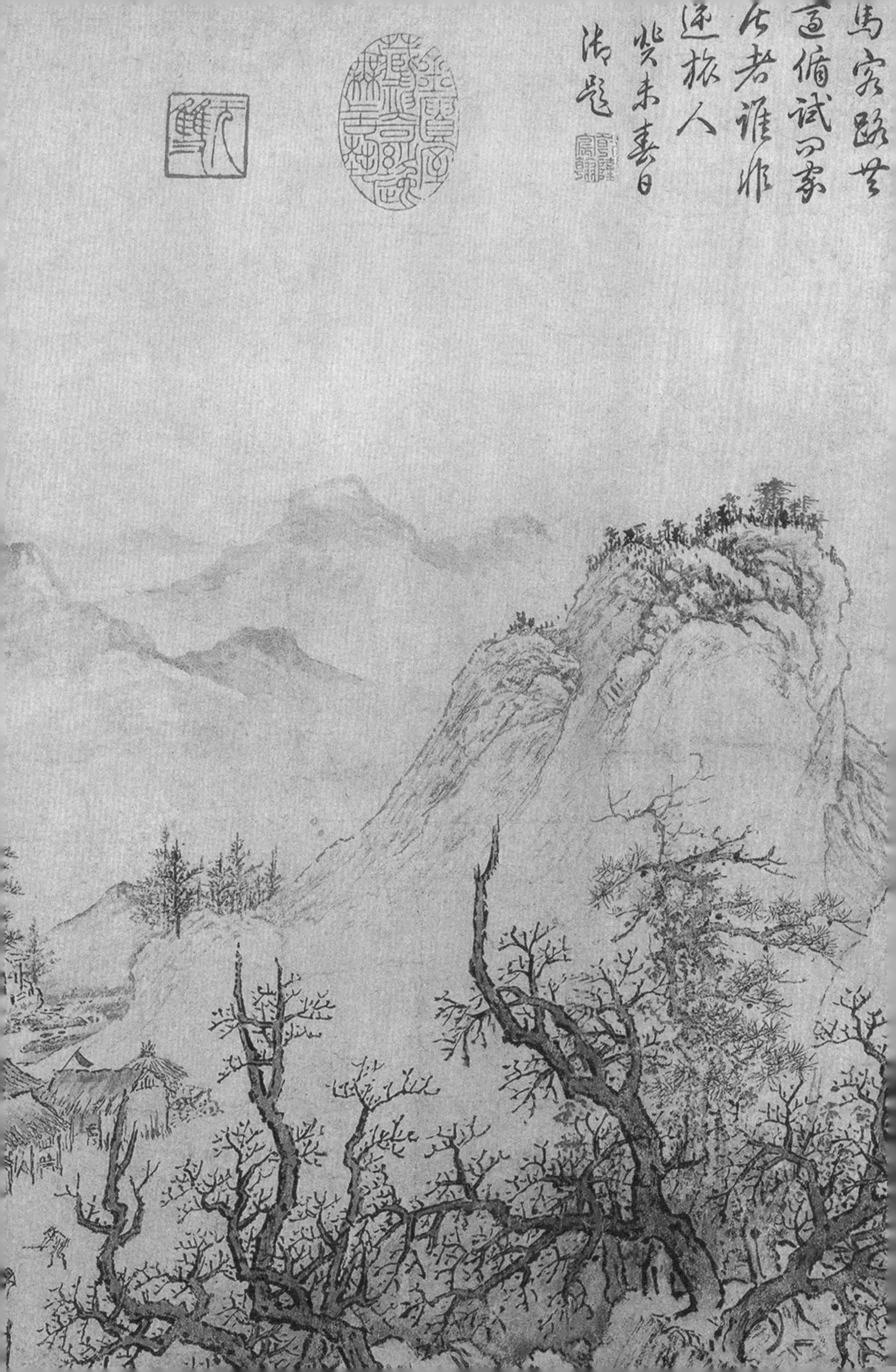

十要寿诀

一要寿，横逆之来喜忍受；

二要寿，勤俭持家常守旧；

三要寿，生平莫遣双眉皱；

四要寿，浮名莫与人争斗；

五要寿，倾吐心曲交朋友；

六要寿，不图安逸徒步走：

七要寿，欣赏风景山水游；

八要寿，心灵密闭无情窦；

九要寿，多吃果菜少吃肉；

十要寿，断酒莫令滋味厚。

戒怒歌

君不见，

大怒冲天贯斗牛，咬牙切齿争不休，

兵戈水火可不畏，暗伤性命君知否；

君不见，

西楚项羽，匹马乌江空自刎，

东吴周瑜，只因一气殒天年；

劝时人，须戒怒，纵使不平还取静；

假如一怒不忘躯，必至血衰生百病；

部知怒气伤肝胆，血气方刚宜慎之，莫待临危悔时晚。

忍耐歌

忍耐好，忍耐好，

忍耐二字当奇宝；

一朝之愤不能忍，

斗胜争强祸不少；

身家由此破，性命多难保；

让人一步又何妨，

量大福大无烦恼。

八珍养心汤方

慈爱心一片，好肚肠二寸，正气三三分，宽容四钱，

孝顺多取，老实适量，奉献不拘，不求回报。

把这八味药，放兹“宽心锅”里炒，文火慢炒，不焦不燥；

再在“公平钵”里研，细慢研磨，越细越好，

三思为末，淡泊为引，早晚分服，和气汤送下；

可净化心灵，升华人格，心平态静，健康长寿。

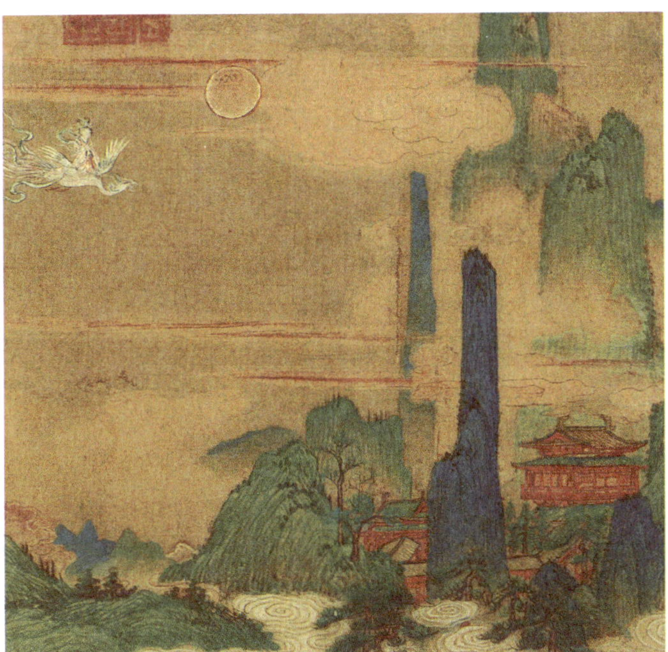

德泰堂·上寿老人养生方

昔有彭山祖，研术在草房。

岷水结庐往，风水开天窗。

德泰堂后人，慕名求寿方。

若登百岁梯，诚心拜栋梁。

高寿十老至，不吝献药方。

一叟拈须言，勿嗜烟酒糖。

二老莞尔笑，百步睡得香。

三叟频颔首，淡泊名利场。

四叟杖藜前，安步人灵光。

五老挥衣袂，田间耕种忙。

六叟运太极，气功武术张。

七老气息匀，通窗风轻扬。

八叟抚颊笑，清茶享太阳。

九老长鬓飘，作息须妥当。

十叟双眉舒，坦然不彷徨。

荣辱看淡泊，定登上寿堂。

德泰堂·知乐诀

莫羡他人生活美，善习良方永无悔。

莫叹自己命太薄，众生平等无高贵。

为非作歹实不该，多虑多愁运气霉。

行善积德福泽广，天圆地方自有规。

为人一生实不易，无病无灾无惊雷。

烦恼滋长想不开，残阳如血看余辉。

长寿本该人人享，看破红尘心不昧。

普通人行平常事，面色红润似花蕊。

后记

德泰堂长生书院

金繁荣

时维戊戌孟夏，江南草长，群莺翩飞，欣逢盛世新时代，值德泰堂百周年，鉴湖之滨绿水澄碧，会稽山下群贤毕至，几代堂主夙愿，十八载春秋耕耘，德泰堂长生书院喜落成。

人文绍兴、浙地儒风，仁而义重德行天下以赤诚；上虞刘氏，敕匾葆扬德泰堂开抒难救国而流远；浙商善贾，励精勤勉，第一代堂主刘嗣昌创立“德泰堂”字号；披荆斩棘筚路蓝缕，上虞发轫，南北货聚，泸上廊埠，中药玉器，渐成钜业隆行；然时事多蹇，遇抗日烽火，商行被付之一炬，书籍及文物均遭湮灭；于是，重回故里，仗义疏财而助邻友，百货日用兴隆，薄利多销赢得乡梓一片赞誉。新中国建设高潮，公私合营，第二代堂主刘绍恩为传薪火，延续德泰堂之堂训，“上德下德世代积德，天泰地泰三阳开泰”，直至中断。

上世纪末，幸遇改革开放之先机，第三代堂主刘煊苗，政商平步，如沐春风；重振家族之百年基业，以祖先“积跬致远，诚信为本”之族训，锐利进取，果断勇猛，壮大德泰堂之现代企业规模，在投资、地产、健康、电商、文化、农业等七大板块，千帆竞渡、百舸争流，成为一家跨地区、多产业之综合企业集团。发达未敢忘忧国，浙商儒商见淳怀。刘煊苗董事长积几十年研究长生长寿文化之功力，打造传世经典之《长生经》，搜药膳，求秘方；掘古籍，编经文，加以慈善公益，普及防灾避险之常识，研发各类文化产品，免费发送市民，藏书几十万册，打造现代文化长生园；多次在浙地选址，建造梦想中之长生书院，十年铸一剑，卧薪而发奋，投巨资，精装潢，求圣达，问乡贤；其赤子情怀凛然可见，其忠义精神于兹可察。

当今气候灾患频发，防灾减灾国家重视；每年5月12日，书院将大力宣教《平安宝典》，教市民自救一招，救人知识技能，安全防范，身体力行，制作防灾公益视频，避险演练；健康管理，知识讲座，长寿秘笈，美食药膳，防病理疗，慈爱为本，公益为先；专业图书，长生用品，各类防灾避险包、各类应急知识小册，社区市民争相传阅，养生文化活动，在此精彩上演，联合国内国际著名品牌研究机构，以国家鼎力赞助成绍兴专题旅游示范基地，新健康理念打造新文化产业，新阅读让“书香绍兴”美名扬，特色展馆成文化地标；藏经阁、越宝斋、乡贤馆、都市闲情、娱乐消费嘉惠你我，陶然增睿新梦桃源，鉴湖泠泠遗风在，书声朗朗满乾坤；乌篷船里摇出故事，长生书院再创奇迹。

赞曰：馨风朗月恒相伴，赢得豪情志作酬；百年德泰永德堂，万世太平康宁酎。

戊戌新春正月廿五写于深圳德泰堂新世界

本书出品机构·德泰堂长生书院

德泰堂长生书院是德泰堂文化与企业灵魂的核心机构，经政府民政部门依法登记的民办非企业组织，以绍兴为总部，在成都、深圳等地设有分院，以德泰堂《长生经》为核心，涵盖《长寿秘笈》与《平安宝典》两大主体，其中的安全避险教育，在2014年第三届中国公益慈善项目大赛中获得年度特别奖。长生书院，主要开展平安避险、长寿养生的知识普及宣传、教育培训、产品研发及项目推广，整合公益文化、慈善基金、公益组织等资源，做创新公益项目的领先者，国际公益的参与者。

本书策划机构·考拉看看

“考拉看看”是创生文化旗下品牌，定位为优质内容运营平台，致力于成为中国领先的内容运作商，中国财经创作与出版知名品牌。目前考拉看看已涉足企业和商业案例研究、优质内容数据挖掘与营销、品牌传播、定制书籍出版、内容运营、内容IP 孵化、培训课程开发等与优质内容相关的业务。作为中国首屈一指的定制内容运作与文化力打造品牌，考拉看看迄今已服务或研究过内容案例包括腾讯、TCL、华为等，团队核心成员已服务过200余家上市公司，同时服务过多地政府部门项目。

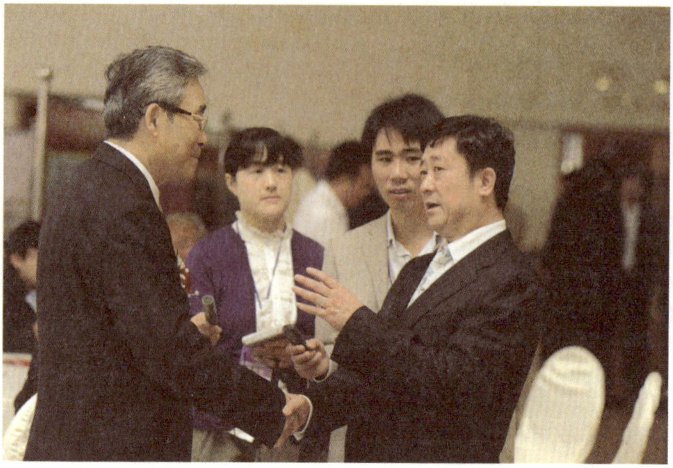

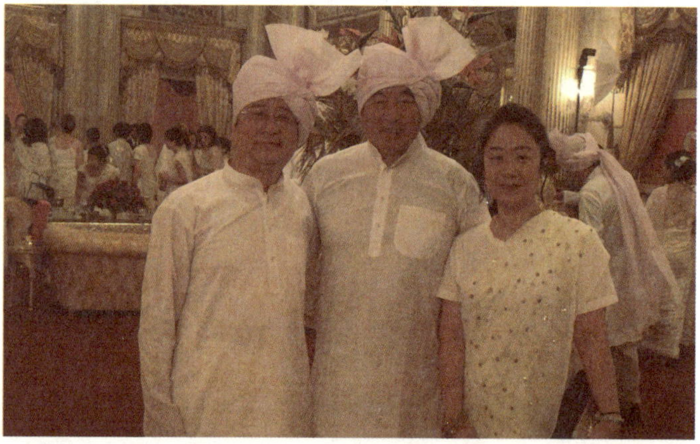

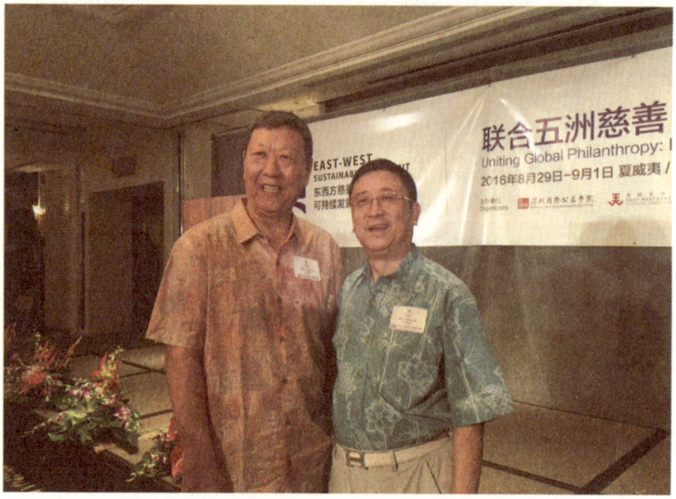

上 / 中华慈善总会会长范宝俊（左）会见作者

中 / 作者、刘侠女士与深圳国际公益学院董事局主席马蔚华在一起

下 / 作者与老牛基金董事局主席牛根生先生在一起

上 / 作者与美国华人基金会主席合影

中 / 作者与联合国教科文组织中文组干事何勇博士合影

下 / 德泰堂长生书院防灾、平安避险知识普及及技能推广荣获第三届中国公益慈善项目大赛年度特别奖

下 / 夏威夷之行，作者与王振耀院长在一起

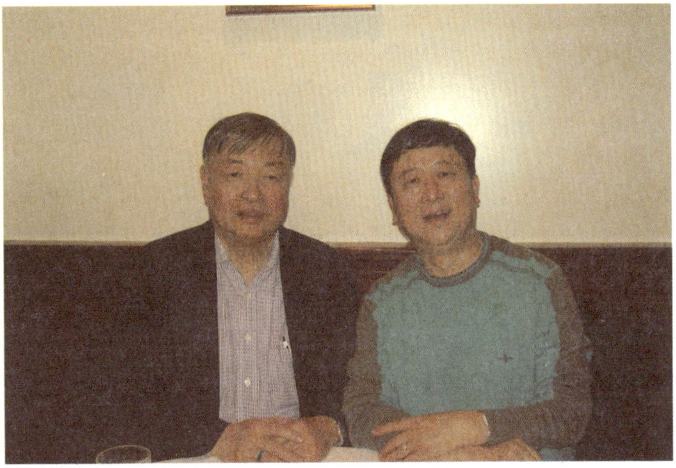

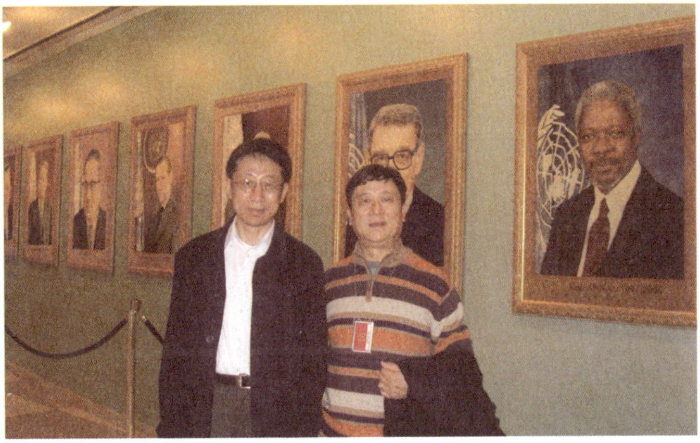

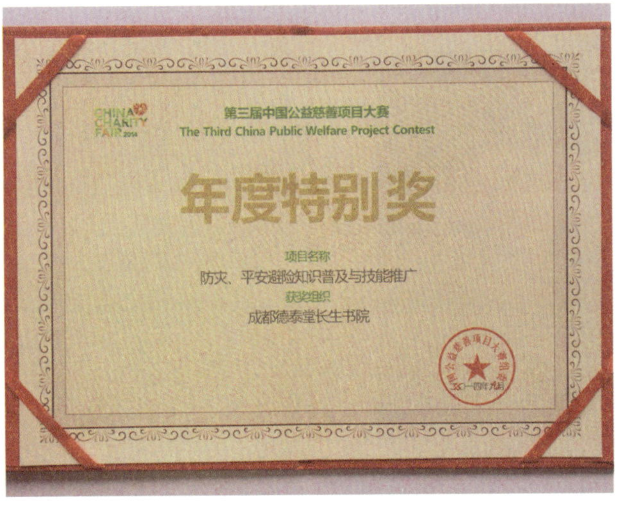

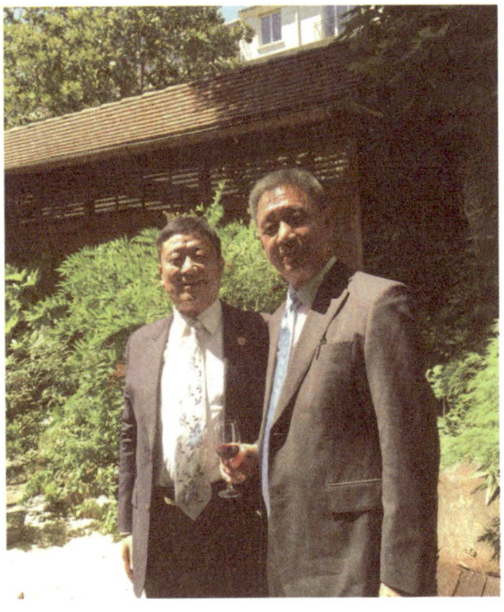

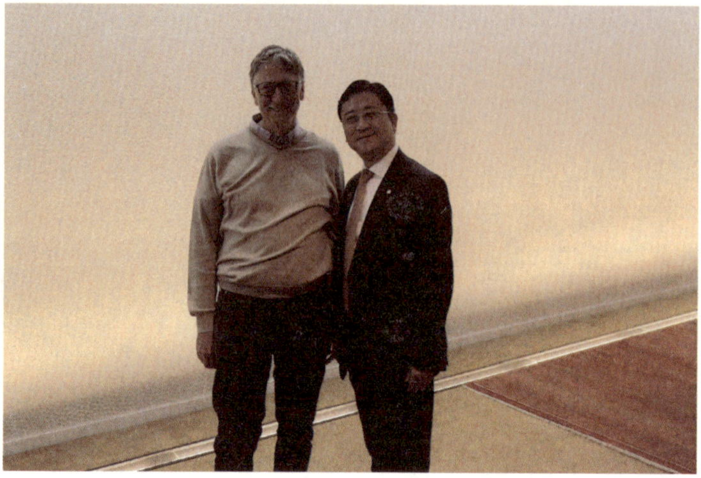

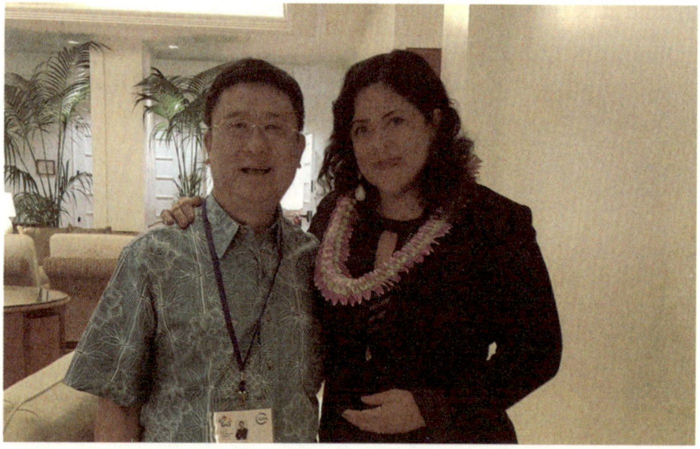

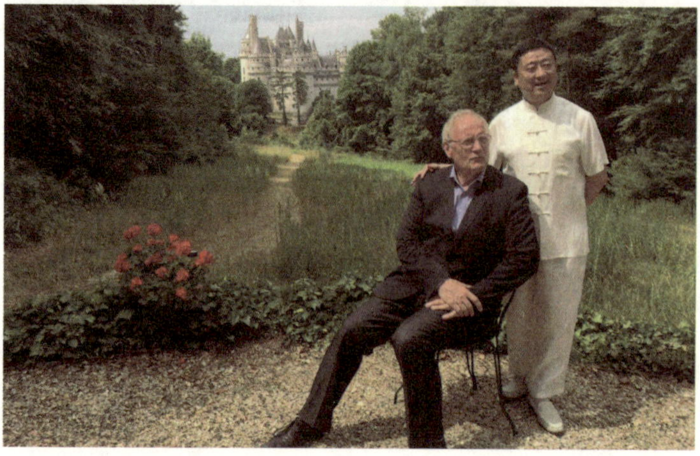

上 / 作者与世界首富比尔·盖茨在一起

中 / 作者与奥巴马妹妹在一起

下 / 作者与欧洲战略与创新学院主席、巴黎俱乐部首席创新官马克·纪杰先生合影

上 / 作者与法国老佛爷集团总裁在一起

中 / 2015 年 7 月法国之行，作者与娇兰集团第六代传人劳伦·白洛合影

下 / 作者在东西方慈善论坛上荣获“最具潜力的慈善领袖”称号

下 / 作者从美国洛克菲勒兄弟基金会总裁史蒂芬·海因茨手中接过“最具潜力慈善领袖”奖牌

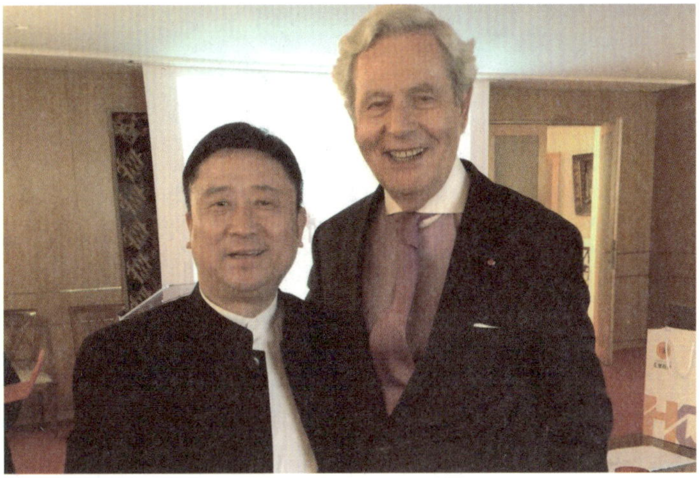

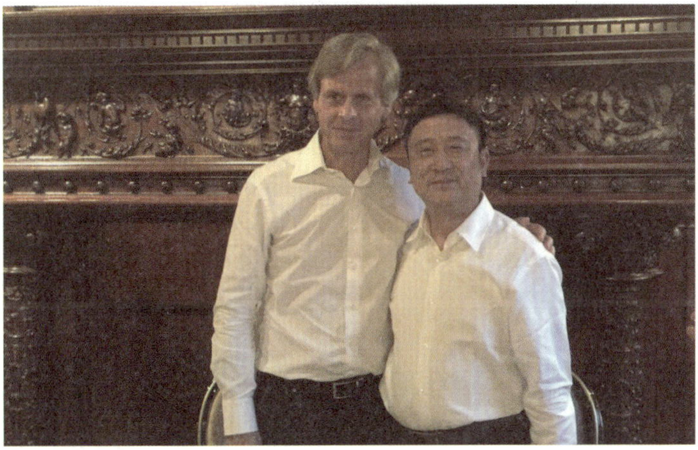

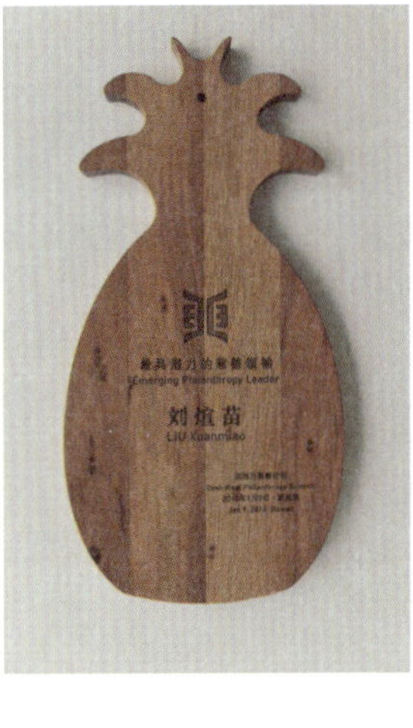

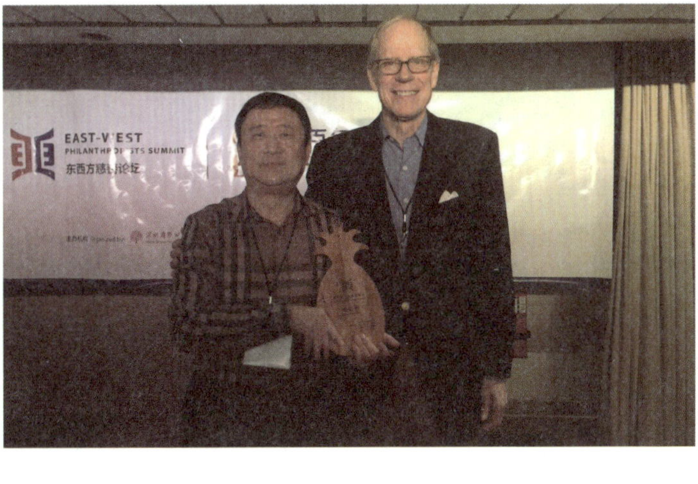

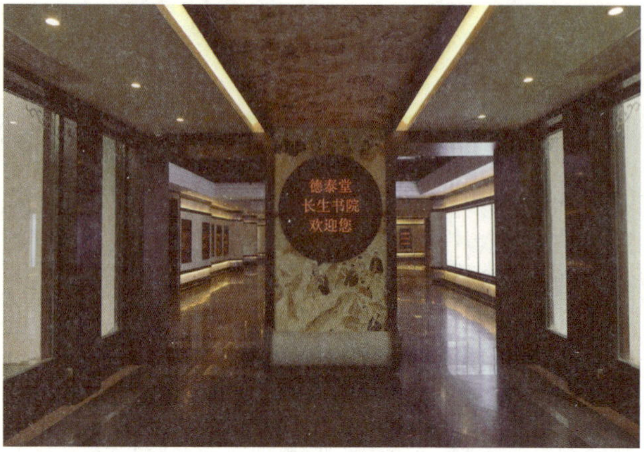

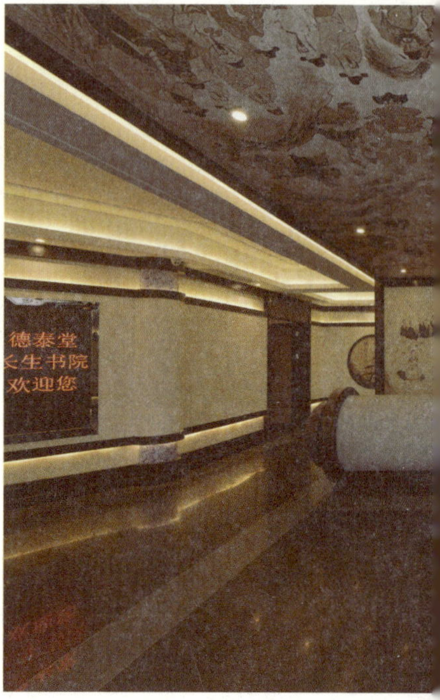

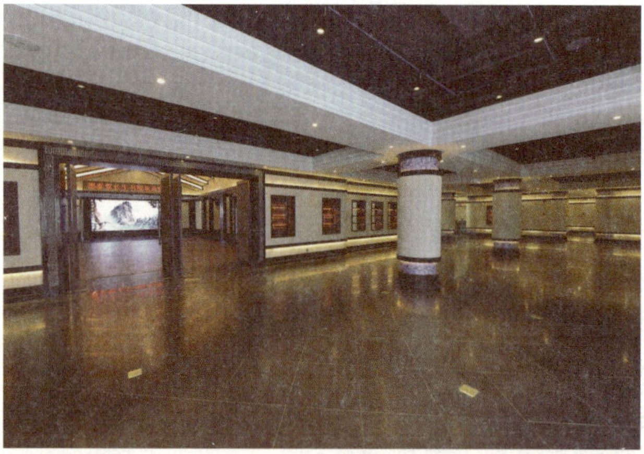

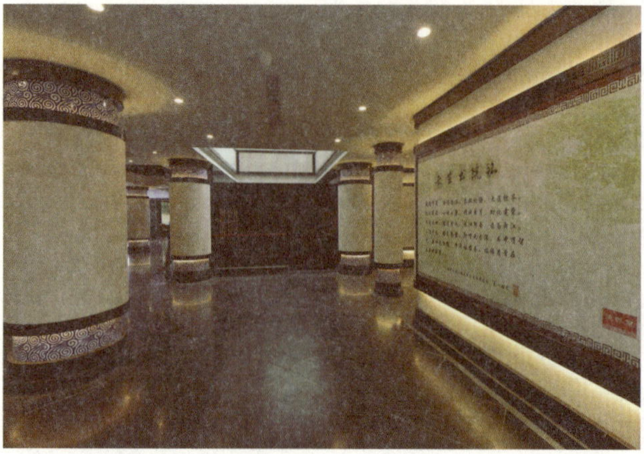

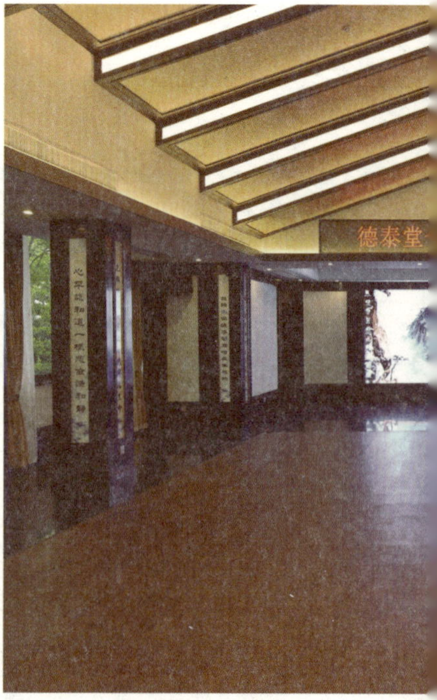

长生书院实景图

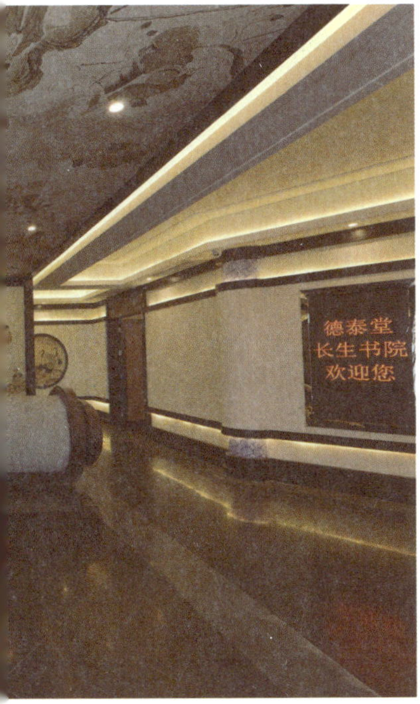
德泰堂
长生书院
欢迎您

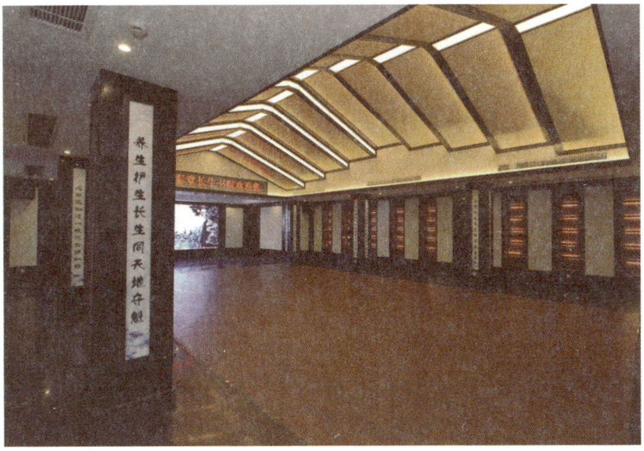
养生护生长生同天地存触

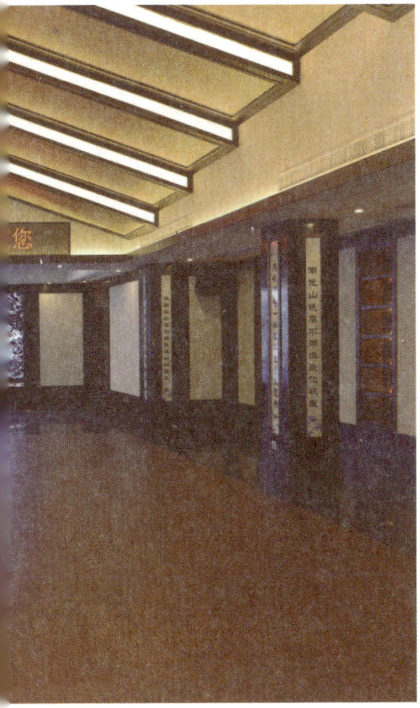

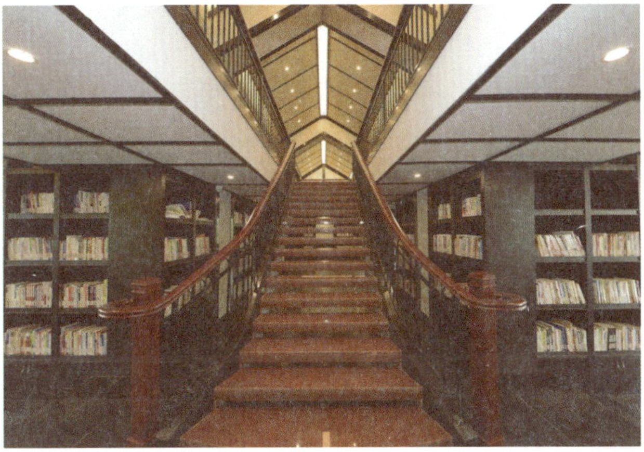

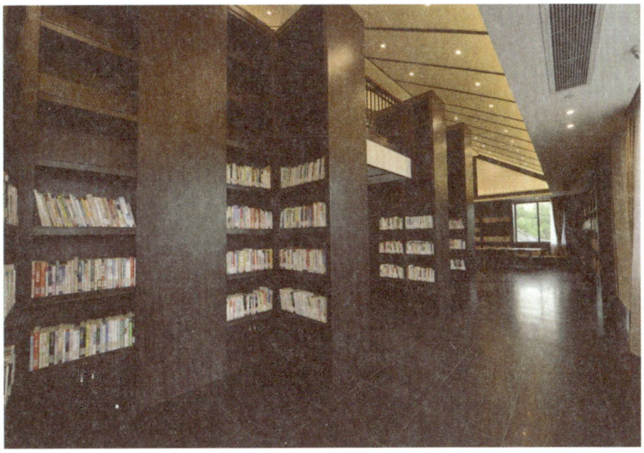

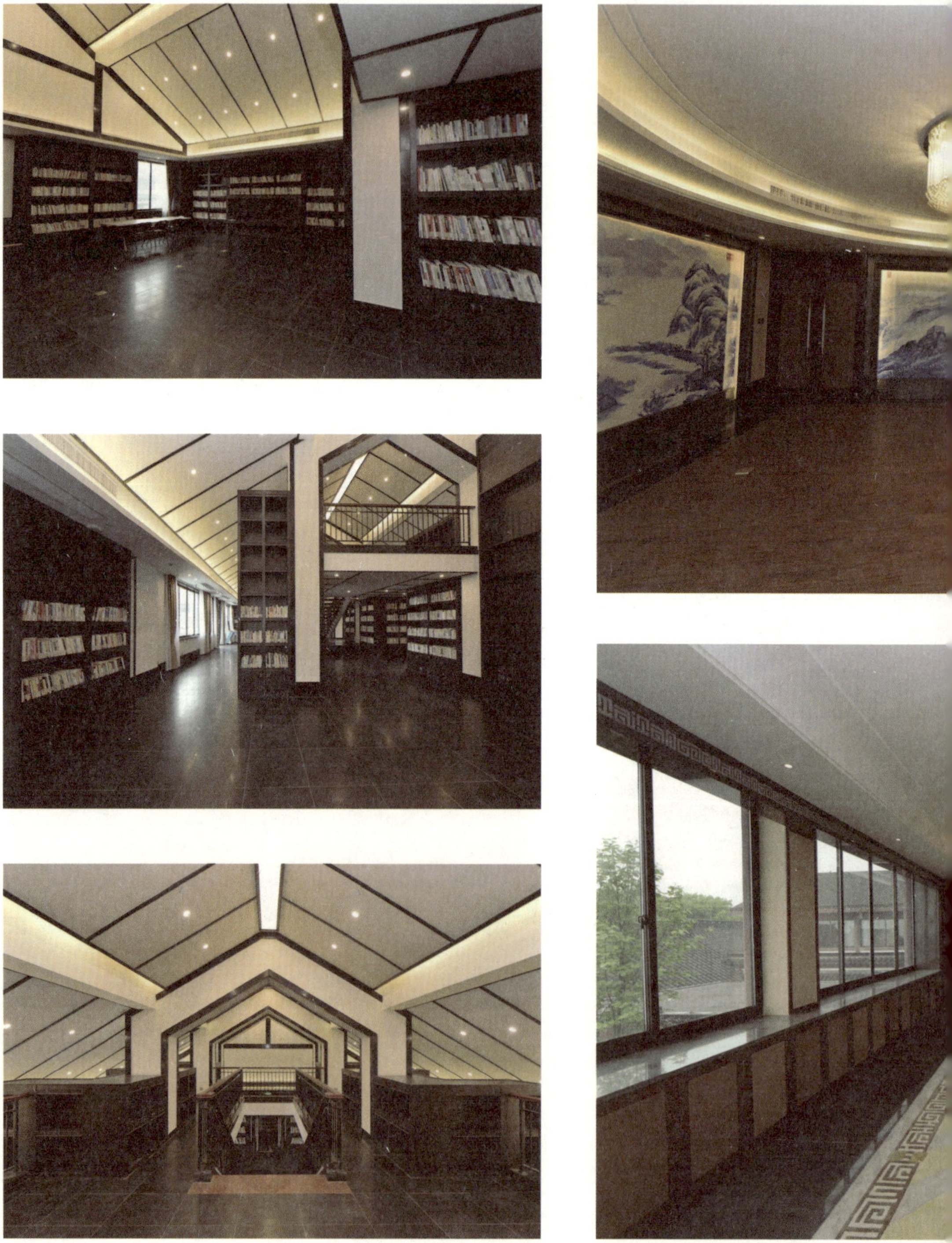

长生书院实景图

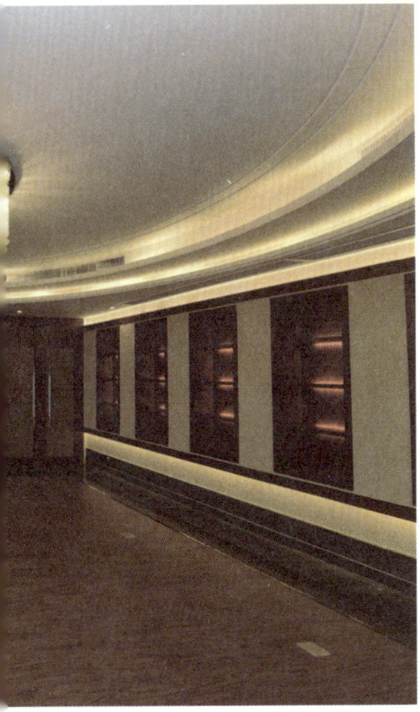

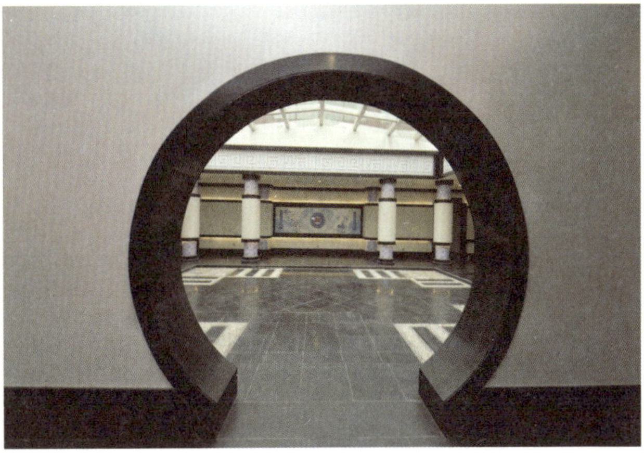

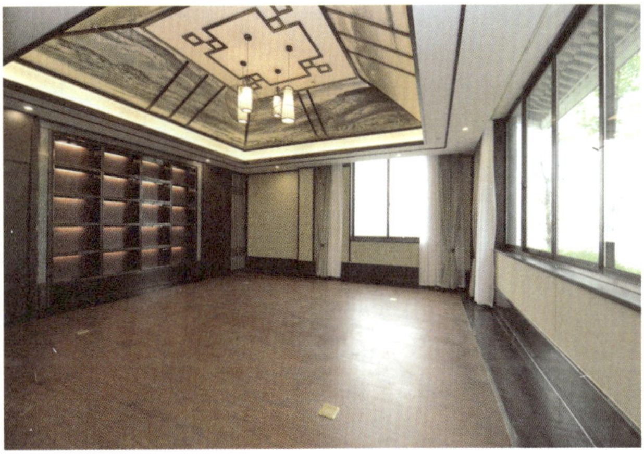

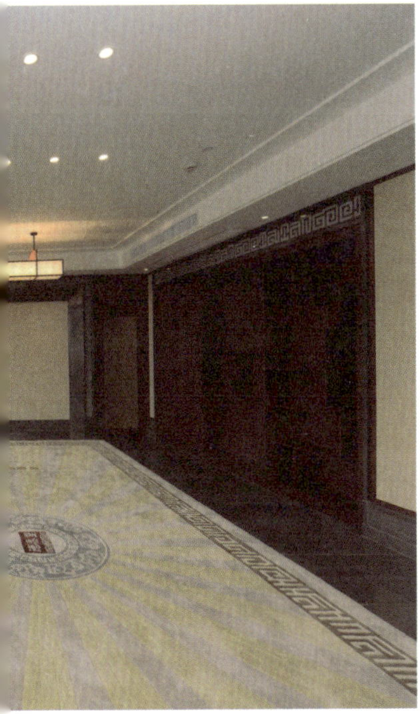

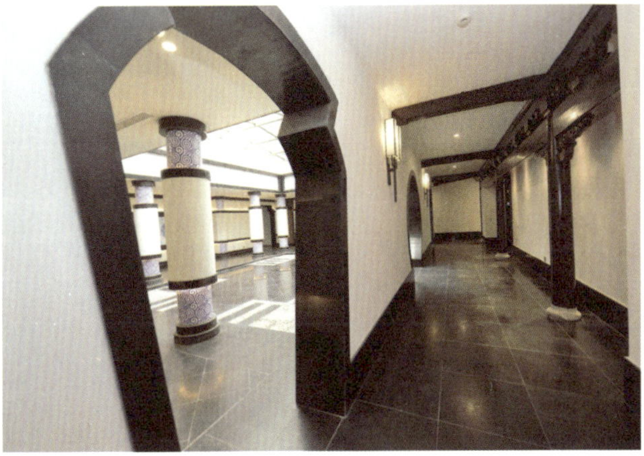

图书在版编目（CIP）数据

长生经 / 刘煊苗编著. -- 北京 : 中医古籍出版社, 2018.3
ISBN 978-7-5152-1699-7

Ⅰ. ①长… Ⅱ. ①刘… Ⅲ. ①养生（中医）一普及读物 ②安全教育一普及读物 Ⅳ. ①R212-49 ②X956-49

中国版本图书馆CIP数据核字（2018）第065422号

长生经（上下卷）

刘煊苗 编著

责任编辑 赵东升
装帧设计 考拉看看视觉中心
成都创生文化传播有限公司
出版发行 中医古籍出版社
社 址 北京东直门内南小街16号（100700）
经 销 全国各地新华书店
印 刷 四川新财印务有限公司
开 本 170mm×239mm 1/16
印 张 44.75
字 数 527千字
版 次 2018年4月第1版 2018年4月第1次印刷
书 号 ISBN 978-7-5152-1699-7
定 价 99.00元